U0289775

# 黄帝内经

## 灵枢篇

邢汝雯◎编著

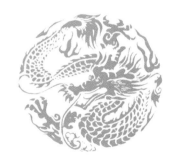

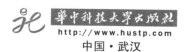
华中科技大学出版社
http://www.hustp.com
中国·武汉

图书在版编目（CIP）数据

黄帝内经.灵枢篇 / 邢汝雯编著. -- 武汉：华中
科技大学出版社，2017.6（2023.4重印）
ISBN 978-7-5680-2515-7

Ⅰ．①黄… Ⅱ．①邢… Ⅲ．①《灵枢经》 Ⅳ.①R221

中国版本图书馆 CIP 数据核字(2017)第 052686 号

**黄帝内经.灵枢篇**
Huangdineijing·Lingshu Pian

邢汝雯 编著

策划编辑：亢博剑
责任编辑：林凤瑶
封面设计：刘红刚
责任校对：何　欢
责任监印：朱　玢

出版发行：华中科技大学出版社（中国·武汉）　　　电话：（027）81321913
　　　　　武汉市东湖新技术开发区华工科技园　　　邮编：430223

印　　刷：鑫艺佳利（天津）印刷有限公司
开　　本：710mm×1000mm　1/16
印　　张：24.5
字　　数：440 千字
版　　次：2017 年 6 月第 1 版第 1 次印刷　　2023 年 4 月第 1 版第 5 次印刷
定　　价：58.00 元

# 作 者 简 介

　　邢汝雯，汉族，祖籍河北青县，中医主任医师、中医教授、中医消积水专家，系我国著名中医专家、教育家、国家名医邢锡波教授之女，自幼随父诵读医学典籍。1951 年参加抗美援朝。1963 年以优异成绩毕业于天津中医学院并留校任教，侍诊父亲左右，其间专攻肿瘤、肝病、积水症的治疗，深得其父岐黄之三味。

　　邢汝雯从医 50 余年，致力于中医中药治疗积水症的临床观察与病理研究，其研究成果"利水灵胶囊"获国家发明专利。她医术精湛，医德高尚，为全国数万名患者解除了痛苦，被患者亲切地称为"肿瘤和积水患者的守护神"。

　　邢汝雯将父亲生前医案结合自己的行医体会，整理成书，著有《脉学阐微》《伤寒论临床试验录》《邢锡波医案集》《中医临床传薪集》等。

# 人体经脉图

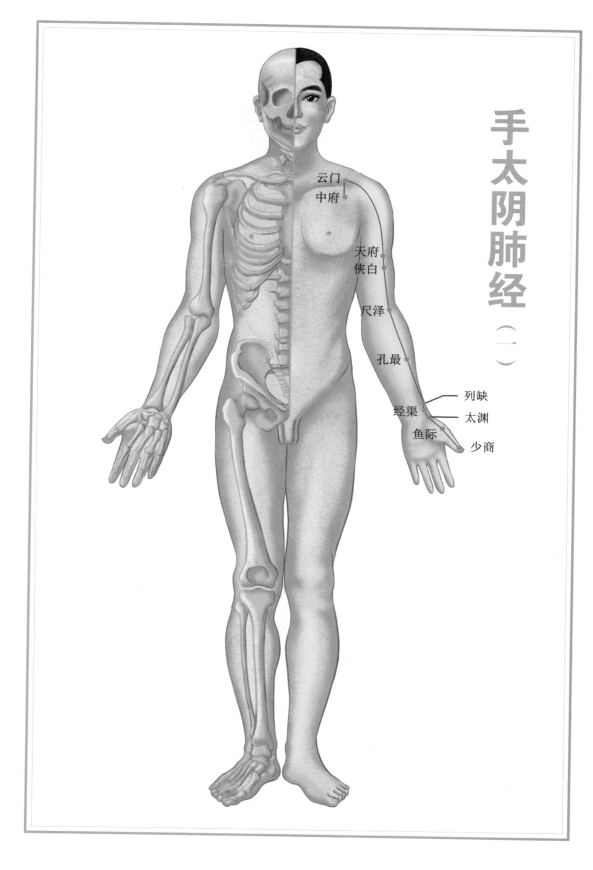

云门
中府
天府
侠白
尺泽
孔最
列缺
太渊
经渠
鱼际
少商

手太阴肺经（一）

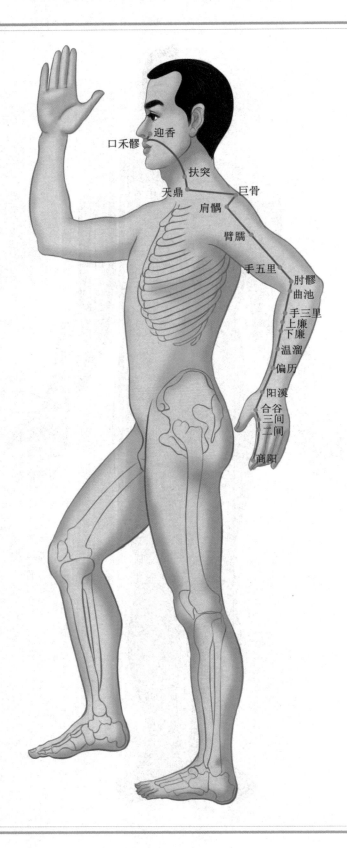

手阳明大肠经 （一）

口禾髎
迎香
扶突
天鼎
巨骨
肩髃
臂臑
手五里
肘髎
曲池
手三里
上廉
下廉
温溜
偏历
阳溪
合谷
三间
二间
商阳

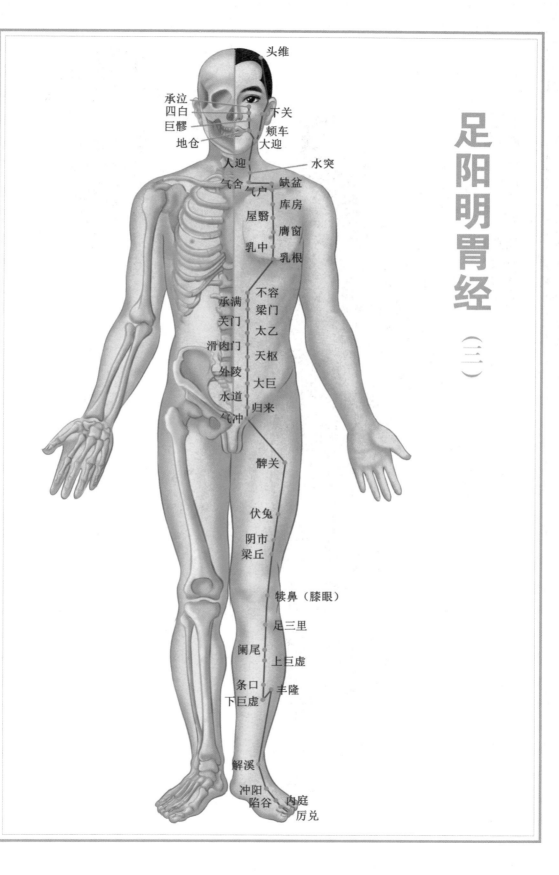

足阳明胃经 （三）

头维
承泣
四白
巨髎
地仓
人迎
气舍
下关
颊车
大迎
水突
缺盆
气户
库房
屋翳
膺窗
乳中
乳根
不容
梁门
承满
关门
太乙
天枢
滑肉门
外陵
水道
气冲
大巨
归来
髀关
伏兔
阴市
梁丘
犊鼻（膝眼）
足三里
阑尾
上巨虚
条口
下巨虚
丰隆
解溪
冲阳
陷谷
内庭
厉兑

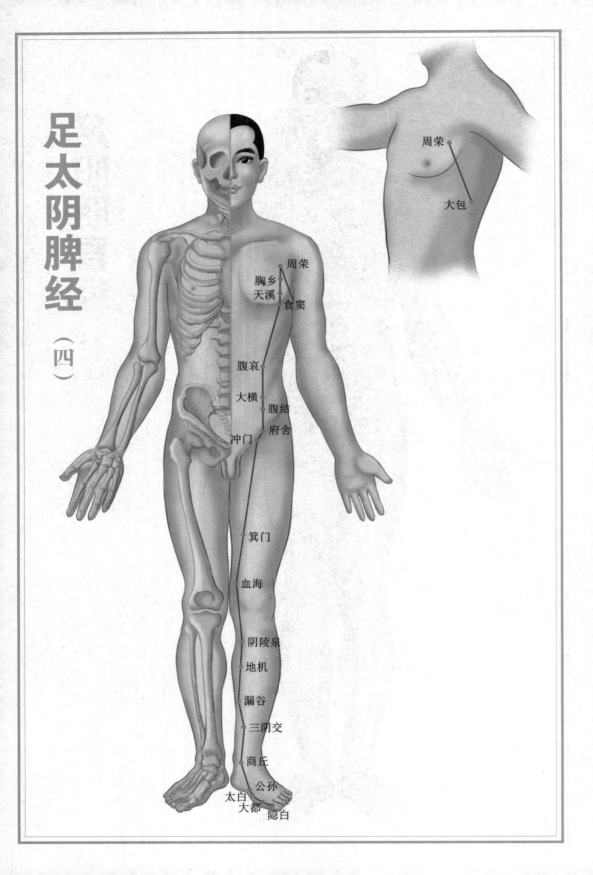

足太阴脾经

（四）

周荣
大包

周荣
胸乡
天溪
食窦

腹哀

大横
腹结
府舍
冲门

箕门

血海

阴陵泉
地机
漏谷
三阴交
商丘
公孙
太白
大都　隐白

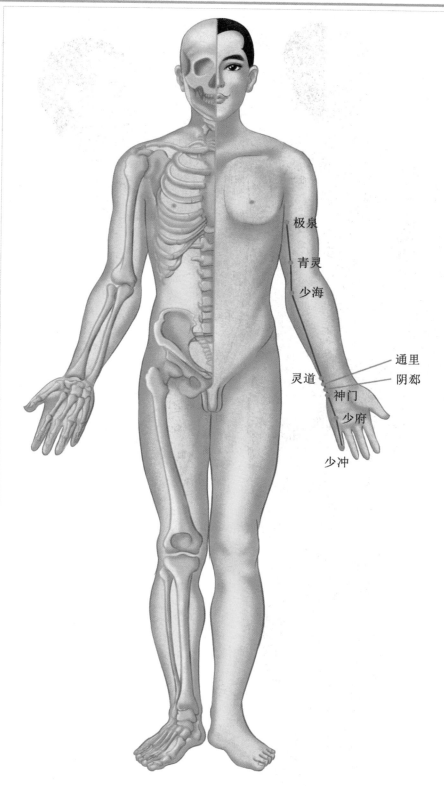

极泉
青灵
少海
通里
阴郄
灵道
神门
少府
少冲

手少阴心经 （五）

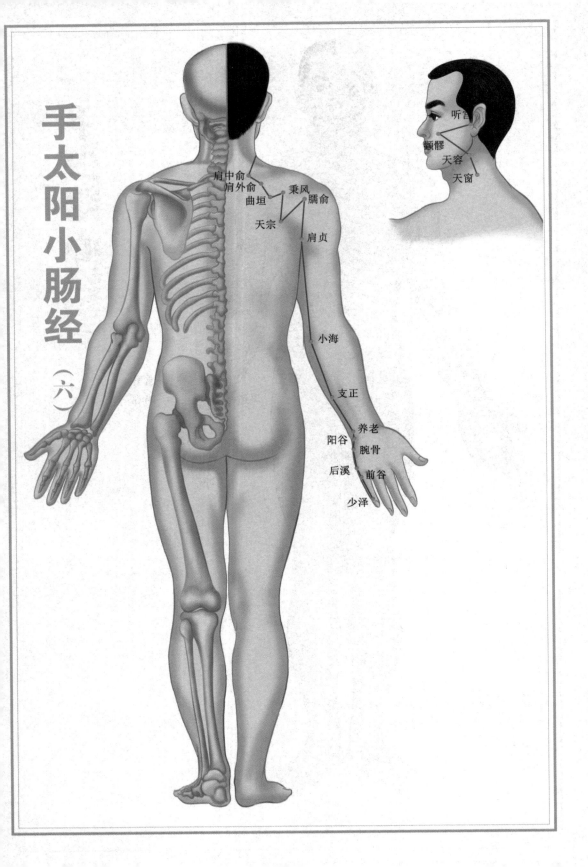

手太阳小肠经

（六）

肩中俞
肩外俞
曲垣
天宗

秉风
臑俞
肩贞

小海

支正

养老
阳谷
腕骨
后溪
前谷
少泽

听宫
颧髎
天容
天窗

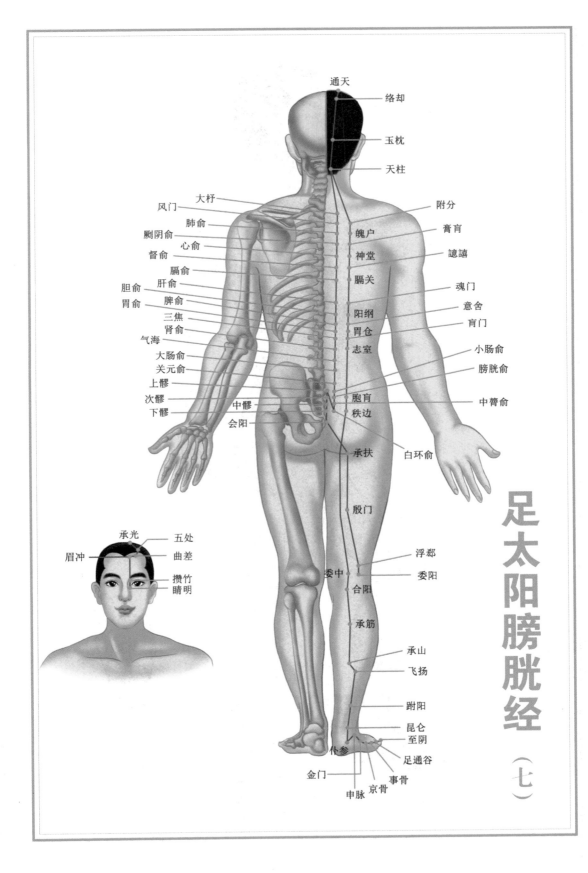

通天
络却
玉枕
天柱
大杼
风门
附分
肺俞
魄户
膏肓
厥阴俞
心俞
神堂
譩譆
督俞
膈关
膈俞
魂门
胆俞
肝俞
意舍
胃俞
脾俞
阳纲
胃仓
肓门
三焦
肾俞
志室
气海
小肠俞
大肠俞
膀胱俞
关元俞
胞肓
上髎
秩边
中髎
中膂俞
次髎
白环俞
下髎
会阳
承扶
殷门
浮郄
委阳
委中
合阳
承筋
承山
飞扬
跗阳
昆仑
至阴
仆参
足通谷
金门
束骨
申脉
京骨

承光
五处
眉冲
曲差
攒竹
睛明

足太阳膀胱经 （七）

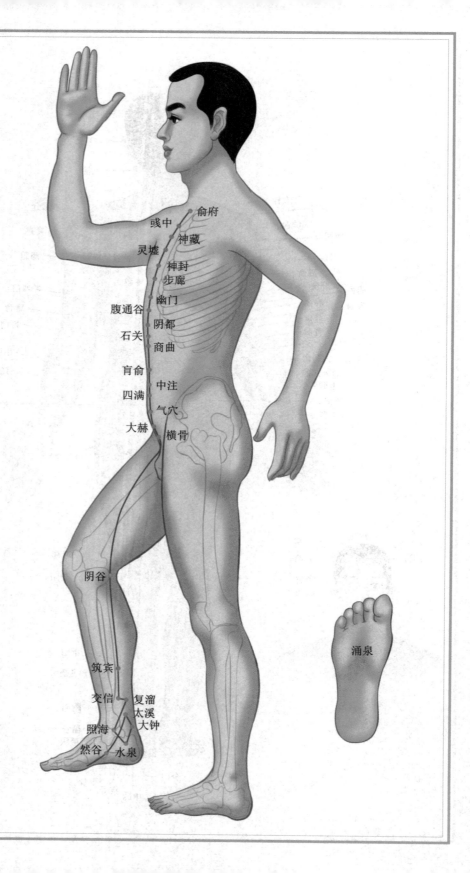

足少阴肾经

（八）

俞府
彧中
神藏
灵墟
神封
步廊
幽门
腹通谷
阴都
石关
商曲
肓俞
中注
四满
气穴
大赫
横骨

阴谷

涌泉

筑宾

交信
复溜
太溪
大钟
照海
然谷
水泉

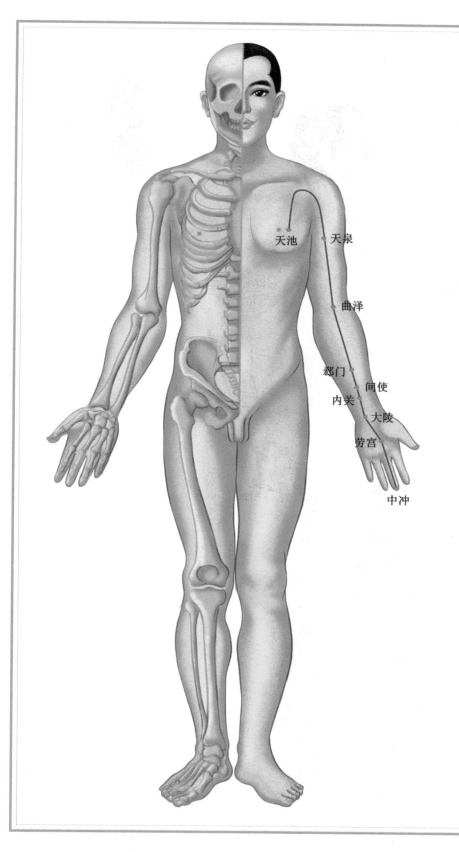

手厥阴心包经 （九）

天池　天泉
曲泽
郄门
间使
内关
大陵
劳宫
中冲

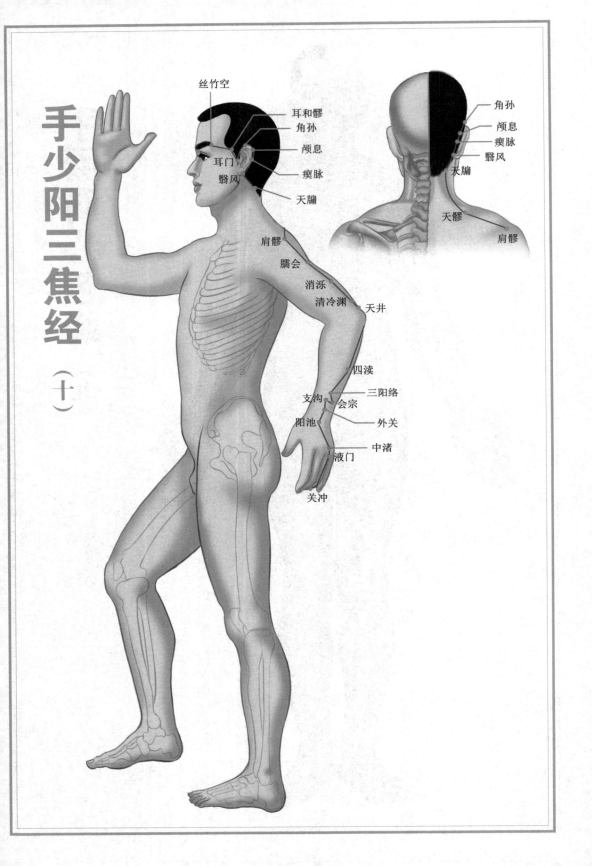

手少阳三焦经 （十）

丝竹空
耳和髎
角孙
颅息
瘈脉
天牖
耳门
翳风

角孙
颅息
瘈脉
翳风
天牖
天髎
肩髎

肩髎
臑会
消泺
清冷渊
天井
四渎
三阳络
支沟
会宗
阳池
外关
中渚
液门
关冲

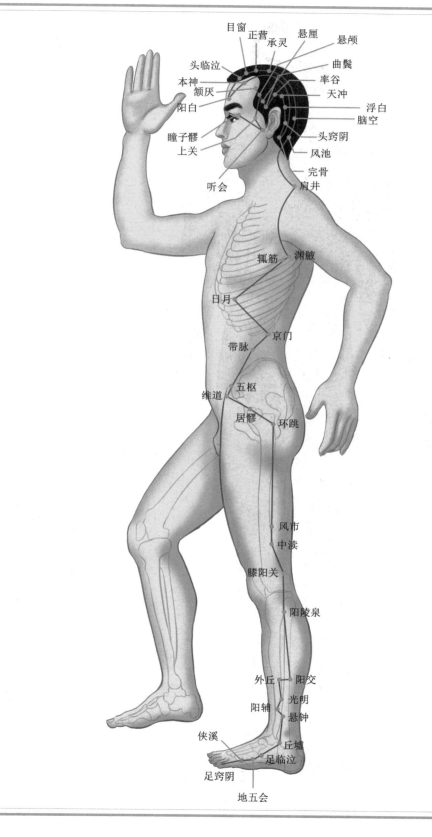

足少阳胆经（十一）

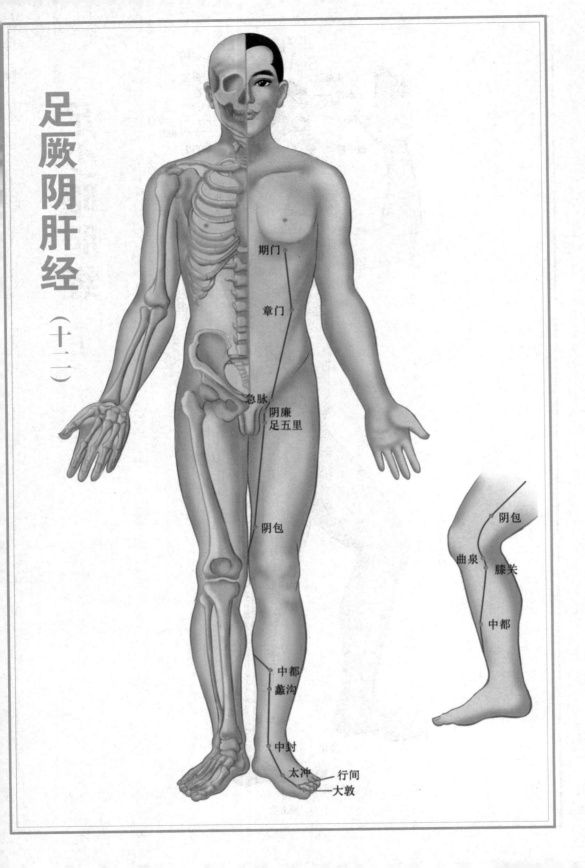

足厥阴肝经（十一）

期门
章门
急脉
阴廉
足五里
阴包
中都
蠡沟
中封
太冲
行间
大敦

阴包
曲泉
膝关
中都

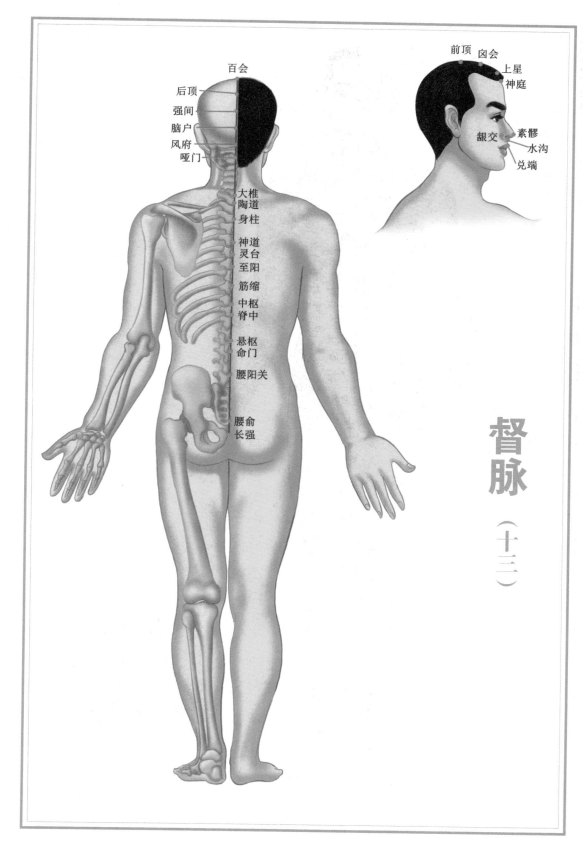

百会

后顶
强间
脑户
风府
哑门

大椎
陶道
身柱
神道
灵台
至阳
筋缩
中枢
脊中
悬枢
命门
腰阳关
腰俞
长强

前顶　囟会
上星
神庭
龈交　素髎
水沟
兑端

督脉（十三）

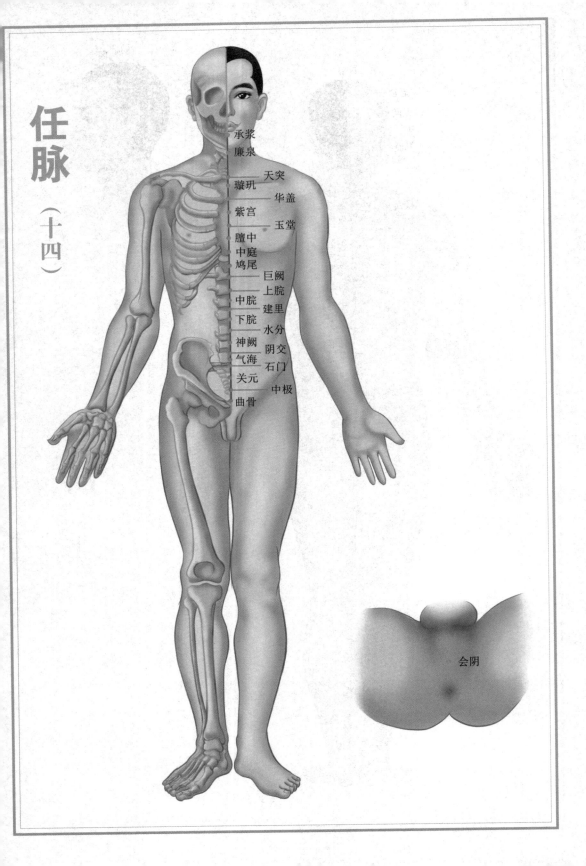

任脉

（十四）

承浆
廉泉
天突
璇玑
华盖
紫宫
玉堂
膻中
中庭
鸠尾
巨阙
上脘
中脘
建里
下脘
水分
神阙
阴交
气海
石门
关元
中极
曲骨

会阴

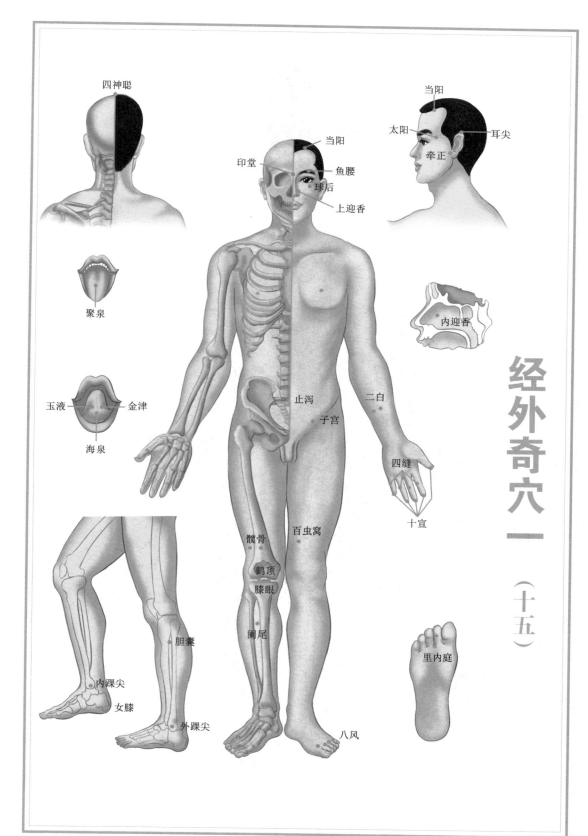

四神聪

当阳
太阳　　　　　耳尖
　　　牵正

印堂　　当阳
　　　　鱼腰
　　　　球后
　　　　上迎香

聚泉

内迎香

玉液　　金津
海泉

止泻　　　二白
子宫

四缝
十宣

髋骨　　百虫窝
鹤顶
膝眼

胆囊　　阑尾

内踝尖
女膝
外踝尖
八风

里内庭

经外奇穴一（十五）

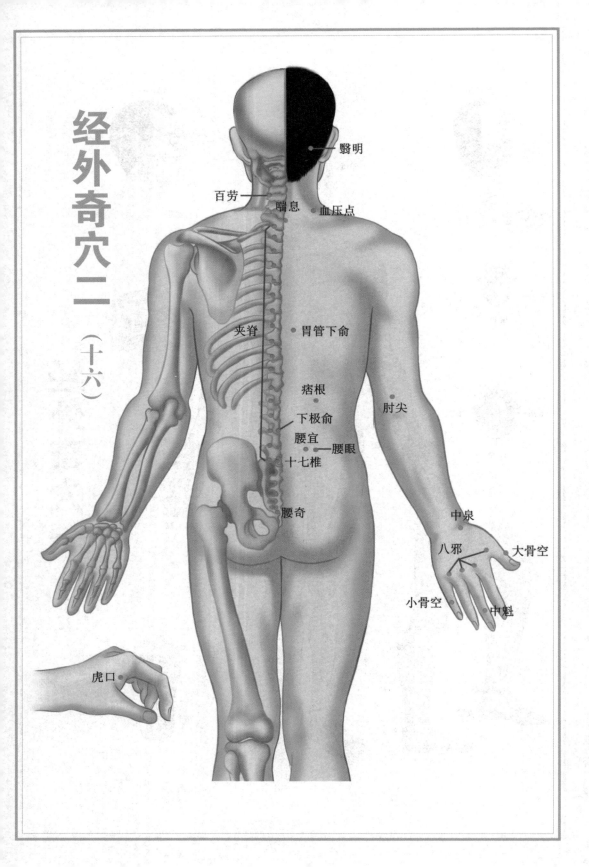

经外奇穴二
（十六）

翳明
百劳
瑞息
血压点
夹脊
胃管下俞
痞根
肘尖
下极俞
腰宜
腰眼
十七椎
腰奇
中泉
八邪
大骨空
小骨空
中魁
虎口

# 取 穴 方 法

　　人体上分布着几百个穴，各穴有一定的位置，即穴位。怎样才能准确无误地找到穴位呢？在中医学上，取穴的方法有以下几种：

　　1. 分寸折量法：是将人体的各个部位分成若干等分折量取穴的方法。每一等分作为一寸。不管是成人、儿童，还是身材高矮，都可折成同样的长度或宽度，比如由两眉头中间到前头发边，折作3寸；由前头发边正中到下巴正中，折作10寸；由心口窝上边到肚脐正中，折作8寸；由手腕横纹到手肘横纹，折作12寸；由与耻骨上缘平齐处到股骨内上髁，折作18寸；等等。总之，人体各部的尺寸都各有规定。用分寸折量法取穴精确、方便，此法多用作量取头、胸、腹、四肢等穴位。

　　2. 指寸法：是以手指某一部分的宽度为标准，作为取穴的尺寸。这种方法看似粗略，却是使用最方便的方法。

　　(1) 中指同身寸：以患者的中指尖和拇指尖连接成一个环状，从中指第一节与第二节侧面两端横纹头的距离折作1寸，名叫同身寸。这种方法通常用于四肢部取穴和前部作横量尺寸的标准。

　　(2) 指量法：以患者食指中间指关节的宽度为准，作为1寸 (1横指)；食指、中指相并，作为2寸 (2横指)；食指、中指、无名指、小指相并，作为3寸 (4横指)；以拇指的平齐指甲根处的宽度，也可作为1寸。这些方法适用于四肢取穴和背部作横量的标准。

　　3. 特殊姿势取穴法：指根据肢体活动出现的肌肉皱纹、筋肉凹陷等来取穴的方法。如可用半握拳的方法取劳宫穴；屈肘成直角，在肘关节内侧出现横纹，在这个横纹头处取少海穴；垂肩曲肘，肘尖之处取章门穴等。

　　4. 根据人体自然标志取穴法：指根据五官、肋骨、脊椎骨、乳头、肚脐眼等标志来取穴的方法。如两乳头的正中取膻中穴、脐下取关元穴、两眉的正中间取印堂穴等。

## 第二十节　五邪：内病外治的刺法

**主 旨**

起到全节提纲挈领的作用

**【题解】**

　　五邪，此处指五脏病邪的合称。本节阐述了邪伤五脏所引起的病症和针刺之法，对五脏用针，《内经》一直采取慎重的态度，所以文中讲解的刺法主要是内病外治而去五邪的方法。

**题 解**

此节内容提要

**【原文】**

　　邪在肺，则病皮肤痛，寒热，上气喘，汗出，咳动肩背。取之膺中外腧（膺中外腧：五脏六腑都有与之对应的腧穴，此为与肺相对的中府、云门穴），背三节五脏之傍。以手疾按之，快然，乃刺之；取之缺盆中，以越之。

　　邪在肝，则两胁中痛，寒中，恶血在内，行善掣节（行善掣节：指行动时，四肢不自觉地有骨节抽掣感），时脚肿。取之行间，以引胁下；补三里，以温胃中；取血脉，以散恶血；取耳间青脉，以去其掣。

　　邪在脾胃，则病肌肉痛。阳气有余，阴气不足，则热中善

**【译文】**

　　病邪侵袭到肺脏，则表现为皮肤疼并恶寒发热，气上而喘，出汗，咳嗽时牵肩背痛。治疗应取胸侧的中府、云门穴，上第三椎骨旁的肺腧穴，先用手使劲按位，等到患者感觉舒服一些，然后就在针刺；也可取缺盆穴来针治，使肺中邪气上越出。

　　病邪侵袭到肝脏，表现为两胁中疼寒气在中，肝藏血，恶血留在内，走踏经常关节牵引作痛，并且时有脚肿的症治疗可取行间穴，以引胁肋间的郁结下行，再取足三里穴以温其胃中；同时有瘀血的络脉，可用刺法以散其恶血；取耳轮后青络上的瘛脉穴，以减去牵引性病痛。

　　病邪侵袭到脾胃，表现为肌肉疼痛。果阳气有余，胃脘阴气不足，则热在中而

**原 文**

完整、权威

# 直观、易学、易懂的编排设计

【原文】

饥；阳气不足，阴气有余，则寒
中肠鸣腹痛；阴阳俱有余，若俱
不足，则有寒有热。皆调于三里。

邪在肾，则病骨痛，阴痹。
阴痹者，按之而不得，腹胀腰
痛，大便难，肩背颈项痛，时
眩。取之涌泉、昆仑，视有血
者，尽取之。

邪在心，则病心痛，喜悲，
时眩仆。视有余不足（有余不足：
心脏象阳气充来，此应理解为以阳气的有
余和不足为依据）而调之其输也。

【译文】

饥；阳气不足，阴气有余，则寒在中而肠鸣、
腹痛；若阴阳均有余或均不足，则有寒有热。
这些病证，都可取三里穴来调治。

病邪侵袭到肾脏，表现为骨痛阴痹的病
证。所谓阴痹，就是身痛而无定处，即使用
手按压也不能确定疼痛的部位，腹胀满、腰
酸痛，大便难，肩、背、颈、项都出现屈伸
不利的疼痛，有时感到眩晕。阴痹治疗取涌
泉、昆仑穴，如有瘀血的现象则针刺出血。

病邪侵袭到心脏，表现为心痛，伴随有
悲伤的感觉，时常眩昏仆倒。治疗时应先察
病证是虚是实，再取本经的输穴来调治。

**译 文**

言简意赅、专业精准

**注 解**

生僻字词注音、注释

**解 要**

融会贯通、举一反三

【解要】

本节主要介绍了五脏受病邪侵入后的症状及应对处理方法，其中隐含
着针刺的基本原则：气候的变化会导致人体病证发生变化，从而针刺治疗
的方法也应相应变化。将五脏受邪气侵袭后的表现、取穴法一一举出，并
说明了针刺治疗方法。

《黄帝内经》简称《内经》，它系统地讲述了中医学理论体系的基本内容，诠释了中医学的理论原则和学术思想，是我国现存最早的医学文献典籍。《内经》为中医学之祖，各个中医流派以及传世名医，都是在《内经》理论体系的基础上发展起来的。

　　《内经》不仅限于医学，它与中国古代的哲学、天文、地理等学科密切相关，可以说是一部关于哲学和自然科学的综合著作。

# 【序　言】

　　《黄帝内经》是我国医学宝库中现存成书最早的一部医学典籍，最早著录于刘歆《七略》及班固《汉书·艺文志》，原为18卷。医圣张仲景"撰用素问、九卷、八十一难……为伤寒杂病论"，晋朝皇甫谧撰《针灸甲乙经》时，称"今有针经九卷、素问九卷，二九十八卷，即内经也"，《九卷》在唐朝王冰时称为"灵枢"。至宋朝时，史嵩献家中藏书《灵枢经》并予刊行。由此可知，"九卷""针经""灵枢"其实是一书多名。宋朝之后，《素问》《灵枢》始成为《黄帝内经》的两大组成部分。

　　《黄帝内经》内容十分丰富，其中，《素问》八十一篇（第七十二、七十三篇亡佚）偏重于人体生理、病机病理、疾病治疗原则原理，以及人与自然的关系、养生等基本理论；《灵枢》则偏重于人体解剖、脏腑经络、腧穴（俞穴）、针灸治则等。它们之间的共同点是，都是有关问题的理论论述，并不涉及或基本上不涉及疾病治疗的具体方药和技术。因此，它成为中国医学发展的理论源薮，是研究人的生理学、病理学、诊断学、治疗原则和药物学的医学巨著，在理论上建立了中医学上的"阴阳五行""脉象""藏象""经络""病因""病机""病证""诊法""论治"和"养生学""运气学"等学说，以及辨证诊疗大法（规律、原则），主张不治已病而治未病，主张养生、摄生、益寿、延年等。书中博大精深的科学阐述，不仅涉及医学，而且包罗天文学、地理学、哲学、人类学、社会学、军事学、数学、生态学等多项先祖人类所获得的科学成就。

　　这些理论学说虽然是在2000多年前提出的，而且是众多医家假托轩辕黄帝之名，以黄帝、岐伯、雷公对话问答的形式来阐述的，但令人惊讶的是，中华先祖们在书中的一些深奥精辟的阐述，揭示了许多现代科学正试图证实或将要证实的成就。从《黄帝内经》的成书来看，它是以古代的解剖知识为基础，以古代的哲学思想为指导，通过对生命现象的长期观察及医疗实践的反复验证，由感性到理性，由片段到综合，逐渐发展而成的。它凝聚了数代先祖的智慧和研究成果，是研究人类生理学、病理学、诊断学、治疗原则和药物学的中医学奠基之作，时至今日在诊治学上仍具有指导意义。

由于《黄帝内经》成书年代久远，内容丰富，医理精深，专业性强，并且是文言文，语句艰深，一般读者在阅读时常常感到晦涩难懂，为此，我们特意编撰了《黄帝内经》通俗读本。书中对《黄帝内经》原文进行了白话译注，每节还列有"题解"、"解要"，及附词字释义等项。其阐发经文，深得门径；纠误正讹，严肃认真；注释诠解，深入浅出。

另外，为了便于读者理解掌握，我们在编排上也用了一些心思，使读者在阅读过程中，以完整权威的原文为纲，结合生僻字词的注音、注解与言简意赅、科学精准的译文，可以一目了然，帮助读者读懂《黄帝内经》中的养生知识，理解《黄帝内经》中的中医智慧。

本书在出版的过程中，得到了李华伟、林中华、李华军、范高峰、林学华、张慧丹、林春姣、李雄杰、刘艳、李小美、林华亮、陈聪、曹阳、李伟、曹驰、庞欢、刘艳、张丽荣、李本国、林晓桂、李泽民、龚四国、周新发、林红姣、林望姣、李少雄、陈志、向丽、杨城、曹茜、杨卫国、孔志明、叶超华、金泽灿、罗斌、赵志远、汪建明、翟晓斐、林承谟、曹雪、林运兰、曹建强、陈娟、许伟、曹琨、曹霞、丁艳丽、金泽灿、林葳、梁晓丹、赵生香、丁彦彬、李雄杰、张培玉、邵鑫、朱成兰、王晓玉、常志强、李友仙、蒋永红、张宏洲、李华军、张红平、李丽芬、林丽娟、李伏安、丁一、刘屹松、林喆远、张恒、周宣、辛大念、孟凡君、陈艳、兰豪、陈胜、吴露、陈艳威、任勤超、张杨玲、陈怡祥、赵艳霞、王甫东、王智利等不少同人的支持和帮助，在此特表示深切的谢意！

# 目录

第 一 节　九针十二原：针灸治病之概要 / 1

第 二 节　本输：对脏腑与经脉之气推本求原 / 8

第 三 节　小针解：神奇的小针技法 / 16

第 四 节　邪气脏腑病形：五脏不堪承受邪气的伤害 / 22

第 五 节　根结：保护好生命之根本 / 36

第 六 节　寿夭刚柔：体质强壮羸弱与寿命关联 / 42

第 七 节　官针：九针之运用法度 / 47

第 八 节　本神：精气神是人的灵魂 / 52

第 九 节　终始：针刺法之终极理论 / 56

第 十 节　经脉：决生死、处百病、调虚实 / 66

第十一节　经别：气血运行的旁支通路 / 84

第十二节　经水：人体经水与自然的对应关系 / 88

第十三节　经筋：联缀百骸，维络周身 / 92

第十四节　骨度：以骨之大小长短衡量经脉 / 100

第十五节　五十营：缓和呼吸，延长寿命 / 103

第十六节　营气：水谷精微是养生的本源 / 105

第十七节　脉度：测量人体脉长，揭示运行规律 / 107

第十八节　营卫生会：脏腑不安，则神气不足 / 110

第十九节　四时气：四时之气决定灸刺之道 / 114

第二十节　五邪：内病外治的刺法 / 118

第二十一节　寒热病：寒热诸证之针刺大法 / 120

第二十二节　癫狂：精神疾病的特殊刺法 / 124

第二十三节　热病：热病重症的刺治之法 / 129

第二十四节　厥病：头痛、心痛皆因厥 / 135

第二十五节　病本：治病先求本，标本兼治 / 139

第二十六节　杂病：各种杂症治疗准绳 / 141

第二十七节　周痹：风寒湿三邪之害 / 145

第二十八节　口问：日常所见小病的刺治 / 148

第二十九节　师传：医者与患者沟通的经验 / 154

第三十节　决气：六气制衡的重要意义 / 159

第三十一节　肠胃：人体健康的重要保障 / 161

第三十二节　平人绝谷：肠胃可提供多少能量 / 163

第三十三节　海论：人体四海之功用 / 165

第三十四节　五乱：阴阳五行顺则治，逆则乱 / 168

第三十五节　胀论：五脏六腑胀病的刺治 / 171

第三十六节　五癃津液别：五种体液的功能及病理变化 / 175

第三十七节　五阅五使：五官与五脏亲密无间 / 178

第三十八节　逆顺肥瘦：胖瘦者宜用针法 / 181

第三十九节　血络论：血络奇邪不容忽视 / 185

第　四　十　节　阴阳清浊：清浊之气与脏腑阴阳诸经的关系 / 188

第四十一节　阴阳系日月：人体阴阳应与自然阴阳保持和谐 / 191

第四十二节　病传：病邪在脏腑间的传变 / 194

第四十三节　淫邪发梦：邪气客于脏腑而致病 / 198

第四十四节　顺气一日分为四时：脏气邪气一日四时之变 / 200

第四十五节　外揣："司外揣内"的刺治之法 / 204

第四十六节　五变：五种实证的发病机理与变化 / 206

第四十七节　本脏：精血气神乃生命之本 / 211

第四十八节　禁服：针刺应遵循的原则和禁忌 / 219

第四十九节　五色：面部五色望诊密码 / 224

第　五　十　节　论勇：勇怯与脏器及气机强弱的关系 / 230

第五十一节　背腧：以背腧穴治脏腑之疾 / 233

第五十二节　卫气：十二经脉标本、六腑气街皆与卫气关联 / 235

第五十三节　论痛：针灸疗法要依体质而异 / 238

第五十四节　天年：寿命长短取决于天 / 240

第五十五节　逆顺：血气逆顺刺法总则 / 243

第五十六节　五味：五味与五脏配属关系与治病禁忌 / 245

第五十七节　水胀：肿胀病证鉴别与刺法 / 248

第五十八节　贼风：新旧风邪加害引发疾病 / 250

第五十九节　卫气失常：皮肉、气血、筋骨病变刺法 / 252

第　六　十　节　玉版：针刺的顺逆、各脉忌宜 / 256

第六十一节　五禁：针刺治疗的忌宜 / 261

第六十二节　动输：经脉搏动、气血输注之源 / 263

第六十三节　五味论：调适五味有利于健康和治疗 / 266

第六十四节　阴阳二十五人：人与自然界变化的对应关系 / 269

第六十五节　五音五味：分类调治更有效 / 278

第六十六节　百病始生：外感病的传变规律与治疗原则 / 282

第六十七节　行针：阴阳之气对行针的影响 / 287

第六十八节　上膈：膈食证的病机、证候及治疗 / 290

第六十九节　忧恚无言：一时失音不可怕 / 292

第 七 十 节　寒热：瘰疬的诊断治疗与预后 / 294

第七十一节　邪客：调虚实，以通其道而去其邪 / 296

第七十二节　通天：阴阳五态人的诊察调治要领 / 303

第七十三节　官能：高明医生的特殊技能 / 308

第七十四节　论疾诊尺：尺肤在诊断上的作用 / 313

第七十五节　刺节真邪：五节五邪之刺法 / 317

第七十六节　卫气行：卫气的出入、散聚与升降循行 / 328

第七十七节　九宫八风：规避八方风邪之道 / 333

第七十八节　九针论："九五"在针疗中的特殊意义 / 337

第七十九节　岁露论：风病、疟疾的病机与刺治 / 345

第 八 十 节　大惑论：眼神反映人的精气神 / 351

第八十一节　痈疽：毒疮的辨证与治疗 / 356

# 第一节　九针十二原：针灸治病之概要

## 【题解】

九针，指九种针具；十二原，即十二经的原穴。《灵枢》是中医经络学、针灸学及其临床的理论渊源，开篇便论述九种针具的形状用途和十二原穴的主治原理，分析经气的变化与针刺手法的选用等。本节只谈原则、要点，是针刺治病的基础理论纲要。

## 【原文】

黄帝问于岐伯曰：余子万民（子万民：以万民为子），养百姓，而收其租税。余哀其不给，而属（zhǔ）有疾病。余欲勿使被毒药（毒药：古人将可以治疗疾病的药物通称为毒药），无用砭石，欲以微针通其经脉，调其血气，营其逆顺出入之会。令可传于后世，必明为之法，令终而不灭，久而不绝，易用难忘，为之经纪。异其章，别其表里，为之终始，令各有形，先立《针经》。愿闻其情。

岐伯答曰：臣请推而次之，令有纲纪，始于一，终于九焉。请言其道。小针之要，易陈而难入。粗守形，上守神。

## 【译文】

黄帝问岐伯说：我怜爱万民如子女，亲养他们，并向他们征收租税。我哀怜他们不能终尽天年，还不时受疾病折磨。我想不采用服药和砭石的治法，而是用细针，以疏通经脉，调和气血，增强经脉气血的逆顺出入来治疗疾病。要想这种疗法在后世能代代相传，必须明确制定针刺大法。要想它永不失传，便于运用而又不会被遗忘，就必须制定条理清晰的纲纪，分出不同的章节，区别表里，以及明确气血终而复始地循环于人身的规律。要把各种针具的形状及相应的用途加以说明，我认为应首先编制一部《针经》。我想听您说说这方面的情况。

岐伯答道：让我按次序陈述，从小针开始，直到九针，说说其中的道理。小针治病，说起来容易，但要达到精妙的境界却很困难。水平低劣的医生仅是机械地拘守刺法来进行针刺，高明的医生则能根据患者的气血的变化来加以针治。

神乎神，客在门。未睹其疾，恶知其原？刺之微，在速迟。粗守关，上守机。机之动，不离其空（不离其空 kǒng：经气的往来离不开腧穴。空，此处指腧穴，中医用语）。空中之机，清静而微。其来不可逢，其往不可追。知机之道者，不可挂以发；不知机道（机道：经气循行的规律），叩之不发。知其往来，要与之期。粗之暗乎，妙哉！工独有之。往者为逆，来者为顺，明知逆顺，正行无问。逆而夺之，恶得无虚？追而济之，恶得无实？迎之随之，以意和之，针道毕矣。

凡用针者，虚则实之，满则泄之，宛（宛 yù：积聚。通"蕴"）陈则除之，邪胜则虚之。《大要》曰：徐而疾则实，疾而徐则虚。言实与虚，若有若无。察后与先，若存若亡。为虚与实，若得若失。

虚实之要，九针最妙。补泻之时，以针为之。泻曰：必持内之，放而出之，排阳得针，邪气得泄。按而引针，是

真神奇啊！气血循行于经脉，出入有一定的门户，病邪也可从这些门户侵入体内。医生没有认清疾病，怎么能了解产生疾病的原因呢？针刺的奥妙，在于针刺的快慢。粗率的医生仅仅拘守四肢关节附近的固定穴位，而针治高手却能观察经气的动静和气机变化。经气的循行，离不开腧穴，腧穴里蕴含的玄机，是极微妙的。当邪气充盛时，不可迎而补之，当邪气衰减时，不可追而泻之。懂得气机变化的机要而施治，就不会有毫发的差失；不懂得气机变化道理，就如扣弦上的箭，不能及时准确地射出一样。所以掌握经气的往来顺逆的时机，才能有疗效。劣医愚昧无知，只有名医才能体察它的奥妙。正气去者叫作逆，正气来复叫作顺，明白逆顺之理，就可以大胆直刺而不必犹豫不决了。正气已虚，反而用泻法，怎么不会更虚呢？邪气正盛，反而用补法，怎么不会更实呢？迎其邪而泻，随其去而补，用心体察其中的奥妙，针刺之道也就尽在其中了。

凡在针刺时，正气虚弱则应用补法，邪气盛实则用泻法，气血郁结的给予破除，邪气胜的则用攻邪法。《大要》说：进针慢而出针快并急按针孔的为补法，进针快而出针慢且不按针孔的为泻法。这里所说的虚和实，因为气本无形，所以似有似无；根据气的虚实来决定补泻的先后次序，以决定留针或去针。无论是用补法还是用泻法，都要使患者感到补之若有所得，泻之若有所失。

虚实补泻的要点，在于巧妙地使用九针。补或泻都可用针刺实现。泻法的要领：要很快地持针刺入，得气后，摇大针孔，转而出针，排出表阳，以去邪气。如果出针随即按闭针孔，

谓内温（内温：指气血蕴蓄于内，此处当理解为邪气留于体内），血不得散，气不得出也。补曰：随之，意若妄之，若行若按，如蚊虻止，如留如还，去如弦绝。令左属右，其气故止，外门以闭，中气乃实，必无留血，急取诛之。

持针之道，坚者为宝。正指直刺，无针左右。神在秋毫，属意病者。审视血脉，刺之无殆。方刺之时，必在悬阳，及与两卫，神属勿去，知病存亡。血脉者，在腧横居，视之独澄，切之独坚。

九针之名，各不同形。一曰镵（chán）针，长一寸六分；二曰员针，长一寸六分；三曰鍉（dī）针，长三寸半；四曰锋针，长一寸六分；五曰铍针，长四寸，广二分半；六曰员利针，长一寸六分；七曰毫针，长三寸六分；八曰长针，长七寸；九曰大针，长四寸。镵针者，头大末锐，去泻阳气；员针者，针如卵形，揩摩分间，不得伤肌肉，以泻分气；鍉针者，锋如黍粟之锐，主按脉勿陷，以致

就会使邪气闭于内，血气不得疏散，邪气也出不来。补法的要领：顺着经脉循行的方向施针，仿佛若无其事地轻轻刺入，行针导气，按穴下针时的感觉，就像蚊虫叮完皮肤似去似留的感觉；得气之后，急速出针，如离弦之箭一样迅疾。右手出针，左手急按针孔，经气会因此而留止，针孔已闭，中气就会充实，也不会有瘀血停留，若有瘀血，应及时除去。

持针的要领，以手坚定而有力最可贵。对准腧穴，端正直刺，针体不可偏左偏右。持针者精神要集中到针端，并留意观察患者。同时仔细观察血脉的走向，并且进针时避开它，这样就不会发生危险了。将要针刺的时候，要注意患者神色的变化，以体察其神气的盛衰，不可稍有疏忽，从而察知病气的存亡。血脉之所在，横布在腧穴周围，看起来很清楚，用手指按切也会感到坚实。

九针名称不同，形状也各有不同。第一种叫镵针，长一寸六分；第二种叫员针，长一寸六分；第三种叫鍉针，长三寸半；第四种叫锋针，长一寸六分；第五种叫铍针，长四寸，宽二分半；第六种叫员利针，长一寸六分；第七种叫毫针，长三寸六分；第八种叫长针，长七寸；第九种叫大针，长四寸。镵针，针头大而针尖锐利，浅刺可以泻肌表阳热；员针，针形如卵，用以在肌肉之间按摩，既不会损伤肌肉，又能疏泄肌肉之间的邪气；鍉针，其锋如小米粒一样微圆，用于按压经脉，但不能深陷肌肉之内，否则反而伤正气；锋针，三面有刃，可以用来治疗顽固的旧疾；铍针，针尖像

其气；锋针者，刃三隅，以发痈疾；铍针者，末如剑锋，以取大脓；员利针者，尖如氂（氂 máo：发音同毛，指牦牛尾，也指马尾），且员且锐，中身微大，以取暴气；毫针者，尖如蚊虻喙，静以徐往，微以久留之而养，以取痛痹；长针者，锋利身长，可以取远痹；大针者，尖如梃（tǐng），其锋微员，以泻机关之水也。九针毕矣。

夫气之在脉也，邪气在上，浊气（浊气：饮食积滞之气）在中，清气在下。故针陷脉则邪气出，针中脉则浊气出，针太深则邪气反沉，病益。故曰：皮肉筋脉，各有所处，病各有所宜。各不同形，各以任其所宜。无实无虚，损不足而益有余，是谓甚病，病益甚。取五脉（五脉：五脏腧穴）者死，取三脉者恇（恇：怯弱，虚弱）。夺阴者死，夺阳者狂。针害毕矣。

刺之而气不至，无问其数；刺之而气至，乃去之，勿复针。针各有所宜，各不同形，各任其所为。刺之要，气至而有效，效之信，若风之吹

剑锋一样锐利，可以用来刺痈排脓；员利针，针尖像马尾，圆而锐利，针的中部稍粗，可以用来治疗急症；毫针，针尖像蚊虻的嘴，可以轻缓地刺入皮肉，轻微提起而留针，正气可以得到充养，邪气可以尽散，可以治疗痛痹；长针，针尖锐利，针身细长，可以用来治疗久痹证；大针，针尖像折断后的竹子，其锋稍圆，可以用来泻去关节积水。关于九针的情况大致就是如此了。

一般而言，邪气侵入了人体的经脉，风热阳邪的气常停留在上部，饮食积滞的气常停留在中部，清冷寒湿的气常停留在下部。所以针刺各经腧穴，阳邪之气就能得以排出，针刺阳明经合穴，就会使胃肠积滞之气排出。但如果病在浅表而针刺太深，反而会引邪进入内里，这样病情就会加重。所以说，皮肉筋脉，各有其所在的部位，各种病症也各有其适宜的孔穴。九针的形状不同，各有其施治相适的孔穴，应根据病情的不同而适当选用。不要实证用补法，也不要虚证用泻法，那样会导致损不足而益有余，反而会加重病情。精气虚弱的患者，误泻五脏腧穴，可致阴虚而死；阳气不足的患者，误泻三阳经的腧穴，可致正气衰弱，精神错乱。误泻了阴经，耗尽了脏气就会死亡；误泻阳经，损伤了阳气，则会使人发狂。这就是用针不当的危害。

如果刺后未能得其气，不拘泥于手法次数的多少，都必须等待经气到来。如已得气就可去针，不必再刺。九针各有不同的功用，针形也不一样，必须根据病情的不同加以选用。总之，针刺的要点，是针下得气，必有疗效，疗

云，明乎若见苍天。刺之道毕矣。

黄帝曰：愿闻五脏六腑所出之处。

岐伯曰：五脏五腧，五五二十五腧；六腑六腧，六六三十六腧。经脉十二，络脉十五。凡二十七气，以上下。所出为井（所出为井：人之血气，出于四肢，所以脉出之处为井），所溜为荥（所溜为荥：形容脉气流过的地方，像刚从泉源流出的小水流），所注为输，所行为经，所入为合。二十七气所行，皆在五腧也。

节之交，三百六十五会，知其要者，一言而终；不知其要，流散无穷。所言节者，神气之所游行出入也，非皮肉筋骨也。

睹其色，察其目，知其散复；一其形，听其动静，知其邪正。右主推之，左持而御之，气至而去之。

凡将用针，必先诊脉，视气之剧易，乃可以治也。五脏之气已绝于内，而用针者反实其外，是谓重竭（重竭：指虚上加虚，造成阴亡）。重竭

效显著的，就如风吹云散，明朗如见到青天那样。针刺的道理就是这样了。

黄帝说：我想听你谈谈五脏六腑的经气的所出之处。

岐伯说：五脏经脉，各有井、荥、输、经、合五个腧穴，五五则有二十五个腧穴；六腑经脉，各有井、荥、输、原、经、合六个腧穴，六六共三十六个腧穴。脏腑有十二条经脉，每经又各有一络，加上任、督之脉各一络和脾之大络，便有十五络了。十二经加十五络，这二十七脉之气在全身循环周转，脉气所出之处，叫"井"；脉气所流过之处，叫"荥"；脉气所灌注运输之处，叫"输"；脉气所行走之处，叫"经"；脉气所汇聚的地方，叫"合"。这二十七条经脉，都出入流注运行于井、荥、输、经、合五腧。

人体关节的相交，共有三百六十五处，知道了这些奥妙，就可以一言以蔽之了，否则就不能把握住头绪。所谓人体关节部位，是指血气游行出入的地方，不是指皮肉筋骨的局部形态。

观察患者的面部气色和眼神，可以了解血气的消散和复还的情况。观察患者形体的动静，听他的声音变化，可以了解邪正虚实的情况，然后就可以右手进针，左手扶针，刺入后，待针下得气即应出针。

但凡在用针之前，必先诊察脉象，知道了脏气的虚实，才可以进行治疗。如果五脏之气已绝于内，反而用针补在外的阳经，那就会使阳越盛阴越虚了，这叫"重竭"。重竭必定致人死亡，但临死时病者是安静的，这是因为医者

必死，其死也静。治之者辄反其气，取腋与膺。五脏之气已绝于外，而用针者反实其内，是谓逆厥。逆厥则必死，其死也躁。治之者反取四末。刺之害，中而不去，则精泄；不中而去，则致气。精泄则病益甚而恇，致气则生为痈疡。

五脏有六腑，六腑有十二原，十二原出于四关（四关：即手肘与膝部的四个关节），四关主治五脏。五脏有疾，当取之十二原。十二原者，五脏之所以禀三百六十五节之会也。五脏有疾也，应出十二原，而原各有所出。明知其原，睹其应，而知五脏之害矣。

阳中之少阴，肺也，其原出于太渊，太渊二。阳中之太阳，心也，其原出于大陵，大陵二。阴中之少阳，肝也，其原出于太冲，太冲二。阴中之至阴，脾也，其原出于太白，太白二。阴中之太阴，肾也，其原出于太溪，太溪二。膏之原，出于鸠尾，鸠尾一。肓之原，出于脖胦（脖胦 yāng：是任脉气海穴的别名，在脐下一寸五分处），脖胦一。凡此十二原者，主治

违反了经气补泻原则，误取腋部和胸部的腧穴，使脏气尽汇于外而造成的。如果五脏之气在外面已经虚绝，却反而用针补在内的阴经，阴愈盛阳愈虚，这叫"逆厥"。逆厥也必然致人死亡，但在临死时病者会表现得很烦躁，这是误取四肢末端的穴位，促使阳气衰竭而造成的。针刺已刺中病邪要害而不出针，反而会使精气耗损；没有刺中要害，即行出针，会使邪气留滞不散。精气外泄，病情就会加重而使人虚弱，邪气留滞于内容易发生痈疡。

五脏有六腑，六腑有十二原穴，十二原穴出于肘膝四关，四关原穴可以主治五脏的疾病。所以五脏有病，应取十二原穴。十二原穴，是五脏聚全身三百六十五节经气而集中的部位，所以五脏有病，就会对应到十二原穴，而十二原穴也各有所属的内脏。了解了原穴的性质，观察它们的反应，就可以知道五脏的病变状况。

心肺居于膈上，属阳位，但肺是阳部的阴脏，故为阳中之少阴。其原穴出于太渊，太渊左右共二穴。心为阳部的阳脏，所以是阳中之太阳，其原穴出于大陵，大陵左右共二穴。肝、脾、肾居于膈下，属于阴位。肝是阴部的阳脏，为阴中少阳，其原穴出于太冲，太冲左右共二穴。脾是阴部的阴脏，为阴中之至阴，其原穴出于太白，太白左右共两穴。肾是阴部的阴脏，为阴中之太阴，其原穴出于太溪，太溪左右共二穴。膏的原穴为鸠尾，鸠尾只有一穴。肓的原穴是气海，气海也只有一穴。以上十二原穴，是脏腑之气输注的地方，所以能治五脏六腑的

五脏六腑之有疾者也。胀取三阳，飧泄取三阴。

今夫五脏之有疾也，譬犹刺也，犹污也，犹结也，犹闭也。刺虽久，犹可拔也；污虽久，犹可雪也；结虽久，犹可解也；闭虽久，犹可决也。或言久疾之不可取者，非其说也。夫善用针者，取其疾也，犹拔刺也，犹雪污也，犹解结也，犹决闭也。疾虽久，犹可毕也。言不可治者，未得其术也。

刺诸热者，如以手探汤（以手探汤：用手试探热水，意手法轻盈且迅速，一触即还）；刺寒清者，如人不欲行。阴有阳疾者（阴有阳疾者：热在阴分），取之下陵三里。正往无殆，气下乃止，不下复始也。疾高而内者，取之阴之陵泉；疾高而外者，取之阳之陵泉也。

病。大凡腹胀的病都应当取足三阳经的腧穴治疗，飧泄病应当取足三阴经的腧穴治疗。

五脏有病，就像身上扎了刺，物体被污染，绳索打了结，江河发生了淤塞一样。扎刺的时日虽久但还是可以拔除的；污染的时间虽久，却仍是可以涤尽的；绳子虽然打结很久，但仍可以解开；江河淤塞久了，却仍是可以疏通的。有人认为病久了就不能治愈，这种说法是不正确的，善于用针的人治疗疾病，就像拔刺、涤洗污渍、解开绳结、疏通淤塞一样。病的日子虽久，仍然可以治愈，说久病不可治，是因为没有掌握针刺的技术。

针刺治疗热病，就如同用手试探沸腾的热水，一触即还。针刺治疗阴塞之病，应像行人在路上逗留，不愿走开的样子。阴分出现阳邪热象，应取足三里穴。准确刺入而不能懈怠，气至邪退便应出针，如果邪气不退，便应当再刺。疾病位于上部而病本属于内脏的，当取阴陵泉；疾病位于上部而病本属于外腑的，则应当取阳陵泉。

【解要】

《灵枢》首讲针刺法，足见针刺在中医外治法中的地位。本节重点介绍古代所用的镵针、员针、鍉针、锋针、铍针、员利针、毫针、长针、大针九种针具的形状及其用途。认识针具，这是针刺法的基础；再讲手法（以补泻为例），针刺有疾、徐、迎、随、开、阖等手法；又讲十二原穴及其主治脏腑病变的原理，指出哪些疾病是针刺法可以治疗的，以及治疗时应取的穴位。

# 第二节　本输：对脏腑与经脉之气推本求原

## 【题解】

　　本，其本义是草木之根，也就是人们常说的"根本"，此为推求本源的意思；输，其本义是输通，古人用来代指腧穴，谓神气通过腧穴而出没，为气血游行出入的关键穴位，故称为输穴，简称输。《内经》中输与腧、俞三字通用。

　　本节主要讲解五脏六腑的诸腧穴的名称和位置，对五脏六腑与经脉之气作了推求本源的论述，故名"本输"。

## 【原文】

　　黄帝问于岐伯曰：凡刺之道，必通十二经络之所终始，络脉之所别处，五输之所留，六腑之所与合，四时之所出入，五脏之所溜处，阔数之度，浅深之状，高下（高下：高，指头目；下，指肢体末端；高下，即人体上下）所至。愿闻其解。

　　岐伯曰：请言其次也。肺出于少商，少商者，手大指端内侧也，为井木；溜于鱼际，鱼际者，手鱼（手鱼：指手腕之前，大拇指本节之间的部位，有肌肉隆起，如鱼的形状，因此把此部位称为"手鱼"）也，

## 【译文】

　　黄帝问岐伯说：凡是想了解针刺治病原理的人，都必须精通十二经络的循行起点和终点。络脉别出的地方，井、荥、输、经、合五腧穴留止的部位，六腑与五脏的表里关系，四时对经气出入的影响，五脏之气的流行灌注，经脉、络脉、孙脉的宽窄程度、浅深情况，上至头面，下至足胫的联系。对于这些问题，我希望听你讲解一下。

　　岐伯回答说：请让我依次来说明。肺所属经脉的血气，出于少商穴，少商在手大指端内侧，为井穴，属木；流行于鱼际穴，鱼际在手鱼的边缘，为荥穴；灌注于太渊穴，太渊在手鱼后一寸的凹陷中，为输穴；经行

为荣；注于太渊，太渊，鱼后一寸陷者中也，为输；行于经渠，经渠，寸口中也，动而不居，为经；入于尺泽，尺泽，肘中之动脉也，为合。手太阴经也。

心出于中冲，中冲，手中指之端也，为井木；溜于劳宫，劳宫，掌中中指本节（本节：凡指骨接于掌骨或趾骨接于跖骨之第一节，都称"本节"）之内间也，为荣；注于大陵，大陵，掌后两骨之间方下者也，为输；行于间使，间使之道，两筋之间，三寸之中也，有过则至，无过则止（有过则至，无过则止：马元台："有过者病也，有病则其脉至，无病则其脉止。"），为经；入于曲泽，曲泽，肘内廉（廉：边缘）下陷者之中也，屈而得之，为合。手少阴也。

肝出于大敦，大敦者，足大指之端及三毛（三毛：在大脚趾第一节背面，趾甲根之后）之中也，为井木；溜于行间，行间，足大指间也，为荣；注于太冲，太冲，行间上二寸陷者之中也，为输；行于中封，中封，内踝之前一寸半，陷者之中，使逆则宛，使和则通，摇足而得之，为经；

于经渠穴，经渠在腕后寸口之中，有脉动而不停之处，为经穴；汇入于尺泽穴，尺泽在肘中有动脉处，为合穴。这是手太阴经的五腧穴。

心经的血气，开始于心包络经的中冲穴，中冲穴的部位在手中指的尖端（距指甲的距离如韭叶宽），它被称为井穴，在五行归类中属木。流行到劳宫穴，劳宫穴的部位在掌中央中指本节的后方中间（即第三、四掌骨之间），它被称为荣穴。灌注到大陵穴，大陵穴的部位在掌后腕关节第一横纹的中央部，桡骨、尺骨之间，桡侧腕屈肌腱的尺侧凹陷中，它被称为输穴；脉气由此行于间使穴，间使穴的部位在掌后三寸，两筋之间的凹陷中，当本经有病时，在这一部位上就会出现一定的反应，无病时则没有异常表现，它被称为经穴；脉气由此进入于曲泽穴，曲泽穴的部位在肘横纹处肱二头肌腱内侧，当肘窝横纹中央（稍偏于尺侧）的凹陷中，取穴时要求前臂稍屈而取之，它被称为合穴。这就是手少阴心经（心包络经）所属的五腧穴。

肝脏所属经脉的血气，出于大敦穴，大敦在足大趾尖端及三毛之中，为井穴，属木；流行于行间穴，行间在足大趾与次趾之间，为荣穴；灌注于太冲穴，太冲在行间穴上二寸凹陷之中，为输穴；经行于中封穴，中封在内踝前一寸半凹陷之中，令患者足尖逆而上举，可见有宛宛陷窝，再令患者将足恢复自如，则进针可通，或令患者将足微摇而取得，为经穴；汇入于曲泉穴，曲泉在膝内辅

入于曲泉，曲泉，辅骨之下，大筋之上也，屈膝而得之，为合。足厥阴也。

脾出于隐白，隐白者，足大指之端内侧也，为井木；溜于大都，大都，本节之后，下陷者之中也，为荥；注于太白，太白，腕骨之下也，为输；行于商丘，商丘，内踝之下，陷者之中也，为经；入于阴之陵泉，阴之陵泉，辅骨之下，陷者之中也，伸而得之，为合。足太阴也。

肾出于涌泉，涌泉者，足心也，为井木；溜于然谷，然谷，然骨之下者也，为荥；注于太溪，太溪，内踝之后，跟骨之上，陷中者也，为输；行于复留，复留，上内踝二寸，动而不休（动而不休：意思是跳动不停，为动脉搏动），为经；入于阴谷，阴谷，辅骨之后，大筋之下，小筋之上也，按之应手，屈膝而得之，为合。足少阴经也。

膀胱出于至阴，至阴者，足小指之端也，为井金；溜于通谷，通谷，本节之前外侧也，为荥；注于束骨，束骨，本节之后，陷者中也，为输；过于京骨，京骨，足外侧大骨之下，为原；行于昆仑，昆仑，在外踝之

骨之下，大筋之上，屈膝取之即得，为合穴。这是足厥阴经的五腧穴。

脾脏所属经脉的血气，出于隐白穴，隐白在足大趾趾端内侧，为井穴，属木；流行于大都穴，大都在本节之后的凹陷中，为荥穴；灌注于太白穴，太白在本节后腕骨之下，为输穴；经行于商丘穴，商丘在内踝之下凹陷中，为经穴；汇入于阴陵泉穴，阴陵泉在膝内侧辅骨之下的凹陷中，伸足取之即得，为合穴。这是足太阴经的五腧穴。

肾脏所属经脉的血气，出于涌泉穴，涌泉在足底心，为井穴，属木；流行于然谷穴，然谷在足内踝前大骨下陷中，为荥穴；灌注于太溪穴，太溪在内踝骨后，跟骨之上凹陷中，跳动不止，为输穴；经行于复溜穴，复溜在内踝上二寸处不停跳动，为经穴；汇入于阴谷穴，阴谷在内辅骨之后，大筋之下，小筋之上，按之应手，屈膝取之即得，为合穴。这是足少阴经的五腧穴。

膀胱所属经脉的血气，出于至阴穴，至阴在足小趾端外侧，为井穴，属金；流行于通谷穴，通谷在小趾本节之前外侧，为荥穴；灌注于束骨穴，束骨在本节之后的凹陷中，为输穴；过于京骨穴，京骨在足外侧大骨之下，为原穴；经行于昆仑穴，昆仑在足外踝

后，跟骨之上，为经；入于委中，委中，腘（腘：膝部后面，腿弯曲时形成窝儿的地方）中央，为合；委而取之。足太阳也。

胆出于窍阴，窍阴者，足小指次指之端也，为井金；溜于侠溪，侠溪，足小指次指之间也，为荥；注于临泣，临泣，上行一寸半陷者中也，为输；过于丘墟，丘墟，外踝之前，下陷者中也，为原；行于阳辅，阳辅，外踝之上，辅骨之前，及绝骨（绝骨：在足外踝尖上3寸，相当于腓骨前缘处）之端也，为经；入于阳之陵泉，阳之陵泉，在膝外陷者中也，为合，伸而得之。足少阳也。

胃出于厉兑，厉兑者，足大指内次指之端也，为井金；溜于内庭，内庭，次指外间也，为荥；注于陷谷，陷谷者，上中指内间上行二寸陷者中也，为输；过于冲阳，冲阳，足跗上五寸陷者中也，为原；摇足而得之，行于解溪，解溪，上冲阳一寸半陷者中也，为经；入于下陵，下陵，膝下三寸，胻骨外三里也，为合；复下三里三寸为巨虚上廉（巨虚上廉：指上巨虚穴。巨虚下廉即指下巨虚穴），复下上廉三寸为巨虚下廉也；大肠属上，小肠属下，足阳明胃脉也。大肠小肠，皆属于胃，是足阳明也。

之后，跟骨之上，为经穴；汇入委中穴，委中在膝弯中央，为合穴，可以屈而取之。这是足太阳经脉的六腧穴。

胆所属经脉的血气，出于窍阴穴，窍阴在足小趾侧的次趾尖端，为井穴，属金；流行于夹溪穴，夹溪在足小趾与四趾之间，为荥穴；流注于临泣穴，临泣由夹溪再向上行一寸半处凹陷中，为输穴；过于丘墟穴，丘墟在外踝骨前之下凹陷中，为原穴；经行于阳辅穴，阳辅在外踝之上四寸余，辅骨的前方，绝骨的上端，为经穴；汇入阳陵泉穴，阳陵泉在膝外侧凹陷中，为合穴，伸足取之而得。这是足少阳经的六腧穴。

胃所属的经脉血气，出于厉兑穴，厉兑在足大趾侧的次趾之端，为井穴，属金；流行于内庭穴，内庭在次趾外侧与中趾之间，为荥穴；灌注于陷谷穴，陷谷在中趾的内侧上行二寸的凹陷中，为输穴；过于冲阳穴，冲阳在足背上自趾缝向上约五寸的凹陷中，为原穴，摇足而取得之；经行于解溪穴，解溪在冲阳之上一寸半凹陷中，为经穴；汇入下陵穴，下陵在膝下三寸，胻骨外缘的三里穴，为合穴；再从三里下三寸，是上巨虚穴，自上巨虚再下三寸，为下巨虚穴；大肠属上，小肠属下。由于大肠小肠，在体内连属于胃腑之下，因而在经脉上也有连属足阳明胃脉之处。这是足阳明经的六腧穴。

三焦者，上合手少阳，出于关冲，关冲者，手小指次指之端也，为井金；溜于液门，液门，小指次指之间也，为荥；注于中渚，中渚，本节之后陷者中也，为输；过于阳池，阳池，在腕上陷者之中也，为原；行于支沟，支沟，上腕三寸，两骨之间陷者中也，为经；入于天井，天井，在肘外大骨之上陷者中也，为合，屈肘乃得之；三焦下腧，在于足大指之前，少阳之后，出于腘中外廉，名曰委阳，是太阳络也，手少阳经也。三焦者，足少阳、太阳之所将，太阳之别也，上踝五寸，别入贯腨肠，出于委阳，并太阳之正（太阳之正：指足太阳经脉的主干部分），入络膀胱，约下焦。实则闭癃，虚则遗溺，遗溺则补之，闭癃则泻之。

小肠者，上合手太阳，出于少泽，少泽，小指之端也，为井金；溜于前谷，前谷，在手外廉本节前陷者中也，为荥；注于后溪，后溪者，在手外侧本节之后也，为输；过于腕骨，腕骨在手外侧腕骨之前，为原；行于阳谷，阳谷，在锐骨之下陷者中也，为经；入于小海，小海，在肘内大骨之外，去端半寸，陷者中也，伸臂而得之，为合。手太阳经也。

三焦，上合手少阳经脉，其血气出于关冲穴，关冲在无名指之端，为井穴，属金；流行于液门穴，液门在小指与无名指之间，为荥穴；灌注于中渚穴，中渚在无名指本节后的凹陷中，为输穴；过于阳池穴，阳池在腕上凹陷中，为原穴；运行到支沟穴，支沟在腕后三寸的两骨间凹陷中，为经穴；汇入天井穴，天井在肘外大骨上的凹陷中，为合穴，屈肘取之即得；三焦之气输于下部者，在足太阳经之前，足少阳经之后，出于膝腘窝外缘，名叫委阳，是足太阳经的大络，又是手少阳的经脉。三焦的脉气，由足少阳、太阳二经的气血输给，是足太阳经的别络，它的脉气由外踝上五寸处入贯于腿肚，出于委阳穴，并与足太阳经的正脉相并，入腹内联络膀胱，约束着下焦。其气实则为小便不通，气虚则为遗尿；遗尿当用补法，小便不通当用泻法。

小肠，上合手太阳经脉，其血气出于少泽穴，少泽在手小指外侧端，为井穴，属金；流行到前谷穴，前谷在手外侧本节前的凹陷中，为荥穴；灌注于后溪穴，后溪在手上外侧小指本节的后方，为输穴；过于腕骨穴，腕骨在手外侧腕骨之前，为原穴；运行到阳谷穴，阳谷在腕后锐骨前下方的凹陷中，为经穴；汇入小海穴，小海在肘内侧大骨之外，距离骨尖半寸处的凹陷中，伸臂取之即得，为合穴。这是手太阳经的六腧穴。

大肠上合手阳明，出于商阳，商阳，大指次指之端也，为井金；溜于本节之前二间，为荥；注于本节之后三间，为输；过于合谷，合谷，在大指歧骨之间，为原；行于阳溪，阳溪，在两筋间陷者中也，为经；入于曲池，在肘外辅骨陷者中也，屈臂而得之，为合。手阳明也。

是谓五脏六腑之腧，五五二十五腧，六六三十六腧也。六腑皆出足之三阳，上合于手者也。

缺盆之中，任脉也，名曰天突；一次任脉侧之动脉，足阳明也，名曰人迎；二次脉，手阳明也，名曰扶突；三次脉，手太阳也，名曰天窗；四次脉，足少阳也，名曰天容；五次脉，手少阳也，名曰天牖（yǒu）；六次脉，足太阳也，名曰天柱；七次脉，颈中央之脉，督脉也，名曰风府。腋内动脉，手太阴也，名曰天府；腋下三寸，手心主也，名曰天池。

刺上关者，呿（呿 qù：张口）不能欠；刺下关者，欠不能呿。刺犊鼻者，屈不能伸；刺两关者，伸不能屈。

足阳明，挟喉之动脉也，其

大肠，上合手阳明经脉，其血气出于商阳穴，商阳在食指内侧端，为井穴，属金；流行于二间穴，二间在食指本节之前，为荥穴；灌注于三间穴，三间在本节之后，为输穴；过于合谷穴，合谷在大指次指歧骨之间，为原穴；运行到阳溪穴，阳溪在大指本节后，腕上两筋之间的凹陷中，为经穴；汇入曲池穴，曲池在肘外侧辅骨的凹陷处，屈臂取之即得，为合穴。这是手阳明经的六腧穴。

以上所述，就是五脏六腑的腧穴，五脏阴经五五二十五个腧穴，六腑阳经六六三十六个腧穴。而六腑的血气，都出行于足三阳经脉，又上合于手三阳经脉。

左右两缺盆的中央，是任脉所行之处，有穴名天突；次于任脉后第一行的动脉，是足阳明经脉所行之处，有穴名人迎；第二行是手阳明经脉所行之处，有穴名扶突；第三行是手太阳经脉所行之处，有穴名天窗；第四行是足少阳经脉所行之处，有穴名天容；第五行是手少阳经脉所行之处，有穴名天牖；第六行是足太阳经脉所行之处，有穴名天柱；第七行在颈（项）中央，是督脉所行之处，有穴名风府。在腋下上臂内侧的动脉，是手太阴经脉所行之处，有穴名天府；在侧胸部当腋下三寸，是手厥阴心包经脉所行之处，有穴名天池。

刺上关穴，要张口而不能闭口；刺下关穴，要闭口而不能张口。刺犊鼻穴，要屈膝而不能伸足；刺内关与外关穴，要伸手而不能弯曲。

足阳明经的动脉，挟喉而行，其腧穴分

腧在膺（膺：胸之两旁）中。手阳明，次在其腧外，不至曲颊一寸。手太阳，当曲颊。足少阳，在耳下曲颊之后。手少阳，出耳后，上加完骨之上。足太阳，挟项大筋之中发际。

阴尺动脉，在五里，五腧之禁也。

肺合大肠，大肠者，传道之腑。心合小肠，小肠者，受盛之腑。肝合胆，胆者，中精之腑。脾合胃，胃者，五谷之腑。肾合膀胱，膀胱者，津液之腑也。少阳属肾，肾上连肺，故将两脏。三焦者，中渎之腑也，水道出焉，属膀胱，是孤之腑也。是六腑之所与合者。

春取络脉诸荥大经分肉之间，甚者深取之，间者浅取之。夏取诸腧孙络（孙络：人体中络脉的分支，即络脉中的细小部分）肌肉皮肤之上。秋取诸合，余如春法。冬取诸井诸腧之分，欲深而留之。此四时之序，气之所处，病之所舍，藏之所宜。转筋者，立而取之，可令遂已。痿厥者，张而刺之，可令立快也。

布在胸之两旁膺部。手阳明经的腧穴，在它的外侧，距离曲颊一寸。手太阳经的腧穴，在曲颊处。足少阳经的腧穴，在耳下曲颊之后。手少阳经的腧穴，在耳后完骨之上，足太阳经的腧穴，在项后，挟大筋两旁发际下的凹陷中。

五里穴，在尺泽穴上三寸有动脉处，不能屡刺，以防五腧之血气尽泻。

肺合大肠，大肠是输送小肠已化之物的器官。心合小肠，小肠是受盛由胃而来之物的器官。肝合胆，胆是居中受精汁的器官。脾合胃，胃是消化五谷的器官。肾合膀胱，膀胱是贮存小便的器官。手少阳也属肾，肾又上连于肺，所以能统率三焦和膀胱两脏器。三焦，是像中渎一样行水的器官，水道由此而出，属于膀胱，没有脏与之配合，是一个单独的器官。这就是六腑与五脏相配合的情况。

春天有病，应取络穴、荥穴与经脉分肉之间，病重的取深些，病轻的取浅些。夏天有病，应取输穴、孙络，孙络在肌肉皮肤之上。秋天有病，除取合穴之外，其余参照春季的刺法。冬天有病，应取井穴或输穴，要深刺和留针。这是根据四时气候的顺序，血气运行的深浅，病邪逗留的部位以及时令、经络皮肉等与五脏相应的关系，从而决定的四时刺法。治疗转筋病，让患者站立来取穴施刺，可以使痉挛现象迅即消除。治疗痿厥病，让患者舒展四肢而取穴施刺，可以使他立刻感到轻快。

**【解要】**

　　本节具体叙述了五脏六腑十二经脉在肘膝关节以下的重要腧穴，在肘膝关节以下，出入流注经过的部位，提出了井、荥、输、原、经、合等要穴分布在四肢肘、膝、四关以下的特定部位，它们起着沟通表里经脉的作用。同时叙述了手、足六阳经与任、督二脉上行所必经之要穴，并论述了脏腑相合的关系及六腑的功能。

# 第三节　小针解：神奇的小针技法

## 【题解】

　　小针，指九种针具中的毫针（微针），本节讨论的是《九针十二原》中有关小针理论与技法运用的内容，即把理论（天）和实践（地）紧密地结合在一起，那就是"人"。因此，"小针解"有"法人"的意义，也是理论与实践相结合的关键步骤。按其原文顺序，择要加以解释，并作进一步的注解和补充说明，所以名为"小针解"。

## 【原文】

　　所谓易陈者，易言也。难入者，难著于人（难著于人：一般人难以明白）也。粗守形（粗守形：技术低劣的医生只知道遵守具体针刺的规矩）者，守刺法也。上守神者，守人之血气，有余不足，可补泻也。神客者，正邪共会（正邪共会：正气与邪气一起留在血脉之中）也。神者，正气也。客者，邪气也。在门者，邪循正气之所出入也。未睹其疾者，先知邪正，何经之疾也。恶知其原者，先知何经之病，所取之处也。

## 【译文】

　　所谓"易陈"，就是说运用小针的关键技法说起来是很容易的。"难入"是说它的精微之处是难以掌握的。"粗守形"是指水平低劣的医生，仅是机械地拘守刺法来进行针刺。"上守神"是指高明的医生，能够辨别患者的血气盛衰虚实情况，而分别施用补法和泻法。"神客"是说邪气与正气共同留于血脉中，相互抗争，而产生多种多样的疾病。"神"指的是正气，"客"则是指邪气。"在门"是说邪气循着正气所出入的门户侵入人体，内外上下无所不至。"未睹其疾"是指没有诊明症状的性质、病邪的所在，就漫无目标地进行医治是不对的；要进行针刺就必须首先明了邪正虚实以及病变发生的经脉。"恶知其原"是说如果没有经过明确的诊断，怎么知道病原之所在。因此，必须首先了解是哪一经发生了病变，才可以决定应该取用的经脉和穴位，而给以正确的治疗。

刺之微，在数迟者，徐疾之意也。粗守关（关：两肘两膝）者，守四肢而不知血气正邪之往来也。上守机者，知守气（守气：针刺术语，指得气后采取守住针下经气，保持感应持久的方法）也。机之动，不离其空中者，知气之虚实，用针之徐疾也。空中之机，清静以微者，针以得气，密意守气（密意守气：针灸学术语。指静心专注针下感应。气，气至，即针下感应）勿失也。其来不可逢者（其来不可逢：刺法用语。指邪气正盛时，切不可施行补法，以防留邪），气盛不可补也。其往不可追者，气虚不可泻也。不可挂以发者，言气易失也。扣之不发者，言不知补泻之意也，血气已尽而气不下也。

知其往来者，知气之逆顺盛虚也。要与之期（要与之期：要等待恰当的时机。与，等待）者，知气之可取之时也。粗之暗者，冥冥（冥冥：昏暗、暗淡的样

"刺之微，在数迟者"是说针刺法的微妙之处，主要是在于掌握针刺手法中进针、出针的快慢技巧。"粗守关"是指水平低劣的医生，在针刺时仅仅会依据症状而取用关节附近与症状相对应的穴位来进行治疗，而根本不懂得辨别血气的往来盛衰和邪正的进退动静等情况。"上守机"是说高明的医生，懂得观察和把握经气虚实的变化，并以此进行补泻治疗。"机之动，不离其空中"是指气机的活动情况都会在腧穴上表现出来，懂得这一点，就可以根据诊查到的气机的虚实变化情况，而正确地运用徐疾补泻的手法。"空中之机，清静以微"是说穴位中气血活动的变化情况是至清至静的，当针下已有得气的感觉时，就要仔细地体察气的往来运行情况，只有这样才不致错过运用手法的时机。"其来不可逢"是指邪气正盛的时候，切不可迎其势采用补的手法。"其往不可追"是指邪气已去而正气亦虚的时候，不能妄用泻法，以免导致真气虚脱。"不可挂以发"是说针下已有得气的感应时，就应该适时地运用针刺手法而不能有毫发之差，因为在一刹那间这种得气的感觉很容易消失。"扣之不发"是说不懂得要随着气机的虚实变化而抓住时机进行补泻的医者，往往会坐失良机，这就好像扣在弓弦上的箭，到了应发的时候而没有发射出去一样，这样只会白白耗损患者的血气而达不到祛除邪气的目的。

"知其往来"是指能够了解气的往来运行，气机逆顺盛虚的变化情况。"要与之期"是指知道了气机变化的重要性，就能够及时把握最适当的时机进行针刺。"粗之暗"是指水平低劣的医生，好像昏然无所知，不懂气机变化的微妙作用和奥秘所在。"妙哉！工独有之"是

子）不知气之微密也。妙哉！工独有之者，尽知针意也。往者为逆者，言气之虚而小，小者，逆也。来者为顺者，言形气之平，平者，顺也。明知逆顺，正行无问者，言知所取之处也。迎而夺之者，泻也。追而济之者，补也。

所谓虚则实之者，气口（气口：其位置相当于手太阴肺经的经渠穴和太渊穴之间的部位。肺主气，气之盛衰反映于此，故称气口。又因两穴之间相距一寸有余，所以又名寸口，是诊脉的部位）虚而当补之也。满则泄之者，气口盛而当泻之也。宛陈则除之者，去血脉也。邪胜则虚之者，言诸经有盛者，皆泻其邪也。徐而疾则实者，言徐内而疾出也。疾而徐则虚者，言疾内而徐出也。言实与虚，若有若无者，言实者有气，虚者无气也。察后与先，若亡若存者，言气之虚实，补泻之先后也，察其气之已下，与常存也。为虚与实，若得若失者，言补者似然（似 bì 然：满足的样子）若有得也，泻则怳（怳 huǎng：失意状）然若有失也。

指医术高明的医生，都是与众不同的，他能够完全知晓运用针法的要领和明了气机变化的意义所在。"往者为逆"是说经气已去时，其脉中之气虚而小，小的叫作逆。"来者为顺"是说经气渐来时，则形气平和，平和的就是顺。"明知逆顺，正行无问"是说倘若明了了气机的逆顺关系，就可以选取适当的穴位，大胆决定治疗措施。"迎而夺之"是说根据经气的运行走向，迎其来势而进针，这是泻法。"追而济之"是说循着经气运行走向的去势进针，这是补法。

所谓"虚则实之"是说当寸口部位上出现虚弱的脉象时，就应当用补的针法，以充实正气。"满则泄之"是说当寸口出现满盛的脉象时，应当用泻的针法，以泻除邪气。"宛陈则除之"是指排除血脉中郁积已久的病邪。"邪胜则虚之"，是说如果有病邪亢盛的，就应该采用泻法，使邪气随针外泄。"徐而疾则实"，是说徐缓进针而疾速出针，这属于补法，能够补益正气。"疾而徐则虚"是说疾速进针而徐缓出针，这属于泻法，能够泻除邪气。"言实与虚，若有若无"，是说所谓虚与实，指的是针下有得气感的属于正气实，针下没有得气感的就属于正气虚。"察后与先，若亡若存"，是说必须根据各条经脉的虚实以及邪气已退还是邪气尚存的情况，来决定针刺补泻的先后顺序。"为虚与实，若得若失"，是说采用补法补充正气，就要使患者感觉到正气充实，若有所得；采用泻法祛除邪气，也要使患者有空虚的感觉，好像有所失一般。

夫气之在脉也，邪气在上者，言邪气之中人也高，故邪气在上也。浊气在中者，言水谷皆入于胃，其精气上注于肺，浊溜于肠胃，若寒温不适，饮食不节，而病生于肠胃，故命曰浊气在中也。清气在下者，言清湿地气之中人也，必从足始，故曰清气在下也。针陷脉，则邪气出者，取之上。针中脉，则浊气出者，取之阳明合也。针太深，则邪气反沉者，言浅浮之病，不欲深刺也，深则邪气从之入，故曰反沉也。皮肉筋脉，各有所处者，言经络各有所主也。取五脉者死，言病在中，气不足，但用针尽大泻其诸阴之脉也。取三脉者恇，言尽泻三阳之气，令病人恇然不复也。夺阴者死，言取尺之五里（尺之五里：

所谓"夫气之在脉也，邪气在上"，是说不同的邪气侵入人体，侵犯的部位也不同，风寒外邪侵袭人体，大多先伤及头部，所以说邪气在上。"浊气在中"就是说人食水谷，都是先入于胃，胃消化水谷，再经脾的吸收和运化，将其中的精气上输于肺，并借着肺气的分布输送而供应全身，而其中的浊物废料，则留于肠胃，通过大小肠排出体外。如果不能适应寒温变化，饮食没有节制，就会影响到消化、吸收和排泄而导致肠胃发生疾病，所以说"浊气在中"。"清气在下"是说清冷潮湿之气侵袭人体，大多先从足部开始，所以说"清气在下"。"针陷脉，则邪气出"是指邪气侵袭人体上部，在头部发病时，应根据外邪所侵入的经脉而在头部取穴，使邪气随针外泄。"针中脉，则浊气出"，是指若欲使滞留在肠胃中的浊气排出，就应取用足阳明胃经的合穴足三里穴（土经土穴）进行治疗。"针太深，则邪气反沉"，是指邪气在表浅部位的疾病，不应当深刺，如误用深刺的针法，反而会使在表之邪气随针内陷而深入体内，所以说"反沉"。"皮肉筋脉，各有所处"，是说皮、肉、筋、脉各有一定的部位，各个部位都属于一定的经络，这些部位都是经络出现证候及主治的所在。"取五脉者死"，是说病在内脏而使五脏之气不足的，反而用针在五脏各条阴经上，采用泻法猛泻其气，就会使五脏之气泻尽而造成死亡。"取三脉者恇"，是说不问虚实，就在六腑的三阳经上尽泻其气，就会使患者形体衰败而不易恢复。"夺阴者死"，是说如果取尺泽之寸的动脉，即肘上三寸属于手阳明大肠经的五里穴（五脏的阴气出于此），连泻五次，就会使五脏阴气泻尽而死亡。"夺阳者狂"，是指如果误泻了三阳经的正气，就会令阳气耗散而使人发狂。以

尺泽穴后的五里穴）**五往者也。夺阳者狂，正言也。**

**睹其色，察其目，知其散复，一其形，听其动静者，**言上工知相五色于目，有知调尺寸小大缓急滑涩，以言所病也。**知其邪正者，**知论虚邪与正邪（虚邪与正邪：《素问八正神明论》诠解说："虚邪者，八正之虚，邪气也"，"正邪者，身形若用力汗出，腠理开，逢虚风"。即四时八节之时乘虚而侵入人体的贼风，叫虚邪。因用力汗出，腠理开泄而遭受的风邪，叫正邪）**之风也。右主推之，左持而御之者，**言持针而出入也。**气至而去之者，**言补泻气调而去之也。**调气在于终始一者，**持心也。**节之交三百六十五会者，**络脉之渗灌诸节者也。

**所谓五脏之气，已绝于内者，脉口**（脉口：指诊脉的部位，也叫气口、寸口。因肺朝百脉，脉之大者会聚于此，故称脉口）**气，内绝不至，反取其外之病处，与阳经之合，有留针以致阳气，阳气至，则内重竭，重竭则死矣；其死也，无气以动，故静。所谓五脏之气，已绝于外者，脉口气，外绝不至**（外绝不至：张

上这些针刺禁忌都是对医者的郑重告诫，切不可漠视之。

"睹其色，察其目，知其散复，一其形，听其动静"，是说高明的医生能够通过观察患者面色和眼神的变化，诊察尺脉和寸口脉的小大、缓急、滑涩，来确切地诊断出是哪种病变。"知其邪正"，是指能够了解疾病是由四时八节的贼风（虚邪），还是由因劳累用力后腠理开泄而遭受的风邪（正邪）所引起的。"右主推之，左持而御之"，是在描述进针和出针时左右两手的不同姿势和动作。"气至而去之"，是说针刺施用补泻手法时，下针后必须使针下得气，使气机平调之后，才可以出针。"调气在于终始一"，是说运针调气最关键的是在于始终专心一意。"节之交三百六十五会"，是指周身三百六十五穴，都是络脉将经脉之中的气血渗濡灌注到全身筋骨皮肉各部去的通会之处。

所谓"五脏之气，已绝于内"，是说五脏在内的精气已经竭绝，而在脉口出现微弱无根、按之似无的脉象，是属于肾虚、髓竭、精伤等内绝的阴虚证，治疗时就应补其阴精，但若在针刺时反而取用其外在病所处的腧穴及阳经的合穴，并用留针的方法来补益在外的阳气，就会使阳受益而使阴受损，使内竭之五脏精气更竭绝，如此，已经快耗尽的五脏精气再经损耗，就必然会导致死亡。在临死时，因其脏气已经耗竭而虚脱，阴不生阳，无气以动，所以其表现出的病象是安静的。所谓"五脏之气，已绝于外"，就是说五脏在外的精气已经竭绝，而在脉口出现

介宾："脉口沉微，轻取则无，是谓外绝不至，阳之虚也。"），**反取其四末之输，有留针以致其阴气，阴气至，则阳气反入，入则逆，逆则死矣；其死也，阴气有余，故躁。所以察其目者，五脏使五色循明，循**（循：疑为"脩"之误，"脩"，"修"的异体字）**明则声章。声章者，言声与平生异也。**

微弱脉象，轻取似无，是属于阳气衰绝的重病，治疗时理应补其阳气，但若在针刺时反而取用了四肢末梢部位的输穴，并用留针的方法来补益在内的阴气，就会使阴气更盛，阴气盛就会使已经虚少的阳气内入而愈发衰竭，阳气内陷就会发生阴阳逆乱的厥逆病证，发生厥逆就必然会导致死亡。在临死时，因阳并于阴，阴气有余，阴阳逆乱，所以有烦躁的表现。在上述"睹其色，察其目"等句中，要特别指出的是"察其目"的意义，只有五脏六腑的精气上注于目，才能使目光有神、眼睛的色泽明润。眼睛的色泽鲜明，则其所发出的声音也必然洪亮。这里的声音洪亮，是说所发出的声音和平常是不同的。

**【解要】**

据说本节是古代名巫医所作，收录它的目的是借以宣传小针的神奇。

本节主要是对针刺道理的解读，首先解释小针的要点，针刺的时机，针刺治疗中"气机"往来，强调不同的邪气侵袭人体不同的部位，针刺当取不同经脉，并阐释了易陈、难入、粗守形、上守神、刺客、在门、未睹其疾、恶知其原等的具体含义。

# 第四节　邪气脏腑病形：五脏不堪承受邪气的伤害

【题解】

邪气，即泛指中医所说的"六淫"；脏腑，即常说的五脏六腑；病形，即外邪侵入人体后五脏六腑出现的各种病的症状。本节详细阐述不同邪气侵袭人体时所伤及的不同部位和中阴中阳的区别及诊治方法，列举了五脏病变的六脉及其症状和针刺治疗原则，以及六腑病变的症状和取穴法与针刺法，故名为"邪气脏腑病形"。

【原文】

黄帝问于岐伯曰：邪气之中人也，奈何？

岐伯答曰：邪气之中人高也。

黄帝曰：高下有度乎？

岐伯曰：身半已上者，邪中之也。身半已下者，湿中之也。故曰：邪之中人也，无有常，中于阴则溜（溜：流淌）于腑，中于阳则溜于经。

黄帝曰：阴之与阳也，异

【译文】

黄帝问岐伯说：风、雨、寒、暑等自然界的邪气（即外邪）侵袭人体的情形是怎样的？

岐伯回答说：外邪伤人，大多是侵犯于人体的上部。

黄帝问：邪气侵袭部位在上还是在下，有一定的法度吗？

岐伯回答说：在上半身发病的，是受了风寒等外邪所致；在下半身发病的，是受了湿邪所致。但这只是一般的规律，事实并非绝对如此。因为邪气还有一个传变的过程，所以说外邪侵犯了人体，发病的部位并不一定固定在它侵入的地方。外邪侵袭了五脏的阴经，会流传到六腑；外邪侵袭了阳经，就直接流传到这条经循行的通路上而发病。

黄帝说：阴经和阳经，虽然名称不同，但

名同类，上下相会，经络之相贯，如环无端。邪之中人，或中于阴，或中于阳，上下左右，无有恒常，其故何也？

岐伯曰：诸阳之会（会：聚合、会合之处），皆在于面。中（中：侵袭）人也，方乘虚时，及新用力，若饮食汗出，腠理开，而中于邪。中于面则下阳明，中于项则下太阳，中于颊则下少阳，中于膺背两胁亦中其经。

黄帝曰：其中于阴，奈何？

岐伯答曰：中于阴者，常从臂胻（胻 héng：指人的小腿，即足胫）始。夫臂与胻，其阴皮薄，其肉淖泽（淖 nào 泽：淖，泥坑，此意为多湿。淖泽，即柔润的意思），故俱受于风，独伤其阴。

黄帝曰：此故伤其脏乎？

岐伯答曰：身之中于风也，不必动脏。故邪入于阴经，则其脏气实，邪气入而不能客（客：留驻，停留），故还之

其实都同属于经络系统而为运行气血的组织，它们分别在人体的上部或下部相会合，而使经络之间的相互贯通像圆形的环一样没有开端。外邪侵袭人体时，有的侵袭于阴经，有的侵袭于阳经，而其病所又或上或下或左或右，没有固定的部位，这是什么缘故呢？

岐伯说：手足三阳经的会合之处，都是在头面部。邪气侵袭人体，往往是在人体正气不足、有虚可乘的时候，如劳累用力之后，或因吃饭而出了汗，以致腠理开泄的时候，容易被邪气所侵袭。由于足三阳经的循行通路，都是由头至足，自上而下的。所以邪气侵入面部，就由此下入于足阳明胃经；邪气侵入项部，就由此下入于足太阳膀胱经；邪气侵入颊部，就由此下入于足少阳胆经。如果外邪并没有侵入头面部而是直接侵入了在前的胸膺、在后的脊背以及在两侧的胁肋部，也会分别侵入上述三阳经而在其各自所属的循行路径上发病。

黄帝问：外邪侵袭阴经的情况是怎样的？

岐伯回答说：外邪侵入阴经，通常是从手臂或足胫的内侧开始的。因为在手臂和足胫内侧这些地方，皮肤较薄，肌肉也较为柔润，所以身体各部位都同样受了风邪，而这些部位却最容易受伤。

黄帝问：外邪侵袭了阴经之后，会使五脏受到伤害吗？

岐伯回答说：身体虽然感受了风邪，却不一定会影响到五脏。由此而言，外邪侵入阴经后，若是五脏之气很充实，那么即使有邪气侵入了，也不能够停留，而只能从五脏退到六腑。

于腑。故中阳则溜（溜：流注）于经，中阴则溜于腑。

黄帝曰：邪之中人脏，奈何？

岐伯曰：愁忧恐惧则伤心。形寒寒饮则伤肺。以其两寒相感，中外皆伤，故气逆而上行。有所堕坠，恶血留内，若有所大怒，气上而不下，积于胁下则伤肝。有所击仆（仆：跌倒），若醉入房，汗出当风则伤脾。有所用力举重，若入房过度，汗出浴水，则伤肾。

黄帝曰：五脏之中风，奈何？

岐伯曰：阴阳俱感，邪气乃往。

黄帝曰：善哉。

黄帝问于岐伯曰：首面与身形也，属骨连筋，同血合于气耳。天寒则裂地凌冰（凌冰：指积冰），其卒寒，或手足懈惰，然而其面不衣，何也？

岐伯答曰：十二经脉，三

因此说阳经受了邪气，就能直接在本经上发病；而阴经感受了邪气，若是脏气充实，邪气就会由里出表，流注到六腑而发病。

黄帝问：病邪侵袭人体五脏的情形是怎样的？

岐伯回答说：愁忧恐惧等情绪过激，就会使心脏受伤。形体受寒，又饮冷水，两寒相迫，就会使肺脏受伤。因为表里两种寒邪内外相应，而使在内的肺脏和在外的皮毛都受到伤害，所以就会导致肺气上逆，进而发生喘、咳等病变。从高处坠落跌伤，就会使瘀血留滞在内，若此时又有大怒的情绪刺激，就会导致气上逆而不下，血亦随之上行，郁结于胸胁之下，而使肝脏受伤。倘若被击打或跌倒于地，或醉后行房事以致汗出后受风着凉，就会使脾脏受伤。倘若用力提举过重的物品，或房事过度以及出汗后用冷水沐浴，就会使肾脏受伤。

黄帝问：五脏为风邪所侵袭，这是为什么呢？

岐伯说：一定是属阴的五脏内有所伤，属阳的六腑外有所感，以致内外俱虚的情形下，风邪才能内侵五脏。

黄帝说：讲得真好。

黄帝问岐伯说：人的头面和全身上下各部，所有筋骨密切相连，气血相合运行。但是当天气寒冷的时候，大地冻裂，冰雪凌人，此时若是天气猝然变冷，人们往往都缩手缩脚，懒于动作，而面部却能露出在外面，并不用衣物御寒，这是什么缘故？

岐伯回答说：周身的十二经脉以及与之相

百六十五络，其血气皆上于面而走空窍，其精阳气上走于目而为睛，其别气走于耳而为听，其宗气上出于鼻而为臭。其浊气出于胃走唇舌而为味。其气之津液皆上熏于面，而皮又厚，其肉坚，故热甚，寒不能胜之也。

黄帝曰：邪之中人，其病形何如？

岐伯曰：虚邪（虚邪：指四时不正之邪，即所谓四时八节的虚邪贼风。伤于这种邪气，发病较剧）之中身也，洒淅动形。正邪（正邪：指四季正常的风，仅在人汗出而腠理开泄时侵袭人体。伤于这种邪气，发病较轻）之中人也，微，先见于色，不知于身，若有若无，若亡若存，有形无形，莫知其情。

黄帝曰：善哉。

黄帝问于岐伯曰：余闻之，见其色，知其病，命曰明；按其脉，知其病，命曰神；问其病，知其处，命曰工。余愿闻见而知之，按而得之，问而极之，为之奈何？

岐伯答曰：夫色脉与尺

通的三百六十五络脉，其所有的血气都是上达于头面部而分别流入各个孔窍之中的。其精阳之气上注于目，而使眼能够看见事物。其旁行的经气从两侧上注于耳，而使耳能够听。其积于胸中的宗气上出于鼻，而使鼻能够嗅。还有胃腑的谷气，从胃上达于唇舌，而使舌能够辨别五味。尤其是各种气化所产生的津液都上行熏蒸于面部，加之面部的皮肤较厚，肌肉也坚实，所以即使在极冷的天气里，它也仍能抗拒寒气而不畏寒冷。

黄帝问：外邪侵袭人体，人显露在外表上的病状是怎样的情形？

岐伯说：虚邪侵袭人体，发病比较严重，患者有恶寒战栗的病象在外表上表现出来。正邪侵袭人体，发病比较轻微，开始只在气色上略有所见，而身体上几乎没有什么感觉，好像有病，又好像没有病，好像所感受的病邪早已消失，又好像仍存留在体内，同时在表面上可能有一些症状的形迹表现出来，但也察看不到形迹的，所以就不容易明了它的病情。

黄帝说：讲得真好。

黄帝接着问岐伯说：我听说，通过观察患者气色就能够知道病情的，叫明；通过切按患者的脉象而知道病情的，叫神；通过询问患者的病情而知道病痛所在的，叫工。我希望听你说说怎样才能做到通过望诊就可以知道病情，通过切诊就可以知晓病况，通过问诊就可以彻底了解病痛的所在呢？

岐伯回答说：由于患者的气色、脉象和尺

之相应也，如桴（桴：此指击鼓的槌子）鼓影响之相应也，不得相失（不得相失：不会有什么差错）也。此亦本末根叶之殊候也，故根死则叶枯矣。色脉形肉不得相失也，故知一则为工，知二则为神，知三则神且明矣。

黄帝曰：愿卒闻之。

岐伯答曰：色青者，其脉弦也；赤者，其脉钩也；黄者，其脉代也；白者，其脉毛；黑者，其脉石也。见其色而不得其脉，反得其相胜之脉（相胜之脉：相胜，即相克的意思。比如，面色青，得弦脉，同应于肝，乃属色脉相符；如果色青却得毛脉，毛脉为肺脉，属金，此为金克木，则毛脉即为弦脉的相胜之脉。以此类推）则死矣；得其相生之脉（相生之脉：生，与"克"相对，即生扶的意思。比如色青而得石脉，石脉为肾脉，属水，此为水生木，则石脉即为弦脉的相生之脉。以此类推）则病已矣。

黄帝问于岐伯曰：五脏之所生，变化之病形，何如？

岐伯答曰：先定其五色五脉之应，其病乃可别也。

肤，都与疾病有一定的相应关系，这就好像看到木槌击鼓，随即就会听到响声一样，是不会有差错的。这也好似树木的根与枝叶之间的关系，树根死了，枝叶也必然枯萎。患者的面色、脉象以及形体肌肉的变化，也是相一致的，它们都是内在疾病在体表上的反映。因此，在察色、辨脉和观察尺肤这三方面，能够掌握其中之一的就可以称为"工"，掌握了其中的两个方面就可以称为"神"，能够完全掌握这三方面并参合运用的就可以称为神医了。

黄帝说：有关面色脉象方面的问题，希望听你详尽地解释一下。

岐伯回答说：若病程中所呈现出的面色是青色，则与它相应的脉象应该是端直而长的弦脉；面色为红，与它相应的脉象应该是来盛去衰的钩脉；面色为黄，与它相应的脉象应该是软而弱的代脉；面色为白，与它相应的脉象应该是浮虚而轻的毛脉；面色为黑，与它相应的脉象应该是沉坚的石脉。以上是面色和脉象相应的关系，如果诊察到了面色，却不能诊得与之相生的脉象，反而诊得了相克的脉象，就是死脉，预示着病危或是死亡；倘若诊得了相生的脉象，则即使有病也会很快痊愈的。

黄帝问岐伯说：五脏所发生的疾病，以及它的内在变化和反映在体表的病状是怎样的？

岐伯回答说：首先要确定了五脏与五色、五脉的对应关系，五脏的病情才可以加以区分。

黄帝曰：色脉已定，别之奈何？

岐伯曰：调其脉之缓急、小大、滑涩，而病变定矣。

黄帝曰：调之奈何？

岐伯答曰：脉急者，尺之皮肤亦急；脉缓者，尺之皮肤亦缓；脉小者，尺之皮肤亦减而少；脉大者，尺之皮肤亦贲（贲：大鼓，形容气势旺盛）而起；脉滑者，尺之皮肤亦滑；脉涩者，尺之皮肤亦涩。凡此变者，有微有甚，故善调尺者，不待于寸；善调脉者，不待于色。能参合而行之者，可以为上工，上工十全九；行二者为中工，中工十全七；行一者为下工，下工十全六。

黄帝曰：请问脉之缓急、小大、滑涩之病形，何如？

岐伯曰：臣请言五脏之病变也。心脉急甚者，为瘛疭（瘛疭 chì zòng：痫疾，太阳病，发热而渴，不恶寒者为温病）；微急，为心痛引背，食不下。缓甚，为

黄帝问：确定了气色和脉象与五脏对应的关系之后，怎么才能判别病情呢？

岐伯说：只要再诊查出脉的缓急、脉象的大小、脉势的滑涩等情况，就可以确定是什么病变了。

黄帝问：怎样来诊查这些脉象呢？

岐伯回答说：脉急促的，则尺部的皮肤也显得拘急；脉徐缓的，则尺部的皮肤也显得松弛；脉象小的，则尺部的皮肤也显得瘦薄而少气；脉象大的，则尺部的皮肤也显得好像要隆起似的；脉象滑的，则尺部的皮肤也显得滑润；脉象涩的，则尺部的皮肤也显得枯涩。大凡这些变化，有显著的也有不甚显著的，所以善于观察尺肤的医生，有时可以不必诊察寸口的脉象；善于诊察脉象的医生，有时也可以不必望面色。能够将察色、辨脉以及观察尺肤这三者相互配合而进行诊断的医生，就可以称为上工，上工治病，可以治愈十分之九；对色、脉、尺肤这三方面的诊察，能够运用其中两种的医生称为中工，中工治病，可以治愈十分之七；对色、脉、尺肤这三方面的诊察，仅能进行其中之一的医生称为下工，下工治病，只能治愈十分之六。

黄帝说：请问缓、急、小、大、滑、涩这些脉象，它们所对应的病证是怎样的？

岐伯说：让我谈谈五脏所对应的这些脉象的病变吧。心脉急甚的，会见到手足抽搐；微急的，会见到心痛牵引后背，饮食不下。心脉缓甚的，会见到神散而狂笑不休；微缓的，是气血凝滞成形，伏于心胸之下的伏梁病，其滞

狂笑；微缓，为伏梁（伏梁：病名，指心下的积聚，属五脏积病之一），在心下，上下行，时唾血。大甚，为喉吤；微大，为心痹引背，善泪出。小甚，为善哕；微小，为消瘅。滑甚，为善渴；微滑，为心疝引脐，小腹鸣。涩甚，为瘖；微涩，为血溢（血溢：即指吐血、衄血而言），维厥（维厥：维，就是四维，也就是手足四肢。维厥，就是手足厥冷的意思）耳鸣，颠疾。

肺脉急甚，为癫疾；微急，为肺寒热，怠惰、咳唾血、引腰背胸，若鼻息肉不通。缓甚，为多汗；微缓，为痿瘘、偏风，头以下汗出，不可止。大甚，为胫肿；微大，为肺痹，引胸背，起恶见日光。小甚，为泄；微小，为消瘅。滑甚，为息贲（息贲：息贲，属五积病之一。因肺气郁结于胁下，而致喘息上贲气急，故名息贲）上气；微滑，为上下出血。涩甚，为呕血；微涩，为鼠瘘，在颈支腋之间，下不胜其上，其应善酸矣。

肝脉急甚者为恶言；微急，为肥气（肥气：属五积之一，

塞感或上或下，能升能降，有时出现唾血。心脉大甚的，会见到喉中如有物阻而梗塞不利；微大的，是血脉不通的心痹病，心痛牵引肩背，并时时流出眼泪。心脉小甚的，会见到呃逆时而发作；微小的，是多食善饥的消瘅病。心脉滑甚的，是血热而燥，会时时口渴；微滑的，会见到热在于下的心疝牵引脐周作痛，并有小腹部的肠鸣。心脉涩甚的，会见到音哑而不能说话；微涩的，会见到血溢而发生吐血、衄血之类的病证，四肢逆厥以及耳鸣等头部疾患。

肺脉急甚的，是癫疾的脉象表现；微急的，是肺中有寒热并存的病证，会出现倦怠乏力，咳而唾血，并牵引腰背胸部作痛，或是鼻中有息肉而导致鼻腔阻塞不通、呼吸不畅等症状。肺脉缓甚的，是表虚而多汗；微缓的，是手足软弱无力的痿证、痿瘘病，半身不遂以及头部以下汗出不止。肺脉甚大的，会见到足胫部肿胀；微大的，是烦闷喘息而呕吐的肺痹病，其发作时会牵引胸背作痛，且怕见日光。肺脉小甚的，是阳气虚而腑气不固的泄泻病；微小的，是多食善饥的消瘅病。肺脉滑甚的，会见到喘息气急，肺气上逆；微滑的，会见到口鼻与二阴出血。肺脉涩甚的，会见到呕血；微涩的，是因气滞而形成的鼠瘘病，多病发于颈项及腋肋之间，同时还会伴有下肢轻而上肢重的感觉，此外患者还常常会感到下肢酸软无力。

肝脉急甚的，易怒少喜；微急的，是肝气积聚于胁下所致的肥气病，其形状隆起如肉，

是肝积的病名。肥气，是形容肝气聚于左胁之下，如倒扣的杯子，突出如肉，而显得肥盛的样子），**在胁下，若覆杯。缓甚，为善呕；微缓，为水瘕痹**（水瘕：指腹中聚散无常、时有时无的结块肿物。痹，是闭的意思。水瘕痹，就是水积于胸下而结聚成形，并见小便不利的病）**也。大甚，为内痛，善呕，衄；微大，为肝痹，阴缩，咳引小腹。小甚，为多饮；微小，为消瘅。滑甚，为癀疝**（癀疝：癀，阴囊肿大叫癀。癀疝，是疝气的一种）**；微滑，为遗溺。涩甚，为溢饮；微涩，为瘛挛筋痹。**

**脾脉急甚，为瘛疭；微急，为膈中，食饮入而还出，后沃沫**（后沃沫：大便多泡沫）**。缓甚，为痿厥；微缓，为风痿，四肢不用，心慧然若无病。大甚，为击仆；微大，为疝气，腹里大脓血，在肠胃之外。小甚，为寒热；微小，为消瘅。滑甚，为癀癃；微滑，为虫毒蛕蝎**（虫毒蛕 huí 蝎：指各种肠胃寄生虫病。蛕，同"蛔"），**腹热。涩甚，为肠癀；微涩，为内癀，多下脓血。**

就好像倒扣着的杯子一样。肝脉缓甚的，会呕吐多次；微缓的，是水积胸胁所致的水瘕痹病，同时还会出现小便不利。肝脉大甚的，是因肝气郁盛而内发的痈肿，其病会见到时常呕吐和出鼻血；微大的，是肝痹病，其病会见到阴器收缩，咳嗽时牵引小腹部作痛。肝脉小甚的，是因血不足而口渴多饮；微小的，是多食善饥的消瘅病。肝脉滑甚的，是阴囊肿大的癀疝病；微滑的，是遗尿病。肝脉涩甚的，是水湿溢于肢体的溢饮病；微涩的，是因血虚所致的筋脉拘挛不舒的筋痹病。

脾脉急甚的，主要表现为手足抽搐；微急的，是膈中病，会见到因脾气不能上通而致饮食入胃后复吐出，大便下涎沫等症状。脾脉缓甚的，会见到四肢痿软无力而厥冷；微缓的，是风痿，会见到四肢痿废不用，但因其病在经络而不在内脏，所以心里明白，神志清楚，就好像没有病一样。脾脉大甚的，表现为猝然昏仆的病，其病状就好像突然被击而倒地一样；微大的，是疝气，其病则是由脾气壅滞而导致的腹中有大脓血且在肠胃之外的病。脾脉小甚的，主寒热往来的病证；微小的，是多食善饥的消瘅病。脾脉滑甚的，是阴囊肿大兼见小便不通的癀癃病；微滑的，是腹中之湿热熏蒸于脾而生的各种虫病。脾脉涩甚的，是大肠脱出的肠癀病；微涩的，是肠腑溃烂腐败的内癀病，其病大便中会便下很多脓血。

肾脉急甚，为骨癫疾；微急，为沉厥，奔豚，足不收，不得前后。缓甚，为折脊；微缓，为洞，洞者，食不化，下嗌还出。大甚，为阴痿；微大，为石水（石水：是水肿病的一种。《金匮要略》中形容它的症状为脉沉、腹满而不喘），起脐已下至小腹，腄腄然（腄chuí 腄然：小腹胀满下坠貌），上至胃脘，死不治。小甚，为洞泄；微小，为消瘅。滑甚，为癃㿉；微滑，为骨痿，坐不能起，起则目无所见。涩甚，为大痈；微涩，为不月，沉痔。

黄帝曰：病之六变，刺之奈何？

岐伯曰：诸急者多寒，缓者多热；大者多气少血，小者血气皆少；滑者阳气盛、微有热，涩者多血少气、微有寒。是故刺急者，深内（内：同"纳"，即以针刺入皮肤的意思）而久留之；刺缓者，浅内而疾发针，以去其热；刺大者，微泻其气，无出其血；

肾脉急甚的，为病邪深入于骨的骨癫疾；微急的，为肾气沉滞以致失神昏厥的病证，以及肾脏积气的奔豚证，还会见到两足难以屈伸、大小便不通等症状。肾脉缓甚的，为脊背痛不可仰的病证；微缓的，为洞泄病，这种洞泄病的症状，是食物下咽之后，还未消化即大便排出。肾脉大甚的，是火盛水衰的阴痿病；微大的，是气停水积的石水病，其病会见到肿胀起于脐下，其肿势下至小腹，而使小腹胀满下坠，上至胃脘，它是属于不易治疗的死证。肾脉小甚的，是直泻无度的洞泄病；微小的，是多食善饥的消瘅病。肾脉滑甚的，是小便癃闭，又可见阴囊肿大的㿉疝病；微滑的，是热伤肾气的骨痿病，其病能坐而不能起，起则双目昏黑，视物不清，甚至好像什么也没看到。肾脉涩甚的，会见到气血阻滞以致外发大痈；微涩的，为妇女月经不调的病，或是日久不愈的痔疾。

黄帝问：在疾病变化过程中出现上述六种脉象时，应该怎样进行相应的针刺治疗呢？

岐伯回答说：各种出现急脉的病证，大多是寒性的；出现缓脉的病证，大多是热性的；脉象大的病证，属于阳盛而气有余，阴衰而血不足；脉象小的病证，属于阳虚阴弱，气血均少；出现滑脉的病证，属于阳气盛实而微有热；出现涩脉的病证，属于气滞，且阳气不足而微有寒。所以，在针刺治疗急脉的病时，因其多寒，且寒从阴而难去，所以要深刺，并长时间留针；在针刺治疗缓脉的病变时，因其多热，且热邪从阳而易散，故要浅刺，并迅速出针，而使热邪得以随针外泄；在针刺治疗大脉的病

刺滑者，疾发针而浅内之，以泻其阳气而去其热；刺涩者，必中其脉，随其逆顺而久留之，必先按而循之，已发针，疾按其痏，无令其血出，以和其脉；诸小者，阴阳形气俱不足，勿取以针，而调以甘药（甘药：是指性味甘温的药物。脾属土而喜甘，用甘药可补益脾气，脾旺则五脏之气俱盛，所以对阴阳形气俱不足的患者，不用针刺而用甘药来调理）也。

黄帝曰：余闻五脏六腑之气，荥输所入为合，令何道从入，入安连过？愿闻其故。

岐伯答曰：此阳脉之别入于内，属于腑者也。

黄帝曰：荥输与合，各有名乎？

岐伯曰：荥输治外经，合治内腑。

黄帝曰：治内腑奈何？

岐伯曰：取之于合。

变时，因其阳盛而多气，故可以微泻其气，但不能出血；在针刺治疗滑脉的病变时，因其阳气盛实而微有热，故应当在进针后迅速出针，且进针也应较浅，以疏泄体表的阳气，宣散热邪；在针刺治疗涩脉的病变时，因其气滞而不易得气，故在针刺时必须刺中患者的经脉，并且要随着经气的运行方向行针，还要长时间地留针，在针刺之前还必须先按摩经脉的循行通路，使其气血流通以利经气运行，在出针之后，更要迅速地按揉针孔，不使它出血，从而使经脉中的气血调和。至于各种出现小脉的病变，因其阳虚阴弱，气血皆少，内外的形气都已不足，所以不适宜使用针法进行治疗，而应当使用甘药来进行调治。

黄帝说：我听说五脏六腑的脉气，都出自井穴，而流注于荥、输等各穴，最后进入合穴，那么，这些脉气是从什么通路上进入合穴的，在进入合穴时又和哪些脏腑经脉相连系呢？我想听你讲讲其中的缘故。

岐伯回答说：您所说的，是手足各阳经的别络入于体内，再连属于六腑的情况。

黄帝问：荥穴、输穴与合穴，都各有其特定的治疗作用吗？

岐伯回答说：荥穴、输穴，其脉气都浮显在较浅部位，故它们适用于治疗显现在体表和经脉上的病证；合穴的脉气深入于内，故它适用于治疗内腑的病变。

黄帝问：人体内腑的疾病，该怎样来进行治疗呢？

岐伯说：应当取合穴来进行治疗。

黄帝曰：合各有名乎？

岐伯答曰：胃合于三里，大肠合入于巨虚上廉，小肠合入于巨虚下廉，三焦合入于委阳，膀胱合入于委中央，胆合入于阳陵泉。

黄帝曰：取之奈何？

岐伯答曰：取之三里者，低跗（附：足背部）取之；巨虚者，举足取之；委阳者，屈伸而索之；委中者，屈而取之；阳陵泉者，正竖膝，予之齐，下至委阳之阳取之；取诸外经者，揄申而从之。

黄帝曰：愿闻六腑之病。

岐伯答曰：面热者，足阳明病；鱼络血者，手阳明病；两跗之上脉竖陷者，足阳明病。此胃脉也。

大肠病者，肠中切痛而鸣濯濯（zhuó），冬日重感于寒即泄，当脐而痛，不能久立。与胃同候，取巨虚上廉。

黄帝说：合穴都各有它自己的名称吗？

岐伯回答说：胃腑的合穴在足三里穴，大肠的合穴是巨虚上廉，小肠的合穴是巨虚下廉，三焦的合穴在委阳，膀胱的合穴是委中，胆的合穴在阳陵泉。

黄帝说：这些合穴的取穴方法，是怎样的呢？

岐伯回答说：取足三里穴时，要使足背低平；取上、下巨虚穴时，要举足；取委阳穴时，要屈伸下肢以判断出腘窝横纹的位置后，再到腘窝横纹的外侧部去寻找它；取委中穴时，要屈膝；取阳陵泉穴时，要正身蹲坐，竖起膝盖，然后再沿着膝盖外缘直下，至委阳穴的外侧部（即腓骨小头前下方）寻找。至于要取用浅表经脉上的荥输各穴来治疗外经的疾患时，也应牵拉伸展四肢，使经脉舒展、气血畅通之后，再行取穴。

黄帝说：希望听你讲讲六腑的病变情况。

岐伯回答说：面部发热的，是足阳明胃腑发生病变的反映；手鱼际部位之络脉出现瘀血的，是手阳明大肠腑发生病变的反映；在两足跗之上（冲阳穴处）的动脉出现坚实而竖或虚软下陷的，也都是足阳明胃腑病变的反映，这是胃的经脉所在。

大肠腑病变的症状，表现为肠中阵阵切痛，并伴有因水气在肠中往来冲激而发响的肠鸣；在冬天寒冷的季节里，如果再受了寒邪，就会立即引起泄泻，当脐部疼痛，痛时不能久立。因大肠的症候与胃密切相关，所以应该取足阳明胃经的上巨虚穴，来进行治疗。

胃病者，腹䐜胀，胃脘当心而痛，上肢两胁（上肢两胁：肢，应作"支"，即支撑之意），膈咽不通，食饮不下，取之三里也。

小肠病者，小腹痛，腰脊控睾而痛，时窘（窘：窘急）之后，当耳前热，若寒甚，若独肩上热甚，及手小指次指之间热，若脉陷者，此其候也。手太阳病也，取之巨虚下廉。

三焦病者，腹气满，小腹尤坚，不得小便，窘急，溢则水，留即为胀。候在足太阳之外大络，大络在太阳少阳之间，亦见于脉，取委阳。

膀胱病者，小腹偏肿而痛，以手按之，即欲小便而不得，肩上热若脉陷，及足小指外廉及胫踝后皆热。若脉陷，取委中央。

胃腑病变的症状，表现为腹部胀满，在中焦胃脘部的心窝处发生疼痛，且痛势由此而上，支撑两旁的胸胁作痛，胸膈与咽喉间阻塞不通，使饮食不能下咽，当取本经（足阳明胃经）的足三里穴，来进行治疗。

小肠腑病变的症状，表现为小腹部作痛，腰脊牵引睾丸发生疼痛，并时常会见到小便窘急等大小便不利的情况，同时还会在小肠经的循行路径上出现耳前发热，或耳前发冷，或唯独肩部发热，以及手小指与无名指之间发热，或是络脉虚陷不起等现象。这些证候，都是小肠腑病变的症状表现。手太阳小肠腑的病变，当取足阳明胃经的下巨虚穴，来进行治疗。

三焦病变的症状，表现为气滞所致的腹气胀满，小腹部尤为满硬坚实，小便不通而尿意窘急；小便不通则水道不利，水道不利则水液无所出，若水液泛溢于肌肤就会形成水肿，若水液停留在腹部就会形成胀病。三焦的病候变化，会在足太阳膀胱经外侧的大络上反映出来，此大络在足太阳膀胱经与足少阳胆经之间；此外，其病候变化，亦会在其本经（手少阳三焦经）的经脉上反映出来。三焦腑有病，当取足太阳膀胱经的委阳穴，来进行治疗。

膀胱腑病变的症状，表现为小腹部偏肿且疼痛，若用手按揉痛处，就会立即产生尿意，却又尿不出来；此外还会在膀胱经循行路径上出现肩背部发热，或是肩背部的经脉所在处陷下不起，以及足小趾的外侧、胫骨与足踝后都发热，或是这些部位的经脉循行处陷下不起。这些病证，都可以取用委中穴治疗。

胆病者，善太息（太息：长长出气的意思），口苦，呕宿汁，心下澹澹（dàn）恐人将捕之，嗌中吤吤（jiè）然，数唾。在足少阳之本末，亦视其脉之陷下者灸之，其寒热者取阳陵泉。

黄帝曰：刺之有道乎？

岐伯答曰：刺此者，必中气穴（气穴：腧穴和经气相通，故称之为气穴），无中肉节（肉节：即指皮肉之间、骨节相连的部位）。中气穴则针游于巷（针游于巷：巷，就是街或道的意思。此句言针中气穴时，医者手下的感觉就好像人游行在街巷之中，毫无滞涩之感），中肉节即皮肤痛。补泻反则病益笃。中筋则筋缓，邪气不出，与其真相搏，乱而不去，反还内著（内著：邪气内陷的意思）。用针不审，以顺为逆也。

胆腑病变的症状，表现为时时叹息而长出气，口中发苦，因胆汁上溢而呕出苦水，心神不宁，胆怯心跳，就好像害怕有人要逮捕他一样；咽部如有物梗阻，多次想把它吐出来，却什么也吐不出。对于这些病变，可以在足少阳胆经循行路径的起点处或终点处取穴，来进行治疗；也可以找到因血气不足而致的经脉陷下之处，在那里施行灸法，来进行治疗；出现寒热往来症状的，就应当取本经（足少阳胆经）的阳陵泉穴，来进行治疗。

黄帝问：针刺以上各穴，有一定的规律吗？

岐伯回答说：针刺这些穴位时，一定要刺中气穴才行，切不可刺到皮肉之间、骨节相连的地方。若是刺中了气穴，则医者手下就会感觉到针尖好像游走在空巷之中，针体进出自如；若是误刺在皮肉骨节相连之处，则不但医者手下会感觉到针体进出涩滞，而且患者也会有皮肤疼痛的感觉。倘若该用补法的却反用了泻法，而该用泻法的却反用了补法，就会使病情更加严重。倘若误刺在筋上，就会使筋脉受损，弛缓不收，而病邪也不能被驱出体外，邪气和真气在体内相互搏斗，就会使气机逆乱，而邪气依然不能祛除，甚至反而深陷于体内，使病情更加深重。这些都是用针时不审慎、错识病性、乱用刺法而造成的恶果。

**【解要】**

　　本节主要论述了外邪伤人的易感部位以及外邪侵袭人体后的变化过程，外邪侵袭阴经的情况以及在五脏之气充实时，邪气侵袭了阴经后的传变规律，病邪侵袭人体五脏的原因以及风邪能够内侵于五脏的先决条件，虚邪、正邪侵袭人体时，其显露在外表上的病证不同。阐述了察色、辨脉、观察尺肤的意义和重要性，面色与脉象的对应关系及其意义，缓、急、小、大、滑、涩这些脉象所对应的病证，五脏六腑合穴的名称与取穴技巧、六腑发生病变时的症状与治疗。

# 第五节　根结：保护好生命之根本

**【题解】**

　　根，有"本"之意，即四肢末端的井穴；结，有"标"之意，指结聚、归结，即头、胸、腹部。根与本的部位在下，而结与标的部位在上，即为经气所结、所聚之处，为经气之所归。本节强调了人体四肢与头身的密切联系，说明四肢肘膝以下的特定穴治疗远离腧穴部位的脏腑及头面五官疾病，头身部穴位治疗四肢疾病都有其生理基础，故名为"根结"。

**【原文】**

　　岐伯曰：天地相感，寒暖相移，阴阳之道，孰少孰多？阴道偶，阳道奇。发于春夏，阴气少，阳气多，阴阳不调，何补何泻？发于秋冬，阳气少，阴气多；阴气盛而阳气衰，故茎叶枯槁，湿雨下归，阴阳相移，何泻何补？奇邪（奇邪：不正的邪气，即违背四时规律的邪气）离经，不可胜数，不知根结，五脏六腑，折关败枢，开阖（开阖：指阴阳二气三阴三阳转化如门户开合）而走，阴阳大失，不可复取。九针之玄，要在终始。故能

**【译文】**

　　岐伯说：天地之气相感应，寒暖气候也交相推移，阴阳的消长、寒热的盛衰，究竟谁多谁少呢？阴的法则为偶数，阳的法则为奇数。病发在春夏之季的，阴气少而阳气多，对阴阳不能调和所致的病，应该怎样用补法和泻法？病发在秋冬季的，阳气少而阴气多，此时由于阳气衰少阴气充盛，因此草木的茎叶枯萎凋落，水湿会下渗到根部，在疾病上表现为阴阳相移的病变，又应该怎样用补法和泻法呢？不正的邪气侵入经络，所发生的病变是难以胜数的。如果不知根结的意义，奇邪侵扰脏腑致使功能失常，枢机败坏，气走泄而阴阳大伤，这样病也就难治了。九针的妙用，主要在于经脉根结。所以知道了经脉根结，针刺的道理一说就清楚

知终始，一言而毕，不知终始，针道咸绝。

太阳根于至阴，结于命门。命门者，目也。阳明根于厉兑，结于颡大者（颡sǎng大：指头维穴）。颡大者，钳耳也。少阳根于窍阴，结于窗笼。窗笼者，耳中也。太阳为开，阳明为阖，少阳为枢。故开折，则肉节渎，而暴病起矣。故暴病者，取之太阳，视有余不足。渎者，皮肉宛膲而弱也。阖折，则气无所止息，而痿疾起矣。故痿疾者，取之阳明，视有余不足。无所止息者，真气稽留，邪气居之。枢折，即骨繇（yáo）而不安于地。故骨繇者，取之少阳，视有余不足。骨繇者，节缓而不收也。所谓骨繇者，摇故也。当穷其本也。

太阴根于隐白，结于太仓。少阴根于涌泉，结于廉泉。厥阴根于大敦，结于玉英（玉英：任脉在胸部的玉堂穴的别名），络于膻（dàn）中。太阴为开，厥阴为阖，少阳为枢。故开折，则仓廪无所输，膈洞（膈洞：膈，膈

了。如果不知道经脉根结，针刺的道理就无从谈起。

足太阳膀胱经起于足小拇指外侧的至阴穴，结于面部的命门。所谓"命门"，就是内眼角的睛明穴。足阳明胃经起于足大拇指和食指端的厉兑穴，归结于额角的颡大。所谓"颡大"，就是钳上于耳的上方、额角部位的头维穴。足少阳胆经起于足小趾端的窍阴穴，结于耳部的窗笼。所谓"窗笼"，就是耳中的听宫穴。太阳为三阳之表，主表而为开，阳明为三阳之里，主表而为合，少阳介于表里之间，可转输内外，如门户的枢纽，故称为枢。如果太阳之关作用失常，则肉节渎而发生暴疾。因此针治暴疾，可取用足太阳膀胱经，根据病的情况，判断应该泻有余，还是应该补不足。如果阴之合作用失常，气就会无所止息，痿疾也就发生了。因此，针治痿疾，可取用足阳明胃经，根据病的情况，判断应该泻其有余，还是应该补其不足。如果阳之枢作用失常，就会发生骨繇病而站立不稳。因此，诊治骨繇病，可取用足少阳胆经，根据病的情况，判断应该泻其有余，还是应该补其不足。"骨繇"是指骨节弛缓不收。以上所说的病应该探明它的根源，再进行正确的治疗。

足太阴经起于足大趾内侧的隐白穴，归结于上腹部的中脘穴。足少阴经起于足心的涌泉穴，归结于喉部的廉泉穴。足厥阴经起于足大趾外侧的大敦穴，归结于胸部的玉英穴而络于膻中穴。太阴为开，厥阴为合，少阳为枢。所以太阴之关作用失常，就会使脾运化功能降低而不能转输谷气，表现为上则膈气闭塞，下

塞不通；洞，指泻下无度）。膈洞者，取之太阴，视有余不足。故开折者，气不足而生病也。阖折，即气绝而喜悲。悲者，取之厥阴，视有余不足。枢折，则脉有所结而不通，不通者，取之少阴，视有余不足。有结者，皆取之。

足太阳根于至阴，溜于京骨，注于昆仑，入于天柱、飞扬也。足少阳根于窍阴，溜于丘墟，注于阳辅，入于天容、光明也。足阳明根于厉兑，溜于冲阳，注于下陵，入于人迎、丰隆也。手太阳根于少泽，溜于阳谷，注于少海，入于天窗、支正也。手少阳根于关冲，溜于阳池，注于支沟，入于天牖、外关也。手阳明根于商阳，溜于合谷，注于阳谿，入于扶突、偏历也。此所谓十二经者，盛络皆当取之。

一日一夜五十营（营：运也，指经脉营运于周身），以营五脏

则洞泄不止。治膈塞洞泄的病，可取用足太阴脾经穴，根据病的情况而泻其有余补其不足。太阴之开作用失常，主要是因为脾气不足而引起的。厥阴之阖作用失常，肝气就会弛缓，表现为时常悲哀。治疗好悲的病，可取用足厥阴肝经穴，根据病的情况而泻其有余补其不足。少阴之枢作用失常，肾经脉气就会结滞不通。治疗结滞不通的病，可取用足少阴肾经穴，根据病的情况而泻其有余，补其不足。凡是这种经脉结滞不通的病证，都可以用上面的方法刺治。

足太阳膀胱经起于本经井穴至阴穴，流注于原穴京骨，又注于经穴昆仑，上入于项部的天柱穴，下入于足部的络穴飞扬。足少阳胆经起于本经井穴窍阴，流经原穴丘墟，然后注于经穴阳辅，在上入于颈部的天冲穴，在下入于络穴光明。足阳明胃经起于本经井穴厉兑，流经原穴冲阳，然后注入经穴足三里，在上进入颈部的人迎穴，在下进入足部的络穴丰隆。手太阳小肠经起于本经井穴少泽，流经经穴阳谷，然后注入合穴小海，在上进入头部的天窗穴，在下进入臂部的络穴支正。手少阳三焦经脉起于本经井穴关冲，流经原穴阳池，注入经穴支沟，在上进入头部的天牖穴，在下进入络穴外关。手阳明大肠经起于本经井穴商阳，然后流经原穴合谷，注入经穴阳谿，在上进入颈部的扶突穴，在下进入络穴偏历。这就是手三阳、足三阳左右共十二条经脉的根源流向与注入的部位，有络脉盛满现象的，都可以用泻法刺这些穴位。

经脉的气在人体内运行，一天一夜为五十周，以营运五脏的精气。如果太过或不及，而

之精，不应数者，名曰狂生（狂生：一种病态。指生理功能不正常，生命有危险）。所谓五十营者，五脏皆受气。持其脉口，数其至也。五十动而不一代（代：止，停止）者，五脏皆受气。四十动一代者，一脏无气；三十动一代者，二脏无气；二十动一代者，三脏无气；十动一代者，四脏无气；不满十动一代者，五脏无气。予之短期（短期：近于死期。短，接近），要在《终始》。所谓五十动而不一代者，以为常，以知五脏之期。予之短期者，乍数乍疏也。

黄帝曰：逆顺五体者，言人骨节之大小，肉之坚脆，皮之厚薄，血之清浊，气之滑涩，脉之长短，血之多少，经络之数，余已知之矣，此皆布衣匹夫之士也。夫王公大人，血食之君，身体柔脆，肌肉软弱，血气慓悍（慓悍：这里用来形容气血运行疾利）滑利，其刺之徐疾，浅深多少，可得同之乎？

岐伯答曰：膏粱菽藿之味（膏粱菽 shū 藿 huò：膏，肥肉。粱，细粮。菽，豆类。藿，豆叶），何可同也？气滑即出疾，其气涩则出迟，气悍则针小而入浅，气

不能与周行五十次的次数相应，人就会生病。所谓"五十营"，是说五脏都能得到精气的营养，并可从诊切寸口脉象、计算脉搏跳动的次数，以测脏气的盛衰。如果脉跳动五十次而无停止，说明五脏都能接受精气的营养而健全。若脉跳四十次而有一次停止的，便说明其中一脏衰败了；脉跳三十次而有一次停止的，是二脏衰败了；脉跳二十次而有一次停止的，是三脏衰败了；脉跳十次而有一次停止的，是四脏衰败了；脉跳动不满十次就停止的，是因为五脏精气俱衰，说明病者死期将近。其主要内容，已见于《终始》篇中。脉跳动五十次而不停止的，是五脏正常的脉象，可以借以测知五脏的精气情况。至于预料一个人短期内是否死亡，则是从他脉象的忽快忽慢来断定的。

黄帝说：一般所说的人形体的差异有五种情况，即是指其骨节大小的不同，肌肉坚脆的差别，皮肤厚薄、血液清浊的差异，气的运行也有滑有涩，经脉也有长有短，津血也有多有少，以及经络的数目等方面来说的，这些我已经知道了，但这指的都是布衣之士。对于那些王公大人和终日食肉的人，他们往往身体脆弱，肌肉软弱，血气运行急速而滑利，在治疗时，手法的快慢，进针的深浅，取穴的多少，也可相同对待吗？

岐伯回答说：吃肥甘美味的人与吃糠菜粗食的人，在针治时怎么会一样呢？对于他们，气滑的应出针快，气涩的应出针慢；气轻浮的应当用小针浅刺，气涩的应当用大针深刺，深刺的还应留针，浅刺的则出针要快。由此看来，

涩则针大而入深，深则欲留，浅则欲疾。以此观之，刺布衣者深以留之，刺大人者微以徐之，此皆因气慓悍滑利也。

黄帝曰：形气之逆顺，奈何？

岐伯曰：形气不足，病气有余，是邪胜也，急泻之。形气有余，病气不足，急补之。形气不足，病气不足，此阴阳气俱不足也（阴阳，此处的阴阳指的是邪气与正气），不可刺之。刺之则重不足，重不足则阴阳俱竭，血气皆尽，五脏空虚，筋骨髓枯，老者绝灭，壮者不复矣。形气有余，病气有余，此谓阴阳俱有余也。急泻其邪，调其虚实。故曰有余者泻之，不足者补之，此之谓也。

故曰：刺不知逆顺，真邪相搏。满而补之，则阴阳四溢，肠胃充郭（充郭：充实扩张。郭，扩大），肝肺内膜，阴阳相错。虚而泻之，则经脉空虚，血气竭枯，肠胃聂辟，皮肤薄著（薄著：瘦薄而紧紧贴附于骨），毛腠夭膲，予之死期。

故曰：用针之要，在于知调阴与阳。调阴与阳，精气乃光（光：充足），合形与气，使神内藏。故曰：上工平气，中工乱

针刺布衣之士应深刺并且要留针，针刺王公大人应浅刺并且要慢进针，因为他们的气行有慓悍与急滑的不同。

黄帝说：人的形与气的顺逆情况，又该怎样治疗呢？

岐伯说：形气不足，病气有余的，是邪气满实了，应当急用泻法以祛其邪；若形气有余，病气不足的，阴阳之气都已经不足了，不能用针刺这种患者，否则会更加不足，更加不足就会导致阴阳俱竭，气血耗尽，五脏空虚，筋骨枯槁，其结果是，老年人将要死亡，壮年人也难复原。如果形气有余，病气也有余，这就是阴阳都有余了，应该急用泻法祛其实邪，以调其虚实。所以说，凡是有余的应该用泻法，不足的应该用补法，就是这个道理。

所以说，凡是针刺，如果不懂得补泻逆顺的道理，就会导致正气与邪气的相互搏斗。若邪气实却用了补法，就会导致阴阳气血满溢，邪气也会充塞大肠和胃，肝肺会发生胀满，阴阳之气也就错乱了。若正气虚却用了泻法，就会使经脉空虚，气血耗损枯竭，肠胃松弛无力，人也就会瘦得皮包骨，毫毛脱折枯焦，凭此便可以预见离死期不远了。

所以说，运用针法治疗疾病的要领，在于懂得调和阴阳。调和好了阴阳，精气就会充足，形体与神气也可能相合，神气便能内藏而不会泄漏了。所以说，高明的医生能够

脉（乱脉：扰乱经脉之气血运行），下工绝气危生。故曰：下工不可不慎也，必审五脏变化之病，五脉之应，经络之实虚，皮之柔粗，而后取之也。

调理阴阳之气，使阴阳之气平衡。一般的医生常常扰乱经脉，低劣的医生则有可能使患者耗绝精气而危害生命。所以说，对低劣的医生，患者不得不特别小心。针刺时，运用补泻手法不可不审慎，一定要审察患者五脏的病情变化以及五脏的脉象与病的感应情况、经络的虚实情况、皮肤的柔粗情况，才能够选取适当的经穴进行治疗。

【解要】

　　本节通过讲解人体十二经脉的起始与终止，阐释了针刺的通则——上下结合，调和阴阳，使体内阴阳平衡。首先详述三阴三阳经的根结部位与穴名，及其与治疗的关系，再指出三阴三阳经开、阖、枢的不同作用和所主的疾病，又列举了手足三阳经根、溜、注、入的穴位。说明诊断疾病时可以从经脉搏动的次数来了解脏气的盛衰情况，强调运用针刺治疗时，根据患者体质的不同，针刺应有疾、徐、浅、深、多、少的区别。

# 第六节　寿夭刚柔：体质强壮羸弱与寿命关联

## 【题解】

寿夭，是指人寿命的长和短；刚柔，则是形容人体的强壮或瘦弱。本节着重阐述了人体阴阳刚柔的不同体质类型，其中包括形体的缓急、元气的盛衰、皮肤的厚薄、骨骼的大小、肌肉的坚脆、脉气的坚大弱小等方面的问题，从人的体质形态刚柔来阐述辨别生死、寿夭的方法，故名为"寿夭刚柔"。

## 【原文】

黄帝问于少师（少师：官职名，黄帝臣。传说上古时医家，以擅长人体体质之论而流传于世）曰：余闻人之生也，有刚有柔，有弱有强，有短有长，有阴有阳，愿闻其方。

少师答曰：阴中有阴，阳中有阳，审知阴阳，刺之有方。得病所始，刺之有理，谨度（度 duó：推测，衡量）病端，与时相应。内合于五脏六腑，外合于筋骨皮肤。是故内有阴阳，外亦有阴阳。在内者，五脏为阴，六腑为阳（五脏为阴，六腑为阳：六腑传化物而不藏，故为阳；五脏化生和贮藏精气而不泄，故为阴）；在外者，筋骨为阴，皮肤为阳。故曰病在阴之阴

## 【译文】

黄帝问少师说：我听说人体的素质由于先天禀赋不同，有刚柔、强弱、长短、阴阳等不同，想听你讲讲这些差别及其相应的针刺的方法。

少师答道：就人体的阴阳而论，阴中还有阴，阳中还有阳，只有掌握了阴阳的规律，才能很好地运用针刺方法。同时还要了解发病的经过情况，用针才能合理。同时必须细心推测开始发病的因素，以及人体与四时气候的相应关系，在内与五脏六腑相合，在外与筋骨皮肤相合。所以体内有阴阳，体表亦有阴阳。在体内五脏为阴，六腑为阳；在体表筋骨为阴，皮肤为阳。因而临床治疗上，病在阴中之阴的五脏，可刺阴经的荥穴和输穴；病在阳中之阳的皮肤，可刺阳经的合穴；

者，刺阴之荥输；病在阳之阳者，刺阳之合；病在阳之阴者，刺阴之经；病在阴之阳者，刺络脉。故曰病在阳者命曰风，病在阴者命曰痹，阴阳俱病命曰风痹。病有形而不痛者，阳之类也；无形而痛者，阴之类也。无形而痛者，其阳完而阴伤之也。急治其阴，无攻其阳；有形而不痛者，其阴完而阳伤之也，急治其阳，无攻其阴。阴阳俱动，乍有形，乍无形，加以烦心，命曰阴胜其阳，此谓不表不里，其形不久。

黄帝问于伯高（伯高：为黄帝之臣子，上古时传说中的名医）曰：余闻形气，病之先后、外内之应，奈何？

伯高答曰：风寒伤形，忧恐忿怒伤气。气伤脏，乃病脏。寒伤形，乃应形。风伤筋脉，筋脉乃应。此形气外内之相应也。

黄帝曰：刺之奈何？

伯高答曰：病九日者，三刺而已；病一月者，十刺而已。多少远近，以此衰（衰：指祛除病邪的

病在阳中之阴的筋骨，可刺阴经的经穴；病在阴中之阳的六腑，可刺络穴。因此，疾病的性质由于发病部位不同而异，病在体表，由于外感邪气引起的属阳，称为"风"；病在体内，由于病邪在内，使气血阻滞不畅的属阴，称为"痹"；如果表里阴阳都有病邪的，称为"风痹"。再从疾病的症状来分析，如果有外在病态形体变化而没有内脏疼痛症状的，多属于阳证；没有外在病态形体变化而见有内脏疼痛症状的，多属于阴证。由于体表无病邪而内脏受伤，当速治其里，不要误治其表；由于内脏无病邪而体表受伤的，当速治其表，不要误治其里。如果表里同时发病，症状忽见于体表，忽见于内脏，再加上病者心情烦躁不安，是内脏病甚于体表病，这就是病邪不单纯在表，也不单纯在里，属于表里同病，故预后不良。

黄帝问伯高说：我听说人的形体与体内的气机发生病变有先后、内外的相应关系，这是什么道理呢？

伯高回答说：风寒之邪，多伤于人的外在形体；忧恐愤怒等情志变化，多伤及内在脏气。凡七情之气伤脏，则病变部位应在内脏。外感寒邪伤形，则发生疾病应在形体。风邪直接伤及筋脉，则筋脉也就相应地发生病变。由此可见，病邪与所伤部位的形气，是内外相应的。

黄帝问：如何进行针刺治疗呢？

伯高回答说：通常生病九天的，针治三次就会好；病已一月的，针治十次可以好。病程的远近或时间的多少，都可根据三天针一次的方法来计算之。至于邪气内阻，久治

意思）之。久痹不去身者，视其血络，尽出其血。

黄帝曰：外内之病，难易之治，奈何？

伯高答曰：形先病而未入脏者，刺之半其日。脏先病而形乃应者，刺之倍其日。此外内难易之应也。

黄帝问于伯高曰：余闻形有缓急，气有盛衰，骨有大小，肉有坚脆，皮有厚薄，其以立寿夭（寿夭：寿，指长寿；夭，指夭折。寿夭在此指长寿和短命），奈何？

伯高答曰：形与气相任则寿，不相任则夭；皮与肉相裹则寿，不相裹则夭；血气经络胜形则寿，不胜形则夭。

黄帝曰：何谓形之缓急？

伯高答曰：形充而皮肤缓者则寿，形充而皮肤急者则夭。形充而脉坚大者顺也，形充而脉小以弱者气衰，衰则危矣。若形充而颧不起者骨小，骨小则夭矣。形充而大肉（大肉：指人体大腿、手臂、臀部等肌肉比较肥厚的地方）腘坚而有分者肉坚，肉坚则寿矣；形充而大肉无分理不坚者肉脆，肉脆则夭矣。此天之生命，所以立形定气（定气：是一种确定节气的制度。以太阳在黄道上的位置为标准，自春分点起算，黄经每隔15°为一个节气）而视

不愈之病，可仔细观察患者的血络，针刺血络出尽其恶血。

黄帝问：内外之病治疗上难易的情况是怎样的？

伯高回答说：外形先受病而尚未伤及内脏的，针治次数可以根据已病的日数减半计算。如果内脏先受病而后相应及于外形的，针刺次数则应当加倍计算。这就是疾病部位有内外之分，而治疗上也有难易的区别。

黄帝问伯高说：我听说人的形体有缓急，正气有盛衰，骨骼有大小，肌肉有坚脆，皮肤有厚薄，从这些方面怎样来确定人的寿命长短呢？

伯高回答说：外形与正气相称的多长寿，不相称的多夭折；皮肤与肌肉相称的多长寿，不相称的多夭折；内在血气经络的强盛超过外形的多长寿，不能超过外形的多夭折。

黄帝问：什么叫形体的缓急？

伯高回答说：外形壮实而皮肤舒缓的多长寿；外形看似健壮而皮肤绷紧的多短命。外形壮实而脉象坚大有力的为顺；外形看似健壮而脉象弱小无力的为气衰，气衰是危险的。假使外形看似健壮而颧骨不突起者骨骼小，骨骼小的多短命。如外形壮实，而大肉突起有分理者是肉坚实，肉坚实的人多长寿；外形看似健壮而大肉无分理不坚实者是肉脆，肉脆的人多短命。以上所说，虽是人的先天禀赋，但是可以根据这些形气的不同情况来衡量体质之强弱，从而推断其长寿或短命。

寿夭者。必明乎此立形定气，而后以临患者，决生死。

黄帝曰：余闻寿夭，无以度之。

伯高答曰：墙基（墙基：这里指耳朵旁边的骨骼）卑，高不及其地者，不满三十而死；其有因加疾者，不及二十而死也。

黄帝曰：形气之相胜，以立寿夭奈何？

伯高答曰：平人而气胜形者寿；病而形肉脱，气胜形者死，形胜气（形胜气：形体虽肥胖而气虚气短，少气不能报息者，为形胜气）者危矣。

黄帝曰：余闻刺有三变，何谓三变？

伯高答曰：有刺营者，有刺卫者，有刺寒痹之留经者。

黄帝曰：刺三变者，奈何？

伯高答曰：刺营者，出血；刺卫者，出气；刺寒痹者，内热。

黄帝曰：营卫寒痹之为病，奈何？

伯高答曰：营之生病也，寒热少气，血上下行。卫之生病也，气痛时来时去，怫忾贲响（怫忾贲响：怫忾，气盛满的样子；贲，同奔。意为有气攻冲而鸣响，即肠鸣），风寒客于肠胃之中。寒痹之为病也，留而不去，时痛而皮不仁。

医工必须明白这些道理，而后临床时根据形气的情况，以判断生死。

黄帝问：我已听过寿命有长短，但无法推测。

伯高回答说：凡是面部肌肉陷下，而四周骨骼显露的，不满三十岁就会死亡。如果再加上疾病的影响，不到二十岁就有死亡的可能。

黄帝问：从形与气的相胜情况，如何来判定寿命的长短呢？

伯高回答说：健康人正气胜过外形的就会长寿；患者肌肉已经极度消瘦，虽然正气胜过外形，也终将避免不了死亡；如果外形胜过正气，则是很危险的。

黄帝问：我听说刺法有三变，什么叫三变呢？

伯高回答说：有刺营分，刺卫分，刺寒痹羁留于经络三种。

黄帝问：这三种刺法是怎样的？

伯高回答说：刺营分时要疏通其血，刺卫分时要调和其气，刺寒痹时要使热气纳于内。

黄帝问：营分、卫分、寒痹的病状如何？

伯高回答说：营分病多出现寒热往来，呼吸少气，血上下妄行。卫分病则痛无定处，也不定时，胸腹会感到满闷或者窜动作响，这是风寒侵袭于肠胃所致。寒痹的病状，多由病邪久留而不解，因此时常感到筋骨作痛，甚或皮肤麻木不仁。

黄帝曰：刺寒痹内热，奈何？

伯高答曰：刺布衣者，以火焠（焠 cuì：就是烧针法）之；刺大人者，以药熨（wèi）之。

黄帝曰：药熨奈何？

伯高答曰：用淳酒二十斤，蜀椒一斤，干姜一斤，桂心一斤，凡四种，皆㕮咀（㕮 fǔ 咀：㕮，就是嚼的意思，古人把将药咬成粗块的过程叫㕮咀），渍酒中。用绵絮一斤，细白布四丈，并内酒中。置酒马矢煴中（马矢煴中：马矢，即马粪；煴中，燃烧。这里取义用火煨），盖封涂，勿使泄。五日五夜，出布绵絮，曝干之，干复渍，以尽其汁。每渍必晬其日，乃出干。干，并用滓与绵絮，复布为复巾，长六七尺，为六七巾，则用之生桑炭炙巾，以熨寒痹所刺之处，令热入至于病所，寒复炙巾以熨之，三十遍而止。汗出以巾拭身，亦三十遍而止。起步内中，无见风。每刺必熨，如此病已矣。此所谓内热也。

黄帝问：刺寒痹怎样才能使躯体内部产生热感呢？

伯高回答说：对一般体质比较好的普通患者，可用烧红的火针刺治，而对养尊处优体质较差的患者，则多用药熨。

黄帝问：药熨的方法是怎样的呢？

伯高回答说：用醇酒二十升，蜀椒一升，干姜、桂心各一斤（升），共四种药，将后三种药都捣碎，浸在酒中。再用丝绵一斤，细白布四丈，一齐纳入酒中。把酒器加上盖，并用泥封固，不使泄气，放在燃着的干马粪内煨。经过五天五夜，将细布与丝绵取出晒干，干后再浸入酒内，如此反复地将药酒浸干为度。每次浸的时间要一整天，然后拿出来再晒干。等酒浸干后，将布做成夹袋，每个长六到七尺，共做成六七个，将药渣与丝绵装入袋内。用时取生桑炭火，将夹袋放在上面烘热，熨敷于寒痹所刺的地方，使得热气能深透于病处。夹袋冷了再将其烘热。如此熨敷三十次，每次都使患者出汗。出汗后用手巾揩身，也需要三十遍。并令患者在室内行走，但不能见风。按照这样的方法，每次针刺时，都加用熨法，病就会好了。这就是治"内热"的方法。

**【解要】**

　　本节主要论述了人体素质不同与寿命长短的关系。先阐释了人体内外的阴阳属性、相应的病候及其治法，还有气机与形体因病邪所伤而发病的情况；再讲如何根据病程的长短来确定针刺的疗程，以及外因与内因所致之疾病在针刺时的难易区别；并且讲解了如何由形气、皮肉、血气经络以及形体的状况、面部特征等来判断人的寿命长短。最后介绍"三变"的含义及其针刺方法，并举例说明（如营分病、卫分病、寒痹、屡寒痹）针熨治疗的方法。

# 第七节　官针：九针之运用法度

## 【题解】

官，指官方的，法定的。本节主要讨论正确使用九针的重要性，说明了九针各有其不同的性能，并指出了它们各自的适用病证。因为这些内容均具有法定之意，即治病基本法则性质，因此名为"官针"。以此命名正是强调正确适用九针的法则。

## 【原文】

凡刺之要，官针最妙。九针之宜，各有所为；长短大小，各有所施也。不得其用，病弗能移。疾浅针深，内伤良肉，皮肤为痈。病深针浅，病气不泻，支为大脓。病小针大，气泻太甚，疾必为害；病大针小，气不泄泻，亦复为败。失针之宜，大者泻，小者不移。已言其过，请言其所施。

病在皮肤无常处者，取以镵针于病所，肤白勿取。病在分肉间，取以员针于病所。病在经络痼痹者，取以锋针。病在脉气

## 【译文】

针刺的要领，最为关键的是选用符合规则的针具。九针的使用，各有它使用的范围，长的，短的，大的，小的，各有应用之法。如果使用不得法，病就不能治好。病邪浅的如果刺深了，会损伤内部好肉，引起皮肤化脓；病邪深的如果刺浅了，不但不能排除病邪，反而会酿成大的疮疡。病证轻微的用大针，气泻过甚，病情必定加重；症证严重的用小针，邪气得不到疏泻，难以获得一定的疗效。因此，针刺要适当运用，误用大针会伤正气，误用小针则病邪不去。上面已经讲了针刺的过失，再说一说它的正确使用方法。

病在皮肤浅表而无固定的地方，可以用镵针治疗；如果患部皮肤苍白，就不能够用镵针了。病在肌肉或肌腱之间，应用员针来治疗。病在经络，属顽固性痹症的，应用锋

少，当补之者，取以锓针，于井荣分输。病为大脓者，取以铍针。病痹气暴发者，取以员利针。病痹气痛而不去者，取以毫针。病在中者，取以长针。病水肿不能通关节者，取以大针。病在五脏固居者，取以锋针，泻于井荣分输，取以四时（井荣分输，取以四时：分输，即指各个经脉。井荣分输，就是指各经在肘膝以下的井、荣、输、经、合等特殊的腧穴。取以四时，就是说取用这些腧穴时，要根据四季时令的不同而分别使用相应的腧穴）。

凡刺有九，以应九变。一曰输刺。输刺者，刺诸经荣输脏腧也。二曰远道刺。远道刺者，病在上，取之下，刺腑腧也。三曰经刺。经刺者，刺大经（大经：指深部五脏六腑的经脉）之结络经分也。四曰络刺。络刺者，刺小络之血脉也。五曰分刺。分刺者，刺分肉之间也。六曰大泻刺。大泻刺者，刺大脓以铍针也。七曰毛刺。毛刺者，刺浮痹皮肤也。八曰巨刺。巨刺者，左取右，右取左。九曰焠刺。焠刺者，刺燔针（燔针：就是指用火烧过的针，即火针）则取痹也。

凡刺有十二节，以应十二经。一曰偶刺。偶刺者，以手直

针来治疗。病在经脉，气不足当用补法的，应用锓针压按井、荣、输、原、经、合各穴。患较重脓疮的，应该用铍针排脓治疗。对急性发作的痹症，可以用员利针治疗。患痹病而疼痛不止的，可用毫针治疗。病已深入身体内部的，可以用长针治疗。患水肿而关节间气滞不通的，可以用大针治疗。病在五脏顽固滞留而不愈的，可以用锋针治疗，在井、荣等腧穴用泻法，在取穴时，要根据四季的变化而使用。

针刺有九种不同的方法，以适应九种不同的病变。第一种叫输刺。输刺，是针刺十二经在四肢的井、荣、输、经、合各穴及背部的脏腑腧穴。第二种叫远道刺。远道刺，是病在身体上部，针刺足三阳经下肢的腧穴。第三种叫经刺。经刺，就是针刺深部大经在体表所能触到的硬结或压痛。第四种叫络刺。络刺，就是刺皮下浅处的小静脉。第五种叫分刺。分刺，就是针刺肌肉和肌肉凹陷间隙处。第六种叫大泻刺。大泻刺，就是用铍针针刺大的脓肿。第七种叫毛刺。毛刺，就是针刺皮肤表层的痹症。第八种叫巨刺。巨刺，就是左面有病针刺右边的穴位，右边有病针刺左面的穴位。第九种叫焠刺。焠刺，就是用烧热的火针来治疗痹症。

针刺方法有十二种，以适应十二经的不同疾病。第一种叫偶刺。偶刺，是用手对着

心若背，直痛所，一刺前，一刺后，以治心痹。刺此者，傍针之也。二曰报刺。报刺者，刺痛无常处也，上下行者，直内，无拔针，以左手随病所，按之，乃出针，复刺之也。三曰恢刺。恢刺者，直刺傍之，举之前后，恢筋急，以治筋痹也。四曰齐刺。齐刺者，直入一，傍入二，以治寒气小深者。或曰三刺。三刺者，治痹气小深者也。五曰扬刺（扬："阳"之误）。扬刺者，正内一，傍内四，而浮之，以治寒气之博大者也。六曰直针刺。直针刺者，引皮乃刺之，以治寒气之浅者也。七曰输刺。输刺者，直入直出，稀发针而深之，以治气盛而热者也。八曰短刺。短刺者，刺骨痹，稍摇而深之，致针骨所，以上下摩骨也。九曰浮刺。浮刺者，傍入而浮之，以治肌急而寒者也。十曰阴刺。阴刺者，左右率刺之，以治寒厥，中寒厥，足踝后少阴也。十一曰傍针刺。傍针刺者，直刺傍刺各一，以治留痹，久居者也。十二曰赞刺。赞刺者，直入直出，数发针而浅之，出血，是谓治痈肿也。

胸部和背部，正当痛之所在，一针刺前胸，一针刺后背，以此治疗心痹，刺时针尖要向两旁斜刺，以免损伤内脏。第二种叫报刺。报刺，是刺疼痛无固定部位而上下游走的疾病，垂直刺入，不立即拔针，而用左手随着病痛的地方揉按，然后拔出针，再如法刺之。第三种叫恢刺。恢刺，是直刺在筋的旁边，用提插的方法，或向前或向后，舒缓筋急之象，可以治疗筋痹之病。第四种叫齐刺。齐刺，是在病痛处的正中直刺一针，左右两旁各刺一针，可以治疗寒痹较轻微却长期不愈的疾病。因为这是三针并用，所以又称"三刺"。三刺，是治疗寒痹稍深的疾病。第五种叫阳刺。阳刺，是在病所正中刺一针，在周围刺四针，都用浅刺，可以治疗寒气比较广泛的疾病。第六种叫直针刺。直针刺，是用手捏起皮肤，将针沿皮直入，可以治疗寒气较浅的疾病。第七种叫输刺。输刺，是直入直出，发针快而刺入较浅，可以治疗气盛热重的疾病。第八种叫短刺。短刺，是治疗骨痹病的一种刺法，慢慢进针，并稍微摇动针体再深入，直达骨的附近，然后上下提插以摩其骨。第九种叫浮刺。浮刺，是从旁斜刺浮浅的肌表，可以治疗肌肉挛急而属于寒性的疾病。第十种叫阴刺。阴刺，是两股内侧左右都刺，可以治疗寒厥病，必须取足内踝后足少阴肾经的太溪穴。第十一种叫傍针刺。傍针刺，是直刺、傍刺各一针，可以治疗长久不愈的痹症。第十二种叫赞刺。赞刺，是直入直出，多发针而浅刺，使之出血，这种刺法可以治疗痈肿。

脉之所居，深不见者，刺之；微内针，而久留之，以致其空脉气也。脉浅者勿刺，按绝其脉乃刺之，无令精出，独出其邪气耳。所谓三刺则谷气（谷气：一般指胃气，在这里指水谷精微运化而成的经脉之气）出者，先浅刺绝皮（绝皮：绝，就是透过的意思。绝皮，就是指刺皮肤），以出阳邪；再刺则阴邪出者，少益深，绝皮致肌肉，未入分肉间也；已入分肉之间，则谷气出。故《刺法》曰：始刺浅之，以逐邪气，而来血气；后刺深之，以致阴气之邪；最后刺极深之，以下谷气。此之谓也。故用针者，不知年之所加（年之所加：即指五运六气的演变规律，在每一年中有风、寒、暑、湿、燥、火六气加临的情况），气之盛衰，虚实之所起，不可以为工也。

凡刺有五，以应五脏。一曰半刺。半刺者，浅内而疾发针，无针伤肉，如拔毛状，以取皮气，此肺之应也。二曰豹文刺。豹文刺者，左右前后针之，中脉为故，以取经络之血者，此心之应也。三曰关刺。关刺者，直刺左右，尽筋上，以取筋痹，慎无出血，此肝之应也，或曰渊刺，一曰岂刺。四曰合谷刺（合谷刺：这里并不是指针刺合谷穴，而是指针刺分

脉络在深部而不现于外的，可刺；针刺时要轻微地刺入，并且留针时间要长些，这是为了引导孔穴里的脉气上行。经脉在浅部，不要急刺，应先按绝其穴中之脉，避开血管，才可进针，勿使精气外泄，而只是除去邪气而已。所谓"三刺则谷气出"的刺法，是先从浅处刺透皮肤，以泄泻卫分的邪气；再刺是泄泻营分的邪气，稍微刺深一点，透过皮肤，接近肌肉，而不在分肉之间；最后到达分肉之间，谷气就会泻出。所以《刺法》上说：开始浅刺，可以驱逐卫分的邪气而使正气畅通；接着深刺，以泄泻阴分的邪气；最后刺到极深，即可得见谷气。这就是一刺之中有三刺的方法。因此，用针的人，如不明白每年气之所加的道理，以及血气盛衰虚实所引起的疾病情况，就不能称为一个好的医生。

刺法中还有五种，用来适应与五脏有关的病变。第一种叫半刺。半刺，是浅刺而出针很快的一种方法，不损伤肌肉，就像拔去一根毛发一样，可以疏泄皮肤表层的邪气。这种刺法和肺相应。第二种刺法叫豹文刺。豹文刺是一种多刺的方法，刺点像豹的斑纹一样，在患部的左右前后针刺，以刺中络脉出血为标准，可以消散经络中的瘀血，这种刺法与心脏相应。第三种刺法叫关刺。关刺是直针刺入四肢的关节部分，可以治疗筋痹，刺时千万不可出血。这种刺法与肝脏相应。

肉之间的部位）。合谷刺者，左右鸡足，针于分肉之间，以取肌痹，此脾之应也。五曰输刺。输刺者，直入直出，深内之至骨，以取骨痹，此肾之应也。

它又叫渊刺，或叫岂刺。第四种刺法叫合谷刺。合谷刺是正刺一针，左右斜刺二针，像鸡足一样，刺在分肉之间，可以治疗肌痹病。这种刺法与脾脏相应。第五种刺法叫输刺。输刺是直入直出，深刺至骨的附近，可以治疗骨痹病。这种刺法与肾脏相应。

【解要】

　　本节着重论述了九针的使用方法。开篇讲解了误用针具进行治疗的危害，再讲九种针具各自的适用范围及九种针刺方法的含义，接着讲了适用于十二经不同病证的十二种针刺法的含义及其操作要领；然后结合五运六气的演变规律，讲脉络深浅的不同刺法、"三刺"针法的含义以及适应五脏相关病变的五种针刺法的实际操作。

# 第八节　本神：精气神是人的灵魂

## 【题解】

神，此指人们常说的"精神"，即纯粹精神层面的思维、意识等心理活动。文中的"本神"是强调"神"对于生命的极端重要性，治病"先必本于神"，也就是以"神"为限，无论何人何病，必须是有神的，方可以考虑为其治疗，而一旦无神了，则可不必考虑了。也就是说，"神"是生命的唯一象征，因此也是判断生死存亡的唯一标准，这就是以"本神"为题的意义。

## 【原文】

黄帝问于岐伯曰：凡刺之法，先必本于神。血、脉、营、气、精、神，此五脏之所藏也。至其淫泆离脏（淫泆 yì 离脏：泆，过度，这里指过度放纵。离脏，五脏所藏的血气精神耗散）则精失，魂魄飞扬，志意恍乱，智虑去身者，何因而然乎？天之罪与？人之过乎？何谓德、气、生、精、神、魂、魄、心、意、志、思、智、虑？请问其故。

岐伯答曰：天之在我者，德（德：天地万物的运化规律，如四季更替、万物盛衰的自然变化）也；地之在我者，气也。德流气薄（德流气薄：德，此代表男性。"流"，本义为液体流

## 【译文】

黄帝问岐伯道：大凡运用针刺的一般治疗方法，都必须以人的生命活动为根本。因为血、脉、营、气、精、神，这些都属五脏所藏的维持生命活动的物质和动力。如果七情过度，使其与内脏分离，那么精气就随之而散失，魂魄不定而飞扬，志意无主而恍乱，思考决断能力丧失，这是什么原因造成的呢？究竟是天生的，还是人为的过失呢？什么叫德、气、生、精、神、魂、魄、心、意、志、思、智、虑？请教其中的道理。

岐伯回答说：天所赋予人的是"德"，地所赋予人的是长养万物之气。因此，由于天之德下行与地之气上交，阴阳相结合，使万物化生，人才能生存。人之生命的原始物质，

动，故所谓"德流"者，就是男子授精。"气"此是代表女性，"薄"，通"迫"，本义为被动地接受，所谓"气迫"者，就是女子受精）而生者也。故生之来谓之精，两精相搏谓之神，随神往来者谓之魂，并精而出入者谓之魄，所以任物者谓之心，心之所忆谓之意，意之所存谓之志，因志而存变谓之思，因思而远慕谓之虑，因虑而处物谓之智。

故智者之养生也，必顺四时而适寒暑，和喜怒而安居处，节阴阳而调刚柔。如是则僻邪不至，长生久视（长生久视：指寿命延长，不易衰老）。

是故怵惕（怵 chù 惕：恐惧的样子）思虑者则伤神，神伤则恐惧，流淫而不止。因悲哀动中者，竭绝而失生。喜乐者，神惮（dàn）散而不藏。愁忧者，气闭塞而不行。盛怒者，迷惑而不治。恐惧者，神荡惮而不收。

心，怵惕思虑则伤神，神伤则恐惧自失。破䐃脱肉（破䐃脱肉：形容迅速消瘦，以至于瘦骨嶙峋），毛悴色夭，死于冬（死于冬：按五行配属，心属火，冬季为水，而水克火，心气在冬季受克更为虚弱，属于心的病症就会加重，如果不能耐受将会死亡。以下的"死于春"、"死于秋"、"死于夏"也为同理）。

脾，愁忧不解则伤意，意伤

叫精；男女交媾，两精结合而成的生机，叫神；随从神气往来的精神活动，叫魂；伴随精的先天本能，叫魄；脱离母体之后，主宰生命活动的，叫心；心里忆念而未定的，叫意；意念已经存在，并形成认识，叫志；根据志而反复思考事物的变化，叫思；思考范围由近及远，叫虑；通过考虑后而毅然处理，叫智。

所以明智的人保养身体，必定是顺从四时节令变化，来适应气候的寒暑，不让喜怒过度，注意正常的饮食起居，节制阴阳的偏颇，调剂刚柔的活动。这样，四时不正的邪气也难以侵袭，从而能够长寿而不易衰老。

恐惧和思虑太过会损伤心神，神伤而恐惧，使阴精流失不止。因悲哀太甚，内伤肝脏，能使正气耗竭以至绝灭而死亡。喜乐过度，使神气涣散而不守。忧愁太甚，使气机闭塞不通。大怒以后，能使神识昏聩。恐惧太甚，也使神气散失而不收。

心因恐惧和思虑太过而伤及所藏之神，神伤便会时时恐惧，不能自主，久而大肉瘦削，皮毛憔悴，气色枯夭，死在冬季。

脾因忧愁不解而伤及所藏之意，意伤便

则悗（悗mán：闷）乱，四肢不举，毛悴色夭，死于春。

肝，悲哀动中则伤魂，魂伤则狂忘不精，不精则不正，当人阴缩而挛筋，两胁骨不举，毛悴色夭，死于秋。

肺，喜乐无极则伤魄，魄伤则狂，狂者意不存人，皮革焦，毛悴色夭，死于夏。

肾，盛怒而不止则伤志，志伤则喜忘其前言，腰脊不可以俯仰屈伸，毛悴色夭，死于季夏。

恐惧而不解则伤精，精伤则骨痠痿厥，精时自下。是故五脏主藏精者也，不可伤，伤则失守而阴虚，阴虚则无气，无气则死矣。

是故用针者，察观患者之态，以知精神魂魄之存亡，得失之意，五者以伤，针不可以治之也。

肝藏血，血舍魂（血舍魂：魂的功能凭依于血。舍，住宿，寄居）。肝气虚则恐，实则怒。

脾藏营，营舍意。脾气虚则四肢不用，五脏不安，实则腹胀，经溲不利（经溲不利：大小便不利）。

心藏脉，脉舍神。心气虚则悲，实则笑不休。

会胸膈烦闷，手足无力，毛发憔悴，气色枯夭，死在春季。

肝因悲哀太过而伤及所藏的魂，魂伤便会狂妄，精神紊乱，举动失常，同时使人前阴萎缩，筋脉拘挛，两胁不能舒张，毛发憔悴，气色枯夭，死在秋季。

肺因喜乐太过而伤及所藏的魄。魄伤便会癫狂，语无伦次，皮肤枯槁，毛发憔悴，气色枯夭，死在夏季。

肾因大怒不止而伤及所藏的志，志伤便会记忆力衰退，腰脊不能俯仰转动，毛发憔悴，气色枯夭，死在季夏。

因恐惧不解而伤精，精伤则骨节酸软痿弱，四肢发冷，精液时时外流。所以说，五脏都主藏精，不能损伤，伤则所藏之精失守而为阴不足，阴不足则正气的化源断绝，人无正气则死。

因此，用针治病，应当仔细察看患者的神情与病态，从而了解其精、神、魂、魄、意、志有无得失的情况，如果五脏之精已经耗伤，就不可以妄用针刺治疗。

肝脏主藏血液，血中含魂。肝气虚则易产生恐惧，肝气实则容易发怒。

脾脏主藏营气，意念依附营气。脾气虚则四肢不能运动，五脏缺乏营气而不能发挥正常的功能，脾气实则腹中胀满，大小便不利。

心脏主藏血脉，神依附在血脉中。心气虚易产生悲感，心气实则嬉笑不止。

肺藏气，气舍魄。肺气虚，则鼻塞不利，少气；实则喘喝，胸盈仰息（胸盈仰息：胸部胀满，仰面呼吸的意思）。

肾藏精，精舍志。肾气虚则厥，实则胀，五脏不安。必审五脏之病形，以知其气之虚实，谨而调之也。

肺脏主藏真气，气中含魄。肺气虚则发生鼻塞，呼吸不利、短气，肺气实则喘促胸满，仰面而喘。

肾脏主藏阴精，意志依附精气。肾气虚则四肢厥冷，肾气实则小腹作胀，并使五脏不能安和。所以，治病必须审察五脏的病状，进一步分析其病证属虚还是属实，然后谨慎地进行调治。

【解要】

本节重点论述"血脉营气精"这五种活性物质就是"神"所赖以产生和存在的物质基础，皆藏于五脏之中，一方面，神来自父母，另一方面又依靠后天的不断补给，包括自然界的大气和水谷之精气。因此，针刺治疗必须首先掌握人的生命活动情况——"本于神"；在日常养生上，要经常注意适应周围环境的变化和调摄精神情志活动，否则可能产生各种病变。并阐释了神、魂、魄、意、志的意义及其与五脏的关系，各脏因情志不节的影响所发生的病症，指出要根据虚实的不同证候进行调治。

# 第九节　终始：针刺法之终极理论

**【题解】**

终，终点、目标、结果；始，起始、始源、根源。本意是如想知道（病证）结果，就一定要找到（发病）根由。本节通过列举三阴三阳经各自的病证在人迎与寸口部位的脉象表现、补泻方法、取穴数目，以及针刺的间隔日期等，来说明针刺治疗在临证时必须根据脉证的虚实，来决定补泻的手法，并阐明了循经近刺法和远道刺法的适用病证，指出针刺的深浅先后，一定要根据疾病性质、四季时令、患者体质、针刺部位等各方面的具体情况而灵活运用。因重点论述好针法在于掌握生理、病理、诊断、治疗等各方面的自始至终的变化规律这一道理，所以名叫"终始"。

**【原文】**

凡刺之道，毕于《终始》，明知终始，五脏为纪，阴阳定矣。阴者主脏，阳者主腑。阳受气于四末，阴受气于五脏。故泻者迎之，补者随之。知迎知随，气可令和。和气之方，必通阴阳。五脏为阴，六腑为阳。传之后世，以血为盟（以血为盟：歃血盟誓的意思，以此表示绝不背信弃

**【译文】**

凡是有关针刺的原理和方法，全都在《终始》之中。如果要准确了解终始的含义，就必须以五脏为纲纪，以确定阴经阳经的关系。手足三阴经主五脏，手足三阳经主六腑。阳经承接四肢中运行的脉气，阴经承接五脏中运行的脉气。所以，在采用泻法刺治时要迎而夺之，采用补法刺治时要随而济之。掌握了迎随补泻的要领，就可以使脉气调和。而调和脉气的要点，在于了解阴阳的规律，五脏为阴，六腑为阳。如果要将这些道理传授给后世，传授时应歃血盟誓，也只有如此，才能发扬光大。如果

约）。敬之者昌，慢之者亡。无道行私，必得天殃。

谨奉天道，请言终始！终始者，经脉为纪，持其脉口人迎（脉口人迎：脉口，指寸口脉，手腕内侧桡动脉的搏动处，属手太阴肺经，可候五脏阴气的盛衰；人迎，在颈部两侧颈动脉的搏动处，属足阳明胃经，用来候六腑阳气的盛衰），以知阴阳，有余不足，平与不平，天道毕矣。所谓平人者不病，不病者，脉口人迎应四时也，上下相应而俱往来也，六经之脉不结动也，本末之寒温之相守司也，形肉血气必相称也，是谓平人。少气（少气：短气，元气虚弱的意思）者，脉口人迎俱少而不称尺寸也。如是者，则阴阳俱不足，补阳则阴竭，泻阴则阳脱。如是者，可将以甘药，不可饮以至剂（至剂：指药力猛烈能迅速起效的药物），如是者，弗灸。不已者，因而泻之，则五脏气坏矣。

人迎一盛，病在足少阳；一盛而躁，病在手少阳。人迎二盛，病在足太阳；二盛而躁，病在手太阳。人迎三盛，病在足阳明；三盛而躁，病在手阳明。人迎四盛，且

不加重视，这些道理就会逐渐消亡，如果不按这些方法去做，就会造成严重后果。

谨慎地顺应天地间阴阳盛衰的道理，让我谈谈针刺终始的含义吧！所谓终始，就是以十二经脉为纲纪，诊察寸口和人迎两处，以了解人体阴阳的虚实盛衰，以及阴阳的平衡情况。这样也就大致掌握了阴阳盛衰的规律。所谓平人，就是平常无病的人。平常人的脉口和人迎两处的脉象是和四时的阴阳变化相和的，脉气也上下相应，往来不息，六经的脉搏既无结涩和不足，也没有动疾有余的现象产生，内脏之本和肢体之末，在四时寒温变化时，就能相互协调，形肉和血气也能互为协调。这就是平常无病的人。元气虚弱的人，脉口和人迎都会表现出虚弱无力的脉象，与两手的寸、尺两脉也不相称。这种情况，属于阴阳都不足的征象。治疗时，如果补阳，就会导致阴气衰竭，泻阴又会导致阳气脱泄。因此，只能用甘温的药剂加以调补，如果还不能痊愈则可服用能快速起效的药物。像这样的病，切勿用艾灸治疗。如果因不能快速治愈，而用泻法，那么五脏的精气就会受到损害。

人迎脉比寸口大一倍的，病在足少阳胆经；大一倍而又同时出现躁动症状的，病在手少阳三焦经。人迎脉比寸口大两倍的，病在足太阳膀胱经；大两倍而又同时有躁动症状的，病在手太阳小肠经。人迎脉比寸口脉大三倍的，病在足阳明胃经；大三倍而又同时有躁

大且数，名曰溢阳（溢阳：阳经的脉气过盛不能被约束而盈溢于脉外），溢阳为外格（外格：阳气过于旺盛，阴气不能入内而被格拒于脉外，以致阴阳不能相交的意思）。

脉口一盛，病在足厥阴；一盛而躁，在手心主。脉口二盛，病在足少阴；二盛而躁，在手少阴。脉口三盛，病在足太阴；三盛而躁，在手太阴。脉口四盛，且大且数者，名曰溢阴。溢阴为内关（内关：阴气过于旺盛，阳气不能入内而被格拒于外的一种状态），内关不通，死不治。人迎与太阴脉口俱盛四倍以上，命名关格（关格：指阴气、阳气都很旺盛，但不相互交运达到阴平阳秘，而是相互格拒，造成阴阳离决的状态）。关格者，与之短期。

人迎一盛，泻足少阳而补足厥阴，二泻一补（二泻一补：取两个用泻法的穴位和一个用补法的穴位，即用泻法的取穴要倍于用补法的穴位），日一取之，必切而验之，疏取之上，气和乃止。人迎二盛，泻足太阳，补足少阴，二泻一补，二日一取之，必切而验之，疏取之上，气和乃止。人迎三盛，泻足阳明而

动症状的，病在手阳明大肠经。人迎脉比寸口大四倍的，并且脉象又大又快的，叫溢阳，溢阳是因为六阳盛极，而不能与阴气相交，所以称为外格。

寸口脉比人迎大一倍的，病在足厥阴肝经；大一倍而又同时有躁动症状的，病在手厥阴心包络经。寸口脉比人迎大两倍的，病在足少阴肾经；大两倍而又同时有躁动症状的，病在手少阴心经。寸口脉比人迎大三倍的，病在足太阴脾经；大三倍而又同时有躁动症状的，病在手太阴肺经。寸中脉比人迎大四倍，并且脉象又大又快的，叫溢阴。溢阴是因为六阴盛极，不能与阳气相交，而泛滥于内，所以称为内关。内关闭塞不通，是不治的死证。人迎与寸口脉都比平常的大四倍以上的，叫关格。出现了关格的脉象，人也就接近死期了。

人迎脉比寸口脉大一倍的，就应泻足少阳胆经，而补足厥阴肝经。用二泻一补法，每日针刺一次，施针时，还必须切人迎与寸口脉，以测病势的进退，如果表现为躁动不安的，应取肝胆两经上的穴位，直到脉气调和了才能停止针刺。人迎脉比寸口脉大二倍，就应该泻足太阳膀胱经，补足少阴肾经。用二泻一补法，每两日针刺一次，施针时，还应切人迎与寸口脉，以测病势的进退，如果同时有躁动不安的情况的，应取肾与膀胱两经上的穴位，直到脉气调和了才能停止针刺。人迎脉比寸口脉大三

补足太阴，二泻一补，日二取之，必切而验之，疏取之上，气和乃止。

脉口一盛，泻足厥阴而补足少阳，二补一泻，日一取之，必切而验之，疏而取之上，气和乃止。脉口二盛，泻足少阴而补足太阳，二补一泻，二日一取之，必切而验之，疏取之上，气和乃止。脉口三盛，泻足太阴而补足阳明，二补一泻，日二取之，必切而验之，疏而取之上，气和乃止。所以日二取之者，太阴主胃，大富于谷气，故可日二取之也。

人迎与脉口俱盛三倍以上，命曰阴阳俱溢（阴阳俱溢：指阴阳两气都偏盛到极点而充斥于五脏），如是者不开，则血脉闭塞，气无所行，流淫于中，五脏内伤。如此者，因而灸之，则变易而为他病矣。

凡刺之道，气调而止。补

倍的，就应该泻足阳明胃经，补足太阴脾经，用二泻一补法，每日针刺二次，施针时，还应切人迎与寸口脉，以测病势的进退，如果表现为躁动不安的，就取脾胃两经上的穴位，直到脉气调和了，才能停止针刺。

寸口脉比人迎脉大一倍的，应该泻足厥阴肝经，以补足少阳胆经，用二补一泻法，每日针刺一次，施针时，还应切寸口与人迎脉，以测病势的进退，如果有躁动不安的情况的，就应取肝胆两经上的穴位，直到脉气调和了，才能停止针刺。寸口脉比人迎脉大二倍的，应该泻足少阴肾经，以补足太阳膀胱经。用二补一泻法，每两日针刺一次，施针时，还应切寸口与人迎脉，以诊测病势的进退，如果有躁动不安的情况的，应取肾与膀胱两经上的穴位，直到脉气调和了，才能停止针刺。寸口脉比人迎脉大三倍的，应该泻足太阴脾经，以补足阳明胃经，用二补一泻法，每日针刺两次，施针时，还应切寸口与人迎脉，以诊测病势的进退，如果有躁动不安的情况的，应取脾胃两经上的穴位，直到脉气调和了，才能停止针刺。每日针刺两次是因为足太阴脾与足阳明胃相表里，当谷气充盛时，人就气多血多，所以可以每日刺两次。

人迎和寸口脉的脉象都比平常大三倍以上的，是阴阳两气都偏盛至极而溢出脏腑的表现，叫阴阳俱溢。这样的病，如果不加以疏理，血脉就会闭塞，气血也不能流通，流溢于肉里，就会损伤五脏。在这种情况下，如果妄用了灸法，会更加损伤其阴，而变成其他的疾病。

大凡针刺，都以达到阴阳调和为目的。补

阴泻阳，音气益彰，耳目聪明。反此者，血气不行。

所谓气至而有效者，泻则益虚。虚者，脉大如其故而不坚也。坚如其故者，适虽言故，病未去也。补则益实，实者，脉大如其故而益坚也。夫如其故而不坚者，适虽言快，病未去也。故补则实，泻则虚。痛虽不随针，病必衰去。必先通十二经脉之所生病，而后可得传于终始矣。故阴阳不相移，虚实不相倾，取之其经。

凡刺之属，三刺（三刺：指由浅入深地分三个步骤进行针刺）至谷气，邪僻妄合，阴阳易居。逆顺相反，沉浮异处。四时不得（四时不得：脉象不能与四时顺应），稽留淫泆。须针而去。故一刺则阳邪出，再刺则阴邪出，三刺则谷气至，谷气至而止。所谓谷气至者，已补而实，已泻而虚，故以知谷气至

阴泻阳，就是补五脏不足的正气，泻六淫邪气，这样人才能声音清朗，元气充盛，耳聪目明。如果泻阴补阳，就会导致气血不畅。

所谓针下得气而有了疗效，是说实证因为用了泻法，便由实转虚，这种虚证的脉象虽然与原来的大小相同，但已变得虚软不坚了。如果脉象仍然坚实，患者虽已感到轻快，但疾病也并未祛除。如果虚证用了补法，就会由虚转实，这种实证的脉象虽然与原来同样大小，却比先前坚实有力。如果经过针刺，脉象还像以前那样大，却虚软而不坚实，患者虽然觉得舒服，但疾病并未除去。所以应正确运用补泻的手法，以使补能充实正气，泻能祛除邪气，病痛虽不能随着出针而立即除去，但病势却必然会减轻。必须先了解十二经脉的机理，才能领悟终始章的深刻含义。阴经阳经各有固定的循行部位，与脏腑也有确定的配属关系，补虚泻实的原则也不能互为颠倒，所以针治也应按经取穴。

大凡适于用针刺治疗的病，都应当用"三刺法"，使针下获得谷气流通的感觉。由于邪气侵入经脉后会与血气融和，会扰乱阴阳之气原有的位置，使气血运行的逆顺方向倒置，脉象的沉浮异常，与四时不相应，邪气就会滞留体内而血气妄行。这些病变，都可用针刺治疗。因此要注意三刺法：初刺是刺皮肤，以使浅表的阳邪排出；二刺是刺肌肉，以使阴分的邪气排出；三刺是刺分肉，以使谷气流通而能得气，得气后就可以出针了。所谓谷气至，是说在用了补法之后，会感觉到正气充实了，在用了泻法之后，会感觉到病邪被排出了。从这些表现

也。邪气独去者，阴与阳未能调，而病知愈也。故曰补则实，泻则虚。痛虽不随针，病必衰去矣。

阴盛而阳虚，先补其阳，后泻其阴而和之。阴虚而阳盛，先补其阴，后泻其阳而和之。

三脉动于足大指之间，必审其实虚。虚而泻之，是谓重虚。重虚，病益甚。凡刺此者，以指按之。脉动而实且疾者则泻之，虚而徐者则补之。反此者，病益甚。其动也，阳明在上，厥阴在中，少阴在下。

膺腧中膺，背腧中背，肩膊虚者，取之上。重舌，刺舌柱（舌柱：舌下根柱部，即指舌底静脉）以铍针也。手屈而不伸者，其病在筋；伸而不屈者，其病在骨。在骨守骨，在筋守筋。

泻一方实，深取之，稀按其痏（稀按其痏：出针后不要很快按住针孔。稀，即慢；痏，指针孔），以极出其邪气；补一方虚，浅刺之，以养其脉，疾按其痏，无

就知道谷气已至。经过针刺，邪气被排出后，虽然阴阳血气还没有得以完全调和，但已察觉病痊愈。所以说准确地使用补法，正气就可得到充实；准确使用泻法，邪气就会衰退。病痛虽然不会随着出针而立即痊愈，但病势必定会减轻。

阴经的邪气旺盛，阳经的正气虚弱，刺治时就应该先补充阳经的正气，再泻去阴经的邪气，以调和其有余和不足。阴经的正气虚弱了，阳经的邪气盛了，应该先补阴经的正气，再泻去阳经的邪气，从而调和它的有余和不足。

足阳明经、足厥阴经、足少阴经三脉，都搏动于足大指之间，针刺时应当察视三经的实虚。如果虚证误用了泻法，叫重虚，虚而更虚，病情就免不了会加重。凡是刺治这类疾病，可以先切其脉搏，脉的搏动坚实而急速的，就立即用泻法；脉的搏动虚弱而缓慢的，就用补法。如果用了相反的针法，那么病情就会加重。至于三经动脉，足阳明经在足跗之上，足厥阴经在足跗之内，足少阴经在足跗之下。

取胸部腧穴必中其胸；取背部腧穴必中其背；肩膊部出现虚证的，应当取上肢经脉的腧穴。对于重舌的患者，应当用铍针，刺舌下根柱部，以排出恶血。手指弯曲而不能伸直的，即病在筋上；手伸直而不能弯曲的，病在骨上。而病在骨的就应当治骨，病在筋的就应当治筋。

用针刺的方法补泻时，必须注意：脉象坚实有力的，就用深刺的方法，出针后也不要很快按住针孔，以利其尽量泻去邪气；脉象虚弱乏力的，就用浅刺的方法，以养护所取的经脉，出针时，则应迅速按住针孔，以防止邪气的侵

使邪气得入。邪气来也紧而疾，谷气来也徐而和。脉实者，深刺之，以泄其气；脉虚者，浅刺之，使精气无得出，以养其脉，独出其邪气。刺诸痛者，其脉皆实。

故曰：从腰以上者，手太阴阳明皆主之；从腰以下者，足太阴阳明皆主之。病在上者下取之，病在下者高取之，病在头者取之足；病在腰者取之腘。病生于头者头重，生于手者臂重，生于足者足重。治病者，先刺其病所从生者也。

春，气在毛；夏，气在皮肤；秋，气在分肉；冬，气在筋骨。刺此病者各以其时为齐（齐：同"剂"，药物的剂量。这里指针刺的数目与深浅程度，在此可理解为"标准"）。故刺肥人者，以秋冬之齐；刺瘦人者，以春夏之齐。

病痛者，阴也。痛而以手按之不得者，阴也，深刺之。痒者，阳也，浅刺之。病在上者，阳也；病在下者，阴也。病先起阴者，先治其阴而后治

人。邪气来时，针下会感觉到坚紧而疾速；谷气来时，针下会感觉徐缓而柔和。脉气盛实的，应当用深刺的方法，向外泻去邪气；脉气虚弱的，就应当用浅刺的方法，使精气不至于外泄，而养其经脉，仅将邪气泻出。针刺各种疼痛的病证，大多用深刺的方法，因为疼证的脉象都坚实有力。

所以说，根据循经近刺的取穴原则，腰以上的病，可取手太阴、手阳明二经的穴位针治；腰以下的病，可取足太阴、足阳明二经的穴位刺治。病在上部的，可以取下部的穴位；病在下部的，可以取上部的穴位；病在头部的，可以取足部的穴位；病在足部的，可以取腘窝部的穴位；病在头部的，会觉得头很沉重；病在手上，会觉得臂很沉重；病在足部的，会觉得足很沉重。取穴刺治时，应先找出最先发病的部位，然后再行针刺。

春天的邪气一般是伤人的毫毛，夏天的邪气伤人的皮肤；秋天的邪气伤人的肌肉；冬天的邪气伤人的筋骨。治疗与时令相关的病，针刺的深浅，应该因季节的变化而有所不同。针刺肥胖的人，应采取秋冬所用的深刺法；针刺瘦弱的人，应采取春夏所用的浅刺法。

有疼痛症状的患者，多属阴证，疼痛而用按压的方法却不能缓解的，也属于阴证，都应当用深刺的方法。身体发痒，说明病邪在皮肤，属阳证，应采用浅刺的方法。病在上部的属阳证，病在下部的属阴证。病先起于阴经然后传于阳经的，应当先治疗阴经，然后再治阳经；

其阳；病先起阳者，先治其阳而后治其阴。

刺热厥者，留针，反为寒；刺寒厥者，留针，反为热。刺热厥者，二阴一阳；刺寒厥者，二阳一阴。所谓二阴者，二刺阴也；一阳者，一刺阳也。

久病者，邪气入深。刺此病者，深内而久留之，间日而复刺之。必先调其左右，去其血脉。刺道毕矣。

凡刺之法，必察其形气。形肉未脱，少气而脉又躁，躁疾者，必为缪刺（缪刺：即病左刺右，病右刺左的针刺方法）之。散气可收，聚气可布。深居静处，占神往来；闭户塞牖，魂魄不散。专意一神，精气之分，毋闻人声，以收其精，必一其神，令志在针。浅而留之，微而浮之，以移其神，气至乃休。男内女外，坚拒勿出。谨守勿内，是谓得气。

凡刺之禁：新内勿刺，新刺勿内。已醉勿刺，已刺勿醉。新怒勿刺，已刺勿怒；新

病先起于阳经的，应当先治疗阳经，然后再治疗阴经。

刺治热厥病时，进针后应当留针，以使热象转寒；刺治寒厥，进针后应当留针，以使寒象转热。刺治热厥，应当刺阴经二次，刺阳经一次；刺治寒厥，应当刺阳经二次，刺阴经一次。二阴是指在阴经针刺二次；一阳是指在阳经针刺一次。

久病的人，病邪的侵入必定已经很深，针刺这类疾病，必须深刺而且留针时间要长，每隔一日应当再针刺一次。还必须先确定邪气在左右的偏盛情况，刺之以使其调和，并去掉血络中的瘀血。针刺的道理大体就如此了。

大凡针刺之法，针刺前必须诊察患者形体的强弱和元气盛衰的情况。如果形体肌肉并不显得消瘦，只是元气衰少而脉象躁动，这种脉象躁动而且快的病，必须用缪刺法，使耗散的真气可以收敛，积聚的邪气可以散去。针刺时，刺者应如深居幽静之室一样，静察患者的精神活动；又要如同紧闭的门窗，心神贯注，听不到外界的声响，以使精神内守，专一地进行针刺。对初次接受针刺治疗的患者，或用浅刺而留针的方法，或用轻微浮刺的方法，以转移患者的注意力，直到针下得气为止。针刺之时，男子浅刺候气于外，女子深刺候气于内，持守正气而不让其泄出。谨守邪气而不让其侵入，这就是得气的含义。

大凡使用针刺疗法，都要遵守针刺的禁忌：行房事不久的不可针刺，针刺不久的不可行房事。正当醉酒的人不可针刺，已经针刺的不能

劳勿刺，已刺勿劳。已饱勿刺，已刺勿饱。已饥勿刺，已刺勿饥。已渴勿刺，已刺勿渴。大惊大怒，必定其气，乃刺之。乘车来者，卧而休之，如食顷（食顷：大约一顿饭的时间）乃刺之。出行来者，坐而休之，如行十里顷乃刺之。

凡此十二禁者，其脉乱气散，逆其营卫，经气不次。因而刺之，则阳病入于阴，阴病出于阳，则邪气复生。粗工勿察，是谓伐身。形体淫泆，乃消脑髓，津液不化，脱其五味（脱其五味：身体极度虚弱不能运化水谷精微。五味，这里代指水谷精微），是谓失气也。

太阳之脉，其终也，戴眼，反折，瘛疭，其色白，绝皮（绝皮：皮肤不显血色的意思）乃绝汗（绝汗：汗出将绝，临死前的汗出），绝汗，则终矣。少阳终者，耳聋，百节尽纵，目系绝，目系绝，一日半则死矣。其死也，色青白，乃死。阳明终者，口目动作，喜惊妄言，色黄，其上下之经盛而

紧接着就醉酒。正发怒的人不可以针刺，刚针刺的人不能发怒。刚刚劳累的人不能针刺，已经针刺的人不要过度劳累。饱食之后不可以针刺，刚针刺的人不能食得过饱。饥饿的人不可以针刺，刚针刺的人不能受饥饿。正渴的时候不可以针刺，已经针刺的人不能受渴。异常惊恐的人，应待其情绪稳定之后，再进行针刺。乘车前来的人应该让他躺在床上休息大约一顿饭的时间再给他针刺。步行前来的患者，应叫他坐下休息，休息大约走十里路所需的时间，才可以针刺。

以上这十二种情况，大多脉象紊乱，正气耗散，营卫失调，经脉之气不能依次运行。如果此时草率地针刺，就会使阳经的病侵入内脏，阴经的病传致阳经，使邪气重新得以滋生。庸医不体察这些禁忌而用针刺，可以说是在摧残患者的身体，使患者全身酸痛无力，甚至脑髓消耗，津液不能布输，丧失了化生五味的精微，而造成真气消亡，这就是所说的失气。

手足太阳二经脉气将绝时，患者的眼睛上视而不能转动，角弓反张，手足抽搐，面色苍白，皮肤绝无血色，汗水暴下，绝汗一出，人也就快死亡了。手足少阳二经脉气将绝时，患者会出现耳聋，周身关节松弛无力，目系脉气竭绝而眼珠不能转动，出现目系已经竭绝的现象，过一日半的时间就会死亡了，临死时会面色青白。手足阳明二经脉气将绝时，患者会出现口眼抽动，易惊恐，胡言乱语，面色发黄，三脉躁动，血气不行，这时人也就要死亡了。

不行，则终矣。少阴终者，面黑，齿长而垢，腹胀闭塞，上下不通，而终矣。厥阴终者，中热嗌干，喜溺心烦，甚则舌卷，卵上缩，而终矣。太阴终者，腹胀闭，不得息，气噫，善呕，呕则逆，逆则面赤，不逆则上下不通，上下不通，则面黑皮毛燋，而终矣。

手足少阴二经脉气将绝时，患者会面色发黑，牙齿变长且多污垢，腹部胀满，气机阻塞，上下不通，这时就快要死亡了。手足厥阴二经脉气将绝时，患者会胸中发热，咽喉干燥，尿失禁，心烦，甚至舌卷，阴囊上缩，并很快会死亡。手足太阴二经脉气将绝时，患者会腹部胀闷，呼吸不利，嗳气，喜呕吐，呕吐时气机上逆，气机上逆面色就会发赤，如果气不上逆就会上下不通，上下不通就会面色发黑，皮毛焦枯等，患者会因此而死亡。

**【解要】**

本节是针刺法在操作层面上的精华总结，也是针刺法的终极篇。本节着重论述针刺疗法，必须首先掌握脏腑经络气血阴阳的生理变化规律，然后根据脉象与症状等情况，制定虚补实泻的治法，针刺要求针下得气，以达到气血阴阳的调和为目的。指出循经近刺和远道刺法的原则，并说明针刺的深浅与先后，要根据患者体质、时令气候、发病先后、针刺部位等具体情况来灵活运用。同时，讲解了针刺十二禁和十二经脉气将绝时的症状表现。

# 第十节　经脉：决生死、处百病、调虚实

## 【题解】

　　本节通过黄帝和雷公的对话，详述了十二经脉在全身的分布和循行情况，以及十二络脉的名称、循行路径及其虚实病候。全部内容都围绕着"经脉"二字展开，说明经脉具有决生死、处百病、调虚实等方面的重要作用，所以名为"经脉"。

## 【原文】

　　雷公问于黄帝曰：《禁脉》（禁脉：疑为"禁服"之误，指《灵枢》的《禁服》篇；"凡刺之理"等六句皆载于此篇。因该篇记载了黄帝授书于雷公时所说的话"慎之慎之，吾为子言之。凡刺之理"，故雷公在这里以此发问）之言，凡刺之理，经脉为始，营其所行，制其度量，内次五脏，外别六腑，愿尽闻其道。

　　黄帝曰：人始生，先成精，精成而脑髓生，骨为干，脉为营，筋为刚，肉为墙，皮肤坚而毛发长。谷入于胃，脉道以通，血气乃行。

　　雷公曰：愿卒闻经脉之始生。

## 【译文】

　　雷公问黄帝说：在《禁脉》篇中，您曾说过，要掌握针刺治病的原理，首先就应该熟悉经脉系统，了解经脉循行的部位和起止所在，知道经脉的长、短、大、小，知晓经脉在内依次与五脏相属，在外分别与六腑相通的关系。对于这些道理，我愿意听您更详细地讲解一下。

　　黄帝说：人最初生成，先形成精，由精发育而生成脑髓，以骨骼为支干，以脉管藏血气而养全身，以筋连串骨骼使之坚强，以肉为墙壁保护内脏，当皮肤坚韧时，毛发就附着生长。五谷入于胃，化生出各种营养，脉道借之通行全身，血气运行不息。

　　雷公说：我想透彻了解经脉最初生成的情况。

黄帝曰：经脉者，所以能决死生，处百病，调虚实，不可不通。

肺手太阴之脉，起于中焦，下络大肠，还循胃口，上膈属肺。从肺系横出腋下，下循臑（臑 nào：上臂）内，行少阴心主之前，下肘中，循臂内，上骨下廉，入寸口，上鱼，循鱼际，出大指之端；其支者，从腕后直出次指内廉，出其端。

是动则病肺胀满，膨膨而喘咳，缺盆中痛，甚则交两手而瞀，此为臂厥（臂厥：就是指因手臂的经脉之气厥逆上行而导致的病证）。是主肺所生病者，咳，上气喘渴，烦心胸满，臑臂内前廉痛厥，掌中热。气盛有余，则肩背痛，风寒，汗出中风，小便数而欠。气虚，则肩背痛寒，少气不足以息，溺色变。为此诸病，盛则泻之，虚则补之，热则疾之，寒则留之，陷下则灸之，不盛不虚，以经取之。盛者寸口大三倍于人迎；虚者则寸口反小于人迎也。

大肠手阳明之脉，起于大指次指之端，循指上廉，出合谷两骨之间，上入两筋之中，循臂上廉，入

黄帝说：根据经脉的变化，可以决断死生，处理百病，调整虚实，这是医生不可不通晓的。

肺手太阴经脉，从中焦腹部起始，下绕大肠，返回循着胃的上口贲门，上贯膈膜，入属于肺，再由喉管横走，至于腋下，沿上臂内侧，行于手少阴和手厥阴之前，下达肘中，顺着前臂内侧和掌后高骨的下缘，入寸口，循着鱼际，出拇指尖端；它的支脉，从手腕后，直出食指尖端内侧，与手阳明大肠经相接。

由本经脉气所发生的病变，肺部感觉胀满，气不宣畅，喘咳，缺盆疼痛，重则两手交叉双手按着胸部，视物模糊不清，这叫臂厥。从本经所主之疾病来说，可见咳嗽，气上逆而喘，口渴，心烦，胸满，臑臂部的内侧前缘作痛，手虽厥冷，而掌心发烧。本经气盛有余，会出现肩背疼痛，如感冒风寒，为自汗出的中风，小便次数多而尿量减少。如果气虚不足，也会出现肩背疼痛，怕冷，气短，呼吸急促，小便变色。像这些病证，邪气盛就用泻法，正气虚就用补法，属热的就用疾刺法，属寒的就用留针法，脉虚下陷的就用灸法。对于那些不实不虚的病证，就从本经取治。所谓盛，是指寸口脉比人迎脉大三倍；所谓虚，是指寸口脉反小于人迎脉。

大肠手阳明经脉，起于食指尖端，沿着食指上侧，通过合谷穴拇指、食指歧骨之间，上入腕上两筋中间的凹陷处，沿前

肘外廉，上臑外前廉，上肩，出髃骨之前廉，上出于柱骨之会上，下入缺盆络肺，下膈属大肠；其支者，从缺盆上颈贯颊，入下齿中，还出挟口，交人中，左之右，右之左，上挟鼻孔。

是动则病齿痛颈肿。是主津液所生病者，目黄，口干，鼽衄（鼽 qiú：鼻子流清涕。衄 nǜ：鼻子出血），喉痹，肩前臑痛，大指次指痛不用。气有余，则当脉所过者热肿；虚，则寒栗不复。为此诸病，盛则泻之，虚则补之，热则疾之，寒则留之，陷下则灸之，不盛不虚，以经取之。盛者人迎大三倍于寸口，虚者人迎反小于寸口也。

胃足阳明之脉，起于鼻之交頞（頞 è：鼻梁）中，旁纳太阳之脉（旁纳太阳之脉：纳，疑为"约"，也就是缠束的意思。《铜人经》的注释为"足太阳起目眦（睛明穴）而阳明旁行约之"，就是说足阳明胃经的经脉缠束旁侧足太阳膀胱经的经脉），下循鼻外，入上齿中，还出挟口，环唇，下交承浆，却循颐（颐：即口角后方、腮部之下的部位）后下廉，出大迎，循颊车，上耳前，过客主

臂上方，至肘外侧，再沿上臂外侧前缘，上肩，出肩端的前缘，上出于肩胛上，与诸阳经相会于柱骨大椎穴上。向下入缺盆，联络肺脏，下贯膈膜，会属于大肠；它的支脉，从缺盆上走颈部，贯通颊部，下入齿龈，回转绕至上唇，左右两脉交会于人中，左脉向右，右脉向左，上行挟于鼻孔两侧，与足阳明胃经相接。

由本经脉气所发生的病变，会出现牙齿痛、颈部肿等症状。本经脉主津液所生的病变，眼睛发黄、口中发干，鼻流清涕或出血，喉头肿痛，肩前与上臂作痛，食指疼痛而不能动。本经气盛有余的，在经脉通过的地方发热而肿；本经气虚而不足的，会出现发寒战栗，难以恢复温暖。像这样的病证，实证就用泻法，虚证就用补法，热证用疾刺法，寒证用留针法，脉虚下陷的用灸法，对不实不虚之证，就从本经取治。所谓盛（实证），是指人迎脉比寸口脉大三倍；所谓虚（虚证），是指人迎脉反比寸口脉小。

胃足阳明经脉，起于鼻孔两旁的迎香穴，由此上行，左右相交于頞中，旁入足太阳经脉，向下沿着鼻的外侧，入上齿缝中，复出环绕口唇，下交于承浆穴，退回沿腮下后方，出大迎穴，沿颊车穴，上至耳前，通过客主人穴、沿发际，至额颅部；它的支脉，从大迎穴之前，向下行至人迎穴，沿喉咙入缺盆，下贯膈膜，入属于胃

人，循发际，至额颅；其支者，从大迎前下人迎，循喉咙，入缺盆，下膈，属胃，络脾；其直者，从缺盆下乳内廉，下挟脐，入气街中；其支者，起于胃口，下循腹里，下至气街中而合，以下髀关（髀关：穴位名，其部位在大腿前方上端的皮肤交纹处），抵伏兔（伏兔：穴位名，其部位在大腿前方的肌肉隆起处，因其形如趴伏的兔子，故名），下膝膑中，下循胫外廉，下足跗，入中指内间；其支者，下廉三寸而别，下入中指外间；其支者，别跗上，入大指间，出其端。

是动则病洒洒振寒（洒洒振寒：指患者有阵阵发冷的感觉，就好像凉水洒在身上一样），善伸，数欠，颜黑，病至则恶人与火，闻木声则惕然而惊，心欲动，独闭户塞牖而处，甚则欲上高而歌，弃衣而走，贲响腹胀，是为骭（gàn）厥。是主血所生病者（是主血所生病者：胃腑受纳水谷而使营血得以化生，是为营血之根，如果胃腑有病，则营血不生。足阳明经受纳胃腑之气，成为多气多血之经，而可调节营血之变，所以足阳明胃经上的腧穴主治有关血的各种病），狂疟，温淫汗出，鼽衄，口㖞（wāi），唇胗，颈肿，喉痹，大腹水肿，膝膑肿痛，循膺、乳、气街、股、伏兔、骭外廉、足跗上皆痛，中指不用。气盛，则身以前皆热，其有余于胃，则消谷善饥，溺色黄。气不

腑，与脾脏相联系。其直行的经脉，从缺盆下行至乳房的内侧，再向下挟脐而入于毛际两旁的气街中；又一支脉，起于胃的下口，下循腹里，到气街前与直行的经脉相合，再由此下行至髀关穴，过伏兔，下至膝盖，沿胫骨前外侧，下至足背，入中指内侧；另一支脉，从膝下三寸处分别而行，下至足中指外侧；又一支脉，从足背进入足大指，直出大指尖端，与足太阴脾经相接。

由本经脉气所发生的病变，会感到发冷颤抖，经常呻吟，打呵欠，额部暗黑，病发时不喜见人与火光，听到木器发出的声音就会害怕，心跳不安，关门闭窗独住屋内，若病发剧烈时，就会登高呼喊大唱，脱衣乱跑，并且有腹胀肠鸣等症状，这叫骭厥。由本经主血所发生的病变，就会发狂、抽搐，温热过甚，自汗出，鼻流清涕或出血，口角歪斜，口唇生疮，颈肿喉痹，脐以上腹部肿胀，膝盖肿痛，沿侧胸、乳部、气街、大腿前缘、伏兔、足胫外侧、足背等处都发痛，足中趾不能屈伸。本经气盛有余的实证，身前胸腹部发热，若气盛有余于胃，消化快，容易饥饿，小便色黄。本经气虚不足的虚证，身前胸腹部发冷，胃中有寒，发生胀满。像这些病，实证就用泻法，虚证就用补法，热证就用速

足，则身以前皆寒栗，胃中寒则胀满。为此诸病，盛则泻之，虚则补之，热则疾之，寒则留之，陷下则灸之，不盛不虚，以经取之。盛者，人迎大三倍于寸口；虚者，人迎反小于寸口也。

脾足太阴之脉，起于大指之端，循指内侧白肉际，过核骨（核骨：即指第一趾跖关节在足内侧所形成的圆形隆起，其状如圆骨，故名）后，上内踝前廉，上腨内，循胫骨后，交出厥阴之前，上膝股内前廉，入腹属脾络胃，上膈，挟咽，连舌本，散舌下；其支者，复从胃，别上膈，注心中。

是动则病舌本强，食则呕，胃脘痛，腹胀善噫，得后与气，则快然如衰，身体皆重。是主脾所生病者，舌本痛，体不能动摇，食不下，烦心，心下急痛，溏、瘕泄（溏、瘕泄：溏，指大便稀薄。瘕泄，指痢疾），水闭，黄疸，不能卧，强立，股膝内肿、厥，足大指不用。为此诸病，盛则泻之，虚则补之，热则疾之，寒则留之，陷下则灸之，不盛不虚，以经取之。盛者，寸口大三倍于人迎；虚者，寸口反小于人迎也。

心手少阴之脉，起于心中，出

刺法，寒证就用留针法，脉虚下陷的就用灸法，不实不虚的病证就从本经取治。气盛的实证，是指人迎脉比寸口脉大三倍；虚证，是指人迎脉反小于寸口脉。

脾足太阴经脉，起于足大指的尖端，沿着大指内侧赤白肉分界处，经过大指后的核骨，上行于内踝的前方，再上行于小腿肚的内侧，沿胫骨后方，与厥阴肝经交叉出于其前，上行膝股内侧的前缘，直达腹内，入属脾脏，连络胃腑，上过膈膜，挟行咽喉，连于舌根，散于舌下；它的支脉，又从胃腑分别而行，注于心中，与手少阴心经相接。

由本经脉气所发生的病变，就会发生舌根强硬，食即呕吐，胃脘疼痛，腹内发胀，常常嗳气。若大便或矢气以后，觉得脘腹轻快，但是身体都感觉沉重。凡本脏所发生的病证，舌根疼痛，身体不能动摇，食不下，心烦不安，心下痛得厉害，大便稀薄或下痢，小便不通，黄疸，不能安睡，勉强站立，股膝部内侧发肿以至厥冷，足大趾不能活动。像这些病证，实证就用泻法，虚证就用补法，热证就用速刺法，寒证就用留针法，脉虚下陷的就用灸法，不实不虚的就从本经取治。本经气盛的实证，是指寸口脉比人迎脉大三倍；本经的虚证，是指寸口脉反比人迎脉小。

心手少阴的经脉，起于心脏中，出属

属心系，下膈络小肠；其支者，从心系上挟咽，系目系；其直者，复从心系却上肺，下出腋下，下循臑内后廉，行手太阴心主之后，下肘内，循臂内后廉，抵掌后锐骨之端，入掌内后廉，循小指之内出其端。

是动则病嗌干心痛，渴而欲饮，是为臂厥。是主心所生病者，目黄胁痛，臑臂内后廉痛厥，掌中热痛。为此诸病，盛则泻之，虚则补之，热则疾之，寒则留之，陷下则灸之，不盛不虚，以经取之。盛者，寸口大再倍于人迎；虚者，寸口反小于人迎也。

小肠手太阳之脉，起于小指之端，循手外侧上腕，出踝中，直上循臂骨下廉，出肘内侧两筋之间，上循臑外后廉，出肩解，绕肩胛，交肩上，入缺盆络心，循咽下膈，抵胃属小肠；其支者，从缺盆循颈上颊，至目锐眦，却入耳中；其支者，别颊上䪼抵鼻，至目内眦，斜络于颧。

是动则病嗌痛颔（hàn）肿，不可以顾，肩似拔，臑似折。是主液所生病者，耳聋、目黄、颊肿，

于心的脉络，下行贯通隔膜，联络小肠；它的支脉，从心系上行，挟于咽喉，关联到目系连于脑的脉络；另一直行的经脉，又从心系上行肺部，向下横出腋下，沿上臂内侧的后缘，到达掌后小指侧高骨的尖端，进入掌内后侧，沿着小指的内侧至指端，与手太阳经相接。

由本经所发生的病变，就会出现喉咙发干，心痛，口渴想喝水，这叫臂厥。本经主心脏所发生的疾病，有眼睛发黄，胁痛，上臂和下臂内侧后缘疼痛、厥冷，掌心热痛等症状。像这些病，实证就用泻法，虚证就用补法，热证就用速刺法，寒证就用留针法，脉虚下陷的就用灸法，不实不虚的就从本经取治。本经气盛的实证，是指寸口脉比人迎脉大两倍；本经的虚证，是指寸口脉反比人迎脉小。

小肠手太阳经脉，起于手小指的尖端，沿手外侧，上行入腕部，过锐骨直上，沿前臂骨下缘，出肘侧两骨之间，再上行，沿上臂外侧后缘，出肩后骨缝，绕行肩胛，左右交于肩上，下入于缺盆，联络心脏，再沿咽部下行穿过横膈膜，到达胃部，再向下入属小肠本腑；它的支脉，从缺盆沿颈上抵颊部，至眼外角，回入耳中；又一支脉，从颊部别走眼眶下，至鼻，再至眼内角，斜行而络于颧骨部，与足太阳经相接。

由本经脉气所发生的病变，就会出现咽喉疼痛，下颏发肿，不能回头，肩痛如拔，臂痛如折等症状。本经所主的液所发

颈、颔、肩、臑、肘、臂外后廉痛。为此诸病，盛则泻之，虚则补之，热则疾之，寒则留之，陷下则灸之，不盛不虚，以经取之。盛者，人迎大再倍于寸口；虚者，人迎反小于寸口也。

膀胱足太阳之脉，起于目内眦，上额交巅；其支者，从巅至耳上角；其直者，从巅入络脑，还出别下项，循肩髆内，挟脊抵腰中，入循膂（膂 lǚ：挟脊两旁的肌肉），络肾属膀胱；其支者，从腰中下挟脊贯臀，入腘中；其支者，从髆内左右，别下，贯胛，挟脊内，过髀（髀 bì：指股骨上端的关节）枢，循髀外，从后廉下合腘中，以下贯腨（腨：疑为"腨"，即指小腿的腓肠肌部，俗称小腿肚）内，出外踝之后，循京骨，至小指外侧。

是动则病冲头痛，目似脱，项似拔，脊痛，腰似折，髀不可以曲，腘如结，腨如裂，是为踝厥（踝厥：是足太阳膀胱经的病候，这些症状都是由本经经气自外踝部向上逆行而导致的，故名踝厥）。是主筋所生病者，痔、疟、狂、癫疾、头囟项痛，目黄、泪出，鼽衄，项、背、腰、尻、腘、腨、脚皆痛，小指不用。为

生的疾病，会出现耳聋、目黄，颊颔肿，沿颈、肩、肘、臂等部的外侧后缘发痛。像这些病证，实证就用泻法，虚证就用补法，热证就用速刺法，寒证就用留针法，脉虚下陷的就用灸法，不实不虚的就从本经取治。本经气盛的实证，是指人迎脉比寸口脉大两倍；本经的虚证，是指人迎脉反比寸口脉小。

膀胱足太阳经脉，起于眼内角，向上行于额部，交会于头顶之上；它的支脉，从头顶至耳上角；它的直行经脉，从头顶入络于脑，复从脑后下行项后，沿肩胛内侧，挟脊柱的两旁直达腰中，沿脊肉深入，联络肾脏，入属于膀胱本腑；其另一支脉，从腰中会于后阴，通过臀部，直入膝腘窝中；又一支脉，从左右肩胛骨内侧，另向下行，穿过脊肉，经过髀枢，沿髀外侧后缘，向下行，与前一支脉会合于膝腘窝中，由此再向下通过小腿肚，出外踝骨的后边，沿着京骨，至小指尖端外侧，交于小指之下，与足少阴经脉相接。

由本经脉气所发生的病变，会发生邪气上冲而造成脑后眉骨间疼痛，严重时眼珠好像要脱出，脖子像受到拉拽，脊背疼痛，腰似折断，大腿不能屈伸，膝腘窝像被结扎，腿肚痛似撕裂，这叫踝厥。本经主筋所发生的病变，如痔疮、疟疾、狂病、癫病、头、囟门和颈部疼痛，眼睛发黄，流泪，鼻流清涕或出血，项、背、腰、尻、腘、腨、脚等部都发生疼痛，足小趾也不

此诸病，盛则泻之，虚则补之，热则疾之，寒则留之，陷下则灸之，不盛不虚，以经取之。盛者，人迎大再倍于寸口；虚者，人迎反小于寸口也。

肾足少阴之脉，起于小指之下，邪走足心，出于然谷之下，循内踝之后，别入跟中，以上踹内，出腘内廉，上股内后廉，贯脊，属肾，络膀胱；其直者，从肾上贯肝膈，入肺中，循喉咙，挟舌本；其支者，从肺出络心，注胸中。

是动则病饥不欲食，面如漆柴，咳唾则有血，喝喝而喘，坐而欲起，目䀮（huāng）䀮，如无所见，心如悬，若饥状；气不足则善恐，心惕惕，如人将捕之，是为骨厥。是主肾所生病者，口热舌干，咽肿上气，嗌干（嗌干：嗌，音易，就是指食道的上口。嗌干，就是指食道上，口之咽喉部有干燥的感觉）及痛，烦心，心痛，黄疸，肠澼，脊股内后廉痛，痿厥嗜卧，足下热而痛。为此诸病，盛则泻之，虚则补之，热则疾之，寒则留之，陷下则灸之，不盛不虚，以经取之。灸则强食生肉，缓带披发，大杖重履而步。盛

能动弹。像这些病证，实证就用泻法，虚证就用补法，热证就用速刺法，寒证就用留针法，脉虚下陷的就用灸法，不实不虚的就从本经取治。本经气盛的实证，是指人迎脉比寸口脉大两倍；本经虚证，是指人迎脉比寸口脉小。

肾足少阴的经脉，起于足小指的下面，斜走足心，出于然骨之下，沿着内踝的后面，转入足跟，由此上行小腿肚内侧，出腘内侧，上行股内侧后缘，贯通脊柱旁的肌肉而入属于肾脏，与膀胱联络；它直行的经脉，从肾上连肝贯通横膈膜，进入肺脏，沿着喉咙，归结于舌根；它的支脉，从肺出来，联络心脏，再注于胸中，与手厥阴心包络经相接。

由本经脉气所发生的病变，就会出现饥不欲食，面色黑瘦如漆柴，咳吐带血，喘息有声，烦躁不安，坐下就想起来，视物不清，心中动荡不安，状若饥饿等症状；气虚的多恐惧，心慌跳动，好像有人要来捕捉他，这叫骨厥。本经主肾脏所生的病变，口热，舌干，咽肿，气上逆，喉咙干燥而疼痛，心中烦躁而痛，黄疸、痢疾，脊背、大腿内侧后面疼痛，足部无力，厥冷，嗜睡，足心发热而痛。像这些病证，实证就用泻法，虚证就用补法，热证就用速刺法，寒证就用留针法，不实不虚的就从本经取治。使用灸法时，应该勉强吃生肉，宽缓衣带，散披头发，手扶大杖，足穿重履，缓步而行。本经实证，是指寸口脉比人

者，寸口大再倍于人迎，虚者，寸口反小于人迎也。

心主手厥阴心包络之脉，起于胸中，出属心包络，下膈，历络三焦（历络三焦：历，就是经过的意思。历络三焦，就是指心包络经自胸至腹，顺次经过并联络上、中、下三焦）；其支者，循胸出胁，下腋三寸，上抵腋，下循臑内，行太阴少阴之间，入肘中，下臂行两筋之间，入掌中，循中指出其端；其支者，别掌中，循小指次指出其端。

是动则病手心热，臂肘挛急，腋肿，甚则胸胁支满，心中澹澹大动，面赤目黄，喜笑不休。是主脉所生病者，烦心心痛，掌中热。为此诸病，盛则泻之，虚则补之，热则疾之，寒则留之，陷下则灸之，不盛不虚，以经取之。盛者，寸口大一倍于人迎，虚者，寸口反小于人迎也。

三焦手少阳之脉，走于小指次指之端，上出两指之间，循手表腕（手表腕：手腕的外侧，也就是手背。在此是指手背上从小指与无名指的分叉处到腕部阳池穴处的部分），出臂外两骨之间（两骨之间：在此指桡骨与尺骨的中间），上贯肘，循臑外，上肩，而交出足少阳之后，入缺盆，布膻中，散络心包，下膈，循属三焦；其支者，从

迎脉大两倍；本经虚证，是指寸口脉反比人迎脉小。

心主的经脉手厥阴心包络经，起于胸中，出属于心包络，向下穿过膈膜，依次联络上中下三焦；它的支脉，循行胸中，横出胁下，当腋缝下三寸处，上行至腋窝，再沿上臂内侧，行于手太阴肺经和手少阴心经的中间，入肘中，下循臂，行于掌后两筋之间，入掌中，沿中指直达指尖；又一支脉，从掌中别出，沿无名指直达指尖，与手少阳三焦经相连接。

由本经脉气所发生的病变，就会出现手心发热，臂肘拘挛，腋下肿胀，严重时则胸胁满闷，心动不安，面赤，目黄等症状。本经心主脉所生的病证，有心烦、心痛、掌心发热等。像这些病证，实证就用泻法，虚证就用补法，热证就用速刺法，寒证就用留针法，脉气下陷的就用灸法，不实不虚的就从本经取治。本经气盛的实证，是指寸口脉比人迎脉大一倍；本经虚证，是指寸口脉反小于人迎脉。

三焦手少阳经脉，起于无名指的尖端，上行出小指与无名指之间，沿着手背，出前臂外侧两骨的中间，向上穿过肘，沿上臂外侧，上肩而交，出足少阳胆经之后，入缺盆，分布于膻中，散络于心包，下过膈膜，依次属于上中下三焦；它的支脉，从膻中上出缺盆，上走颈项，夹耳后，直上出耳上角，由此曲而下行额部，

膻中上出缺盆，上项，系耳后直上，出耳上角，以屈下颊至𦙍(zhuō)；其支者，从耳后入耳中，出走耳前，过客主人前，交颊，至目锐眦。

是动则病耳聋浑浑焞焞(焞 tūn 焞：形容听觉模糊不清，耳中出现轰轰的响声)，嗌肿喉痹。是主气所生病者，汗出，目锐眦痛，颊痛，耳后肩臑肘臂外皆痛，小指次指不用。为此诸病，盛则泻之，虚则补之，热则疾之，寒则留之，陷下则灸之，不盛不虚，以经取之。盛者，人迎大一倍于寸口；虚者，人迎反小于寸口也。

胆足少阳之脉，起于目锐眦，上抵头角，下耳后，循颈行手少阳之前，至肩上，却交出手少阳之后，入缺盆；其支者，从耳后入耳中，出走耳前，至目锐眦后；其支者，别锐眦，下大迎，合于手少阳，抵于𦙍，下加颊车，下颈合缺盆，以下胸中，贯膈络肝属胆，循胁里，出气街，绕毛际，横入髀厌(髀厌：就是髀枢，即髋关节，俗称大转子，为环跳穴所在的部位)中；其直者，从缺盆下腋，循胸过季胁，下合髀厌中，以下循髀阳，出膝外廉，下外辅骨之前，直下抵绝骨之端，下出外踝之前，循足跗上，入小指次指

到眼眶下；另一支脉，从耳后入耳中，再出走耳前，经过客主人穴的前方，与前支脉会于颊部，至眼外角，与足少阳胆经相接。

由本经脉气所发生的病变，会出现耳聋，喉咙肿痛等症状。本经主气所生的病变，有汗出、眼外角痛、颊痛、耳后、肩、臑、肘、臂的外侧都痛，无名指不能活动。像这些病，实证就用泻法，虚证就用补法，热证就用速刺法，寒证就用留针法，脉虚下陷的就用灸法，不实不虚的就从本经取治。本经的实证，是指人迎脉比寸口脉大一倍；本经的虚证，是指人迎脉反小于寸口脉。

胆足少阳经脉，起于眼外角，上行至额角，向下绕到耳后，沿颈走手少阳三焦经的前面，至肩上，又交叉到手少阳三焦经的后面，入缺盆；它的支脉，从耳后入耳内，出于耳前，至眼外角的后方；又一支脉，从眼外角下行至大迎穴，与手少阳三焦经相合，至眼眶下，向颊车，下颈，与前一支脉合于缺盆，再由此下行胸中，贯通膈膜，联络肝脏，入属胆腑，沿着胁里，出少腹两侧的气街，绕过阴毛际，横入环跳部；其直行的经脉，从缺盆下腋，沿着胸部过季胁，与前支脉会合于环跳部，再下沿大腿外侧，下行至膝外缘，下走外辅骨的前方，直下至外踝上方的腓骨凹陷处，出于踝前，沿着足背，出足小趾与第

之间；其支者，别跗上，入大指之间，循大指歧骨内出其端，还贯爪甲，出三毛。

是动则病口苦，善太息，心胁痛，不能转侧，甚则面微有尘，体无膏泽，足外反热，是为阳厥。是主骨所生病者，头痛颔痛，目锐眦痛，缺盆中肿痛，腋下肿，马刀侠瘿，汗出振寒，疟，胸、胁、肋、髀、膝外至胫绝骨外踝前及诸节皆痛，小指次指不用。为此诸病，盛则泻之，虚则补之，热则疾之，寒则留之，陷下则灸之，不盛不虚，以经取之。盛者，人迎大一倍于寸口；虚者，人迎反小于寸口也。

肝足厥阴之脉，起于大趾丛毛之际，上循足跗上廉，去内踝一寸，上踝八寸，交出太阴之后，上腘内廉，循股阴入毛中，过阴器，抵小腹，挟胃属肝络胆，上贯膈，布胁肋，循喉咙之后，上入颃颡(颃 háng 颡：鼻腔后部之鼻后孔所在的部位，它是鼻腔与咽部相通的部位，也是鼻的内窍)，连目系，上出额，与督脉会于巅；其支者，从目系下颊里，环唇内；其支者，复从肝别贯膈，上注肺。

是动则病腰痛不可以俯仰，丈

四趾之间；另一支脉，由足背走向大趾之间，沿着大趾的骨缝，至大趾尖端，再回走穿过爪甲，出三毛，与足厥阴肝经相接。

由本经脉气所发生的病变，就会感到口苦，时常叹气，心胁作痛，身体不能转动，重者面有尘色，全身肌肤失去了润泽，足外侧发热，这叫阳厥。本经主骨所生的病证，有头痛、下颔痛、眼外角痛、缺盆肿痛、腋下肿、腋下或颈旁生瘰疬、自汗出、寒战、疟疾、胸、胁、肋、大腿、膝以至胫骨、绝骨、外踝前以及诸关节都痛，足第四趾不能活动。像这些病，实证就用泻法，虚证就用补法，热证就用速刺法，寒证就用留针法，脉虚下陷的就用灸法，不实不虚的就从本经取治。本经气盛的实证，是指人迎脉比寸口脉大一倍；本经的虚证，是指人迎脉反比寸口脉小。

肝的经脉足厥阴经，起于足大趾丛毛上的大敦穴，沿着足背上侧，至内踝前一寸处，向上至踝骨上八寸处，交叉于足太阴脾经的后方，上膝弯内缘，沿阴股，入阴毛中，环绕阴器一周，至小腹，夹行于胃部，上行属肝，下络于胆，再向上通过膈膜，散布于胁肋，从喉咙的后侧，入喉咙的上孔，联络眼球深处的经脉，再上出额部，与督脉会合于头顶中央之百会穴；它的支脉，从眼球深处脉络，向下行于颊部内侧，环绕口唇之内；另一支脉，又从肝脏通过膈膜，上注于肺脏，与手太阴肺经相接。

由本经脉气所发生的病变，会出现腰

夫癀疝，妇人少腹肿，甚则嗌干，面尘脱色。是主肝所生病者，胸满呕逆，飧泄狐疝，遗溺闭癃。为此诸病，盛则泻之，虚则补之，热则疾之，寒则留之，陷下则灸之，不盛不虚，以经取之。盛者，寸口大一倍于人迎；虚者，寸口反小于人迎也。

手太阴气绝，则皮毛焦。太阴行气，温于皮毛者也。故气不荣，则皮毛焦；皮毛焦，则津液去皮节；津液去皮节者，则爪枯毛折；毛折者，则毛先死。丙笃丁死，火胜金也。

手少阴气绝，则脉不通。少阴者，心脉也；心者，脉之合也。脉不通，则血不流；血不流，则髦色不泽。故其面黑如漆柴者，血先死。壬笃癸死，水胜火也。

足太阴气绝者，则脉不荣肌肉。唇舌者，肌肉之本也。脉不荣，则肌肉软；肌肉软，则舌萎，人中满；人中满，则唇反；唇反者，肉先死。甲笃乙死，木胜土也。

痛，不能俯仰，男人阴囊肿大，女人少腹部肿胀，病重的咽喉发干，面上如尘，脱去光泽。本经主肝脏所发生的病证，有胸满、呕逆、飧泄、狐疝、遗尿、小便不通等。像这些病，实证就用泻法，虚证就用补法，热证就用速刺法，寒证就用留针法，不实不虚的就从本经取治。本经气盛的实证，是指寸口脉比人迎脉大一倍；本经的虚证，是指寸口脉反比人迎脉小。

手太阴肺经的脉气竭绝，皮毛就会焦枯。手太阴肺是能够行气，柔和皮毛的。所以，气行不畅，就会使皮毛焦枯；皮毛焦枯，就表明津液耗损；津液耗损，就会伤及肌表；肌表受伤，就会使皮枯毛落；毛发脱落，就是肺经脉气先死的征象。因为肺在五行属金，丙丁属火，火能胜金，所以肺病在丙日危重，在丁日死亡。

手少阴心经的脉气竭绝，脉道就会不通；脉道不通，血液就不能周流；血不周流，面色就无光泽；面色无光泽，就是血脉先死的征象。所以，心病危重于壬日，死亡于癸日，因为心在五行属火，壬癸属水，水能胜火。

足太阴脾经的脉气竭绝，那经脉就不能滋养肌肉。唇舌是肌肉的根本，经脉不能滋养肌肉，肌肉就不滑润；肌肉不滑润，人中部就会肿满；人中肿满，就会出现口唇外翻；口唇外翻，就是肌肉先死的征象。所以，脾病危重于甲日，死亡于乙日，因为脾在五行属土，甲乙属木，木能胜土。

足少阴气绝，则骨枯。少阴者，冬脉也，伏行而濡骨髓者也。故骨不濡，则肉不能著也；骨肉不相亲，则肉软却；肉软却，故齿长而垢，发无泽；发无泽者，骨先死。戊笃己死，土胜水也。

足厥阴气绝，则筋绝。厥阴者，肝脉也；肝者，筋之合也；筋者，聚于阴气（聚于阴气：阴气，在《难经》及各家注释中，均作"阴器"，也就是生殖器。聚于阴器的筋，主要为经筋），而脉络于舌本也。故脉弗荣，则筋急；筋急，则引舌与卵。故唇青、舌卷、卵缩，则筋先死。庚笃辛死，金胜木也。

五阴气俱绝，则目系转，转则目运。目运者，为志先死。志先死，则远一日半死矣。六阳气绝，则阴与阳相离，离则腠理发泄，绝汗乃出。故旦占夕死，夕占旦死。

经脉十二者，伏行分肉之间，深而不见；其常见者，足太阴过于外踝之上，无所隐故也。诸脉之浮而常见者，皆络脉也。六经络手阳明少阳之大络，起于五指间，上合

足少阴肾经的脉气竭绝，就会发生骨枯证。因为足少阴是冬脉（即肾脉），它伏行深部濡养骨髓，所以如果骨髓得不到肾气的濡养，肌肉就不能贴附于骨骼了。骨肉不能相结，肌肉就会软缩；肌肉软缩，牙齿就显得长而枯燥，头发没有光泽；头发没有光泽，就是骨已先死的征象。所以，肾病、骨病一般戊日危重，己日死亡，因为肾在五行属水，戊己属土，土能胜水。

足厥阴肝经的脉气竭绝，就会使筋拘急痉挛。因为足厥阴经是属于肝脏的脉，肝脏外合于筋，而各经筋又聚于阴器，向上联系到舌根，所以，如果肝脏不能养筋，就会出现筋缩挛急；筋缩挛急，就会牵引舌卷与睾丸上缩。舌卷与睾丸上缩，就是筋已先死的征象。所以，肝病一般危重于庚日，死亡于辛日，因为肝在五行属木，庚辛属金，金能胜木。

如果五脏阴经脉气全都竭绝，就会出现目系转动，目系转动就会觉得眼晕。眼晕就是精志先死的征象。精志既已先绝，那形体一天半就必然死亡了。如果六腑阳经的脉气全都竭绝，就会出现阴阳分离；阴阳分离，则腠理不固，精气外泄，绝汗必然流出。凡出现这种情况的，必是早晨发病晚上死亡，或晚上发病早晨就死亡。

于是阴阳十二经脉，都隐伏在体内而行于分肉之间，很深，在体表看不到。所能看到的，只是手太阴肺经在经过外踝时无所隐蔽的缘故。诸脉在浅表而常可见到的，都是络脉。在手足六经络脉中，手阳

肘中。饮酒者，卫气先行皮肤，先充络脉，络脉先盛，故卫气已平，营气乃满，而经脉大盛，脉之卒（卒：同"猝"，突然）然动者，皆邪气居之，留于本末，不动则热，不坚则陷且空，不与众同，是以知其何脉之动也。

雷公曰：何以知经脉之与络脉异也？

黄帝曰：经脉者常不可见也，其虚实也，以气口知之。脉之见者，皆络脉也。

雷公曰：细子无以明其然也。

黄帝曰：诸络脉皆不能经大节之间，必行绝道（绝道：就是"别道"的意思，也就是指与经脉循行路径不同的循行道路）而出，入复合于皮中，其会皆见于外。故诸刺络脉者，必刺其结上（结上：络脉有血液淤结的地方）。甚血者虽无结，急取之以泻其邪而出其血，留之发为痹也。凡诊络脉，脉色青则寒且痛，赤则有热。胃中寒，手鱼之络多青矣；胃中有热，鱼际络赤。其暴黑者，留久痹也；其有赤有黑有青者，寒热气也；其青短者，少

明大肠经、手少阳三焦经的大络，分别起于五指之间，上合于肘中。饮酒的人，其酒气随卫气行于皮肤，先充于络脉，使络脉满盛。这样，卫气均平，营气满盛，经脉也就大盛了。人的经脉猝然充盛，都是邪气侵袭于内，留在经脉本末里，聚集不动，就容易化热。如果浮络不坚实，就是有病邪侵入，经气虚空，不与一般无邪的脉象相同，由此即可察知哪条经脉发生了病变。

雷公问：怎样才能知道经脉与络脉的不同呢？

黄帝说：经脉在一般情况下是看不到的。它的虚实情况，可从气口切脉诊察测知。那些浮现在外可以看到的脉都是络脉。

雷公说：我还是不明白这个道理。

黄帝说：所有络脉，都不能经过大关节之间，而行于经脉所不到的部位，出于皮表，越过大关节后，再结合皮部的浮络，共同会合而显现于外。所以凡是针刺络脉的病变，一定要刺在它聚结的地方。病重的，虽然皮有瘀血聚结，也应急刺，以去其病邪，而放出瘀血，如果瘀血留在了里面，就能成为痹证。大凡诊视络脉的病变，如果脉色青，就是有寒邪郁积并有疼痛；如果脉色赤，就是有热。胃里有寒，手鱼部的络脉多呈青色；胃里有热，鱼际的络脉则呈现赤色。鱼际的络脉如呈黑色，就是邪留日久的痹病。如果有赤有黑又有青色的，是寒热错杂的病变。如果色青而短，

气也。凡刺寒热者皆多血络。必间日而一取之，血尽而止，乃调其虚实。其小而短者少气，甚泻之则闷，闷甚则仆，不得言。闷则急坐之也。

手太阴之别，名曰列缺。起于腕上分间，并太阴之经，直入掌中，散入于鱼际。其病实，则手锐（手锐：指手的锐骨部，也就是指手掌后方之小指侧的高骨）掌热；虚，则欠㰦（qù），小便遗数。取之，去腕寸半。别走阳明也。

手少阴之别，名曰通里。去腕一寸半，别而上行，循经入于咽中，系舌本，属目系。其实则支膈（支膈：指胸膈间支撑做胀以致感觉不舒畅的病证），虚则不能言。取之掌后一寸。别走太阳也。

手心主之别，名曰内关。去腕二寸，出于两筋之间，别走少阳。循经以上，系于心，包络心系。实则心痛，虚则为烦心。取之两筋间也。

手太阳之别，名曰支正。上腕五寸，内注少阴；其别者，上走肘，络肩髃。实则节弛肘废；虚则

为气弱的征象。凡是针刺胃中寒热的病变，都是多刺血络，一定要隔日一刺，瘀血泻完即止针，然后再察明病证的虚实，如络脉色青而短的，是气少，过用泻法就会使患者心中烦乱，甚至跌倒，不能说话。如出现这种心烦的情况，要赶快扶起静坐，以防跌倒。

手太阴肺经的别出络脉，名叫列缺。起于腕上分肉之间，与手太阴经脉并行，直入手掌内侧，散布于鱼际。本络脉如发生病变，属实的，锐骨和手掌会发热；属虚的，就会张口打呵欠，小便不禁或频繁。治疗时，应取腕后一寸半的列缺穴。本络由此别走手阳明大肠经脉。

手少阴心经的别出络脉，名叫通里，起于腕后内侧一寸半处，别出上行，循着本经经脉入于咽中，系于舌根，联于目系。如本络脉发生病变，属实的，就会使心膈间支撑不舒；属虚的，就会不能说话。治疗时，应取掌后一寸的通里穴。本络由此别走手太阳小肠经。

手厥阴心包络经的别出络脉，名叫内关，在腕后内侧二寸处，别出于两筋中间，由此别走手少阳经，并循本经上行，系于心包络。如本络脉发生病变，属于心系的实证，就会心痛；属于虚证，就会心烦。在治疗时应取腕上二寸两筋中间的内关穴。

手太阳小肠经的别出络脉，名叫支正，起于腕上五寸，向内注于手少阴心经；其别出的，上走肘部，再上行络于肩髃穴。

生胝，小者如指痂疥（痂疥：在古代指的是一种皮肤病）。取之所别也。

手阳明之别，名曰偏历。去腕三寸，别入太阴；其别者，上循臂，乘肩髃，上曲颊（曲颊：即指下颔后方之下颔骨的弯曲处，在耳垂的下方。因其形状屈曲，故名）偏齿；其别者，入耳，合于宗脉（宗脉：即指聚结于耳中的经脉）。实则龋齿耳聋，虚则齿寒痹隔（痹隔：痹，就是闭塞不通的意思。痹隔，就是胸膈间闭塞不通的意思）。取之所别也。

手少阳之别，名曰外关。去腕二寸，外绕臂，注胸中，合心主。病实则肘挛，虚则不收。取之所别也。

足太阳之别，名曰飞阳。去踝七寸，别走少阴。实则鼽窒（窒：阻塞不通），头背痛；虚则鼽衄。取之所别也。

足少阳之别，名曰光明，去踝五寸，别走厥阴，下络足跗。实则厥，虚则痿躄（痿躄 bì：下肢痿软没有力气，不能行走），坐不能起。取之所别也。

如本络脉发生病变，属于实的，就会骨节松弛，肘部拘挛；属于虚的，就会出现赘疣，小的就像指间痂疥那样。治疗时，应取本经别出的支正穴。

手阳明大肠经的别出络脉，名叫偏历。在手掌后方离腕关节三寸处，别出走入手太阴经；它的别出之脉，上行于臂，沿肩髃再上行过颈到曲颊，偏络于齿根；另一别出之脉，上入耳中，与手太阳、手少阳、足少阳、足阳明四脉会合。如本络脉发生病变，属实证的，会出现龋齿、耳聋；属虚证的，会出现牙齿发冷，膈间闭塞。治疗时，可取本经别出的偏历穴。

手少阳三焦经的别出络脉，名叫外关，在腕后二寸处，向外绕行于臂部，注入胸中，与心包络经相合。如本络脉发生病变，属实证的，会出现肘节拘挛；属虚证的，会出现肘节弛缓不收。治疗时，可取本经别出的外关穴。

足太阳膀胱经的别出络脉，名叫飞阳。在足外踝上七寸处，别走足少阴肾经的经络。如本络脉发生病变，属实证的，会出现鼻塞不通，头背部疼痛；属虚证的，会出现鼻流清涕或鼻出血。治疗时，可取本经别出的飞阳穴。

足少阳胆经的别出络脉，名叫光明。在外踝上五寸，别走足厥阴肝经的经络，并经下行绕络于足背。如本络脉发生病变，属实证的，会出现厥逆；属虚证的，会难以行走，坐不能起。治疗时，可取本经别出的光明穴。

足阳明之别，名曰丰隆。去踝八寸。别走太阴；其别者，循胫骨外廉，上络头项，合诸经之气，下络喉嗌。其病气逆则喉痹瘁瘖（瘁瘖：马莳认为"瘁"字应该作"猝"字解，也就是突然的意思。瘁瘖，就是突然失音，不能言语的意思）。实则狂癫，虚则足不收，胫枯。取之所别也。

足太阴之别，名曰公孙。去本节之后一寸，别走阳明；其别者，入络肠胃，厥气上逆则霍乱（霍乱：病名。其发作时上吐下泻，挥霍缭乱，故名霍乱）。实则肠中切痛，虚则鼓胀。取之所别也。

足少阴之别，名曰大钟。当踝后绕跟，别走太阳；其别者，并经上走于心包下，下贯腰脊。其病气逆则烦闷，实则闭癃，虚则腰痛。取之所别者也。

足厥阴之别，名曰蠡（11）沟。去内踝五寸，别走少阳；其别者，经胫上睾，结于茎。其病气逆则睾肿卒疝。实则挺长，虚则暴痒。取之所别也。

任脉之别，名曰尾翳（尾翳

足阳明胃经的别出络脉，名叫丰隆。在外踝上八寸，别走足太阴脾经的经络；它的别出之脉，沿着胫骨外缘，上行络于头部，会合诸经之气于缺盆中，向下络于喉咽。如本络脉发生病变，气向上逆，会出现喉中肿闭和突然音哑。属实证的，就会癫狂；属虚证的，就会足缓不收，胫部肌肉萎缩。治疗时，可取本经别出的丰隆穴。

足太阴脾经的别出络脉，名叫公孙。在足大趾本节后一寸处，别走足阳明胃经的经络；它的别行之脉，上行入腹络于肠胃。如本络脉发生病变，厥气上逆至于肠胃，必然会发生霍乱。属实证的，会出现腹中痛如刀切；属虚证的，会出现腹胀如鼓。治疗时，应取本经别出的公孙穴。

足少阴肾经的别出络脉，名叫大钟。在足内踝后绕足跟，别走入于足太阳膀胱经的经络；它的别出络脉，与本经并行，上走于心包之下，再下行贯通腰脊。如本络脉发生病变，就会出现气逆烦闷，属实证的，会小便不通；属虚证的，会腰痛。治疗时，可取本经别出的大钟穴。

足厥阴肝经的别出络脉，名叫蠡沟。在内踝上五寸处，别走足少阳胆经的经络；它的别行经脉，沿本经上行至睾丸，归于阴茎。如本络脉发生病变，邪气上逆，就会出现睾丸肿大并突发疝气暴痛；属实证的，阴茎挺直而长；属虚证的，阴部奇痒。治疗时，可取本经别出的蠡沟穴。

任脉的别出络脉，名叫尾翳，由此别出

yì：是鸠尾穴的别名）。下鸠尾，散于腹。实则腹皮痛，虚则痒搔。取之所别也。

督脉之别，名曰长强。挟脊上项，散头上，下当肩胛左右，别走太阳，入贯膂。实则脊强，虚则头重。高摇之，挟脊之有过者（挟脊之有过者：过，在此就是发生病变的意思。挟脊之有过者，就是指夹行于脊柱两侧部位的络脉发生病变而引起的病证）。取之所别也。

脾之大络，名曰大包。出渊腋下三寸，布胸胁。实则身尽痛，虚则百节尽皆纵。此脉若罗络之血者，皆取之脾之大络脉也。

凡此十五络者，实则必见，虚则必下。视之不见，求之上下。人经不同，络脉异所别也。

下行，散于腹部。如本络脉发生病变，属实证的腹皮痛，属虚证的则腹部皮肤瘙痒。治疗时，可取本经别出的尾翳穴。

督脉的别出络脉，名叫长强，挟脊上行至项部，散于头上，向下行于肩胛左右，别走足太阳膀胱经的经络，入贯于脊柱两旁。如本络脉发生病变，属实的，脊柱强直，不能俯仰；属虚证的，头部沉重。治疗时，可取本经别出的长强穴。

脾之大络，名叫大包，从渊腋下三寸别出而散布于胸胁。如本络脉发生病变，属实证的，全身都感觉疼痛；属虚证的，全身关节弛缓无力。这支络脉能包罗诸络脉之血。治疗时，可取本经别出的大包穴。

以上这十五络脉，它们在病变时，邪气盛实则血液充满脉中明显易见，正气虚则络脉必陷下而看不见，应当上下仔细观察寻求，由于每人的经脉不同，络脉也一定有所差异。

【解要】

本节详细论述了人体十二经脉的循行路线、各经脉发生病变时的表现与治疗方法，强调经脉在诊断和治疗上的重要作用，又列举了五阴经气绝的特征和预后，经脉的颜色变化和所主的病证，最后讲解人体十五经脉的名称、循行路线和各络脉发病时患者的表现与治疗。

# 第十一节 经别：气血运行的旁支通路

## 【题解】

经，即指十二正经；别，其他的、另外之意，此指正经之中别道而行的部分，是属于正经的范围、而又区别于正经的支脉。本节是紧承前节正经，讨论十二经脉之别道而行的部分，其循行的路线不仅部位深而且距离长——由四肢深入内脏，再由内脏出于头颈，出入离合及其走行的路线，是十二经脉中重要的支脉，所以名为"经别"。

## 【原文】

黄帝问于岐伯曰：余闻人之合于天道也，内有五脏，以应五音、五色、五时、五味、五位也；外有六腑，以应六律，六律建阴阳诸经，而合之十二月、十二辰、十二节、十二经水、十二时、十二经脉者，此五脏六腑之所以应天道。夫十二经脉者，人之所以生，病之所以成，人之所以治，病之所以起，学之所始，工之所止也。粗之所易，上之所难也。请问其离合出入，奈何？

岐伯稽首再拜曰：明乎哉问

## 【译文】

黄帝向岐伯问道：我听说人体的组成与自然界的现象相应合，内有属阴的五脏分别与五音、五色、五时、五味、五方相应；外有属阳的六腑与六律相应，六律有阴有阳以应阴阳诸经，合于时令的十二月份、十二辰、十二节、十二经水、十二时、十二经脉。这就是五脏六腑和自然界现象相适应的情况。十二经脉是人体气血运行的通路，人体的生存、疾病的发生，以及人体的健康和疾病的痊愈，都与经脉的作用有关。初学医者必须学习这些经脉理论，即使是高明的医生也要留心经脉。庸医认为经脉易学，而高明的医生却认为难以学精。请问经脉在人体内离合出入的路径是怎样的？

岐伯行跪拜大礼后回答说：问得很高明！

也！此粗之所过，上之所息也，请卒言之。

足太阳之正（足太阳之正：正，就是指正经，其意思就是说这条经脉并非支络，而是十二经脉在其主要循行通路之外的那些别道而行的部分），别入于腘中，其一道，下尻五寸，别入于肛，属于膀胱，散之肾，循膂，当心入散；直者，从膂，上出于项，复属于太阳。此为一经也。足少阴之正，至腘中，别走太阳而合，上至肾，当十四椎，出属带脉（带脉：在侧腹部，章门下约1.8寸，当第十二肋骨游离端下方垂线与脐水平线的交点上）；直者，系舌本，复出于项，合于太阳。此为一合。或以诸阴之别，皆为正也。

足少阳之正，绕髀入毛际，合于厥阴；别者，入季胁之间，循胸里属胆，散之肝，上贯心，以上挟咽，出颐颔中，散于面，系目系，合少阳于外眦也。足厥阴之正，别跗上，上至毛际，合于少阳，与别俱行。此为二合也。

足阳明之正，上至髀，入于腹里，属胃，散之脾，上通于心，上循咽，出于口，上颏颏，

一般庸医往往忽略这些经脉离合出入道理，只有高明的医生才留心研究它。我详细地说一下吧！

足太阳膀胱经的正经，别行入于膝腘窝中，其中有一道至尻下五寸处，别行上入肛门，内行腹中，属于膀胱本腑，再散行至肾脏，沿脊内上行，当心脏的部位入内而散；其直行的，从脊上出于项部，再入属于足太阳本经经脉。这就是足太阳本经之外别行的一经。足少阴肾经的正经，行到膝腘窝中，别行与足太阳经相会合，上行至肾脏，当十四椎处，外出属于带脉；其直行的经脉，系于舌根，又出于项部，与足太阳膀胱经相合。这是足太阳与足少阴表里阴阳相配的第一合。或以诸阴经的经别与诸阳经的经别相互配合，都称为正经。

足少阳胆经别行的正经，上行绕大腿在气街分出入于阴毛边缘中，与足厥阴肝经相合；其别行的一脉，入于季胁之间，沿着胸里，入属于胆本腑，散行上至肝脏，通过心部，上行挟咽喉的两旁，出于腮部与下巴的中间，散布于面部，系于目系，与足少阳本经会合于眼外角处。足厥阴肝经的正经，自足背上别行，上至阴毛处，与足少阳胆经相合，与胆经的正经偕行。这就是足少阳与足厥阴表里阴阳相配的六合中第二合。

足阳明胃经别行的正经，上行至髀部，进入腹里，属于胃本腑，散行至脾脏，上通于心，沿咽部出于口，上行鼻头鼻梁，还绕

还系目系，合于阳明也。足太阴之正，上至髀，合于阳明，与别俱行，上络于咽，贯舌中。此为三合也。

手太阳之正，指地（指地：就是向下的意思，在此是指手太阳小肠经之别行正经的走行方向是自上而下的），别于肩解，入腋走心，系小肠也。手少阴之正，别入于渊腋（渊腋：在侧胸部，举臂，当腋中线上，腋下3寸，第四肋间隙中）两筋之间，属于心，上走喉咙，出于面，合目内眦。此为四合也。

手少阳之正，指天，别于巅，入缺盆（缺盆：锁骨上窝中央，前正中线旁开4寸），下走三焦，散于胸中也。手心主之正，别下渊腋三寸，入胸中，别属三焦，出循喉咙，出耳后，合少阳完骨（完骨：在头部，当耳后乳突的后下方凹陷处）之下。此为五合也。

手阳明之正，从手循膺乳，别于肩髃（肩髃：肩峰端下缘，当肩峰与肱骨大结节之间，三角肌上部中央。肩平举时，肩部出现两个凹陷，前言的凹陷中），入柱骨，下走大肠，属于肺，上循喉咙，出缺盆，合于阳明也。手太阴之正，别入渊腋少

目系，合于足阳明胃经脉。足太阴经的正经，上行至髀部，合于足阳明胃经，与足阳明别行的正经向上偕行，上络于咽部，贯串于舌根。这就是足阳明和足太阴表里阴阳配合的六合中第三合。

手太阳小肠经别行的正经，是自下而上的，从肩胛关节处入于腋下，走入心脏，系于小肠本腑。手少阴心经的正经，别行入于腋下渊腋穴两筋之间，属于心主，上走喉咙，出于面部，与手太阳经的支脉会合于内眼角。这是手太阳和手少阴表里阴阳相配的六合中的第四合。

手少阳经别出而行的正经，自上而下，从巅顶，别行入于缺盆，向下行至三焦本腑，散于胸中。手厥阴心包经脉别出而行的正经，别出于渊腋下三寸处，入于胸中，别行联属三焦，沿着喉咙上行出耳后，与手少阳三焦经会合于完骨的下方。这是阴阳表里相配的第五合。

手阳明大肠经别行的正经，从手部分出并向上走行，到达于胸部，之后再沿着侧胸与乳部的中间，别行出于肩髃穴所在的地方，由此再向上进入柱骨，其后再向下走行至本经所属的脏腑大肠腑，继而再折返向上，联属于肺脏，并沿着喉咙向上出于缺盆部，而最终与手阳明大肠经的本经相会合。手太阴肺经别行的正经，从本经别行分出之后，就

阴之前，入走肺，散之大肠，上出缺盆，循喉咙，复合阳明（复合阳明：阴经经别，合于有表里关系的阳经，阳经经别合入本经。所以十二经别就构成"六合"。复，再走）。此六合也。

走行至渊腋穴处手少阴心经的前方，由此再进入体内并走行到本经所属的脏腑——肺脏，进而再向下散行至大肠腑，此后它就折返上行，出于缺盆，并沿着喉咙走行，而与手阳明大肠经的经脉相会合。这就是手阳明大肠经与手太阴肺经这两条互为表里的经脉在六合之中所形成的第六合。

【解要】

本节主要论述了十二经别的循行情况：首先讲经别循行与正经循行的不同之处，主要在于其具有离合出入的特性，指出人体组成与天地万物相对应的情况以及学习经脉理论的重要性；再介绍足太阳膀胱、足少阴肾、足少阳胆、足厥阴肝、手太阳小肠、手少阴心、手少阳三焦、手厥阴心包络等经别，经别的循行路线和出入离合。

# 第十二节　经水：人体经水与自然的对应关系

## 【题解】

　　经，指人体十二正经脉；经水，即外合十二经脉、内应五脏六腑的水行之通道。本篇通过比喻，把人体经水分别与古代版图上的清、渭、海、湖、汝、渑、淮、漯、江、河、济、漳十二条河流相对应，来阐释人体经水的大小、深浅、广狭、远近等各不相同，并以此来确定用针深浅、停留时间长短，以及对气血多少的判断，故篇名为"经水"。

## 【原文】

　　黄帝问于岐伯曰：经脉十二者，外合于十二经水（十二经水：指古代版图上十二条较大的河流。在此主要是以其川流不息的样子，来比喻经脉受血而周流于人体的状态，因此称为经水），而内属于五脏六腑。夫十二经水者，其有大小、深浅、广狭、远近各不同，五脏六腑之高下、大小、受谷（受谷：指受纳饮食水谷精微）之多少，亦不等，相应奈何？夫经水者，受水而行之，五脏者，合神气魂魄而藏之；六腑者，受谷而行之，受气（受气：此受纳水谷精微之气）而扬之；经脉者，受血而营之。合而以治，奈何？刺之深浅，灸之壮数（壮数：施灸所点燃的艾炷数。凡施灸时点燃一个艾炷，叫一壮），可得闻乎？

## 【译文】

　　黄帝向岐伯问道：人体十二经脉，在外与大地之十二经水（清、渭、海、湖、汝、渑、淮、漯、江、河、济、漳十二水）相应，在内则连属五脏六腑。这十二条河，有大小、深浅、广狭、远近之分，五脏六腑也有上下、大小以及盛受水谷多少的差别，它们是怎样相应的呢？经水受纳大地之水，而流行不息；五脏结合神气魂魄，而收藏于内；六腑受纳水谷，汲取精气而散布于全身内外；经脉受纳血液，而周流全身、营养百体。把以上这些情况相应结合起来，运用到治疗上，是怎样的呢？针刺的深浅及施灸的壮数，可以说给我听吗？

岐伯答曰：善哉问也！天至高，不可度；地至广，不可量。此之谓也。且夫人生于天地之间，六合（六合：东南西北上下六个方向合起来就称作六合。六合之内，就是在天地之间的意思）之内，此天之高、地之广也，非人力之所能度量而至也。若夫八尺之士（八尺之士：八尺，古代八尺泛指人体的高度，一尺约为0.23米。《周礼考工记》之中就有"人长八尺"的记载），皮肉在此，外可度量切循而得之，其死可解剖而视之。其脏之坚脆，腑之大小，谷之多少，脉之长短，血之清浊，气之多少，十二经之多血少气，与其少血多气，与其皆多血气，与其皆少血气，皆有大数。其治以针艾，各调其经气，固其常有合乎。

黄帝曰：余闻之，快于耳，不解于心，愿卒闻之。

岐伯答曰：此人之所以参天地而应阴阳也，不可不察。足太阳外合于清水，内属于膀胱，而通水道焉。足少阳外合于渭水，内属于胆。足阳明外合于海水，内属于胃。足太阴外合于湖水，内属于脾。足少阴外合于汝水，内属于肾。足厥阴外合于渑水，内属于肝。手太阳外合于淮水，内属于小肠，而水道出焉。手少阳外合于漯

岐伯回答说：问得很好啊！天很高，而其高不好计算；地很广，而其阔也难以测量。这确是不易解答的难题。人生在天地之间、六合之内，对于天的高度、地的广度，不是人力所能度量准确的。而对八尺长的人之躯体来说，有皮肉血脉，如果活着，可观察探摸，死人则可解剖而详细查看，五脏的强弱、六腑的大小、受谷的多少、经脉的长短、血液的清浊、气分的多少，以及十二经脉中有的多血少气，有的少血多气，有的血气都多，有的血气都少，皆有一定的规律。根据这个规律，使用针灸治疗，分别调和经气的虚实，也都有一定的规律。

黄帝说：我听了你所说的这些道理，听起来很清楚，但心里仍不太理解，希望你再详细地讲解一下。

岐伯回答说：这就是人的身体配合天地而适应阴阳的道理，不可不详细体察。足太阳膀胱经外可配合泾水，内则连属膀胱本腑，而与全身的水道相通。足少阳胆经外合渭水，内则连属胆腑。足阳明胃经外合海水，内则连属胃腑。足太阴脾经外合湖水，内则连属脾脏。足少阴肾经外合汝水，内则连属肾脏。足厥阴肝经外合渑水，内则连属肝脏。手太阳小肠经外合淮水，内则连属小肠，小肠分别清浊之后由

水，内属于三焦。手阳明外合于江水，内属于大肠。手太阴外合于河水，内属于肺。手少阴外合于济水，内属于心。手心主外合于漳水，内属于心包。凡此五脏六腑十二经水者，外有源泉，而内有所禀，此皆内外相贯，如环无端，人经亦然。故天为阳，地为阴，腰以上为天，腰以下为地。故海以北者，为阴，湖以北者，为阴中之阴；漳以南者为阳，河以北至漳者，为阳中之阴；漯以南至江者，为阳中之太阳。此一隅之阴阳也，所以人与天地相参也。

黄帝曰：夫经水之应经脉也，其远近浅深，水血之多少，各不同，合而以刺之，奈何？

岐伯答曰：足阳明，五脏六腑之海（五脏六腑之海：此指足阳明胃经。《素问·痿论》："阳明者，五脏六腑之海。"）也，其脉大血多，气盛热壮，刺此者，不深弗散，不留不泻也。足阳明，刺深六分，留十呼（留十呼：留针呼吸十次的时间）；足太阳，深五分，留七呼。足少阳，深四分，留五呼；足太阴，深三分，留四呼；足少阴，深二分，留三呼。足厥阴，深一分，留二呼。手之阴阳，其受

水道而出。手少阳三焦经外合漯水，内则连属三焦本腑。手阳明大肠经外合江水，内则连属大肠本腑。手太阴肺经外合河水，内则连属肺脏。手少阴心经外合济水，内则连属心脏。手心主心包络经外合漳水，内则连属心包络。这五脏六腑、十二经水，外有源泉，内有所禀之水，都是内外互相贯通，像圆环一样周而复始，人的经脉也是这样的。所以天在上为阳，地在下为阴，人的腰部以上为天属阳，腰部以下为地属阴。以十二经水分阴阳，海水以北称为阴，湖水以北为阴中之阴；漳水以南称为阳，河水以北至漳水部位为阳中之阴；漯水以南至江水部位为阳中的太阳。这只是举一部分区域的阴阳情况，说明人身与天地相应的意义。

黄帝说：经水与经脉相应，它们两者之间的远近、浅深以及气血的多少，各不相同，这两者结合起来应用到针灸上是怎样的呢？

岐伯回答说：足阳明胃经，是五脏六腑之海，其经脉最大，而且血多，气盛、热壮，针刺时，不深刺则邪不能散，不留针则邪不能泻。足阳明经，针刺六分深，留针呼吸十次的时间。足太阳经，针刺五分深，留针呼吸七次的时间。足少阳经，针刺四分深，留针呼吸五次的时间。足太阴经，针刺三分深，留针呼吸四次的时间。足少阴经，针刺二分深，留针呼吸三次的时间。足厥阴经，针刺一分深，留针呼吸二次的时间。手的三阴三阳经脉，由于它们接受脏气的道近，气行也快，针刺的深度，一

气之道近，其气之来疾，其刺深者，皆无过二分；其留，皆无过一呼。其少长、大小、肥瘦，以心撩（撩：揣度）之，命曰法天之常，灸之亦然。灸而过此者得恶火，则骨枯脉涩；刺而过此者，则脱气。

黄帝曰：夫经脉之小大，血之多少，肤之厚薄，肉之坚脆，及䐃之大小，可为量度乎？

岐伯答曰：其可为度量者，取其中度也。不甚脱肉而血气不衰也。若失度之人，病瘦（病xiāo瘦：消瘦，身体变瘦）而形肉脱者，恶可以度量刺乎。审切循扪按，视其寒温盛衰而调之，是谓因适而为之真（真：谨慎）也。

般不超过二分，留针的时间，一般不超过呼吸一次的时间。但人有老少、高矮、肥瘦的不同，还必须根据具体情况，使之合乎自然之理。灸法也是这样的。灸而过度，可成恶火，造成骨髓枯槁、血脉凝涩。刺而过度，会发生气脱，使正气受伤。

黄帝问：人体经脉的大小，营血的多少，皮肤的厚薄，肌肉的坚脆，以及腘窝部位的大小等等，都可以制定出一个统一的衡量标准吗？

岐伯回答说：这些都是可以制定出一个统一的衡量标准的，但它们都是以身材适中且肌肉不很消瘦，血气没有衰败的健康人作为标准而测量出来的。所以，对于那些身材、体质都与衡量标准不相近的人，如形体消瘦且肌肉脱陷者，就不能用这种标准去量度分寸，进行针刺。因而，医者在临证时，都应该首先仔细地按切脉象，循按肌肉，触摸皮肤，按压筋骨，以辨别患者的体质类型，然后再诊察病性的温寒、血气的盛衰，之后才可能进行适当的调治。只有做到了这一点，才称得上是因人制宜，也才能说这个医生已经真正掌握了治病的真诀。

【解要】

　　本节从人与自然对应的角度，讲述了人体十二经脉与十二条河流的对应关系（只是比喻），以及这种对应关系与阴阳的划分、气血运行状况及针刺法则的关系；介绍了在取用经脉治疗疾病时，十二经各自最适宜的进针深度和留针时间。

# 第十三节　经筋：联缀百骸，维络周身

## 【题解】

经筋，是指十二经脉之外的经脉，内藏经络、神经、血管、淋巴等系统。经筋犹如承载经水的渠道，"联缀百骸，故维络周身，各有定位"。因本节主要论述经筋的循行、经筋的发病、病证特点、病名和治疗原则，以经筋为主线阐释了经络理论体系中的重要内容，并对经络辨证和辨病的体系提供了系统的理论依据，故名为"经筋"。

## 【原文】

足太阳之筋，起于足小指，上结于踝，邪上结于膝，其下循足外踝，结于踵，上循跟，结于腘；其别者，结于踹（踹：小腿肚）外，上腘中内廉，与腘中并上结于臀，上挟脊，上项；其支者，别入结于舌本；其直者，结于枕骨，上头下颜，结于鼻；其支者，为目上网，下结于頄；其支者，从腋后外廉，结于肩髃；其支者，入腋下，上出缺盆，上结于完骨；其支者，出缺盆，邪上出于頄（頄kuí：人体部位名，即颧部）。其病小指支跟肿痛，腘

## 【译文】

足太阳膀胱经的筋，起始于足小趾，上行结聚于足外踝，再斜行向上结聚于膝部，它在足跗下行的一支，沿足外踝的外侧，结聚于踵部，上沿足跟，结聚于膝腘窝部；它别行的另一支，结聚于腿肚外侧，上行入于膝腘窝的内侧，与前在腘中的筋并行，上行结于臀部，再上行挟脊骨两旁而上至于项；由此分出的支筋，别行入内而结聚于舌根；它直行的那一支，上结于枕骨，上行头顶，下至颜面，结聚于鼻的两旁；从鼻分出的支筋，是上眼皮的纲维，下行结聚于颧骨部；它的又一支筋，从腋后外缘，上行结聚于肩髃穴处；由此处分出的支筋，入于腋下，上行而出于缺盆，再上行结聚于耳后的完骨部；再有一筋，从缺盆别出，斜上出于

挛，脊反折，项筋急，肩不举，腋支，缺盆中纽痛，不可左右摇。治在燔针劫刺（劫刺：是一种针刺的手法，即快速地进针和出针的刺法），以知为数（以知为数：知，解为"至"，即治病获效或病愈的意思；数，指针刺次数的限度。此应该理解为不管病是否痊愈，针刺的次数都不可超过极限），以痛为输。名曰仲春痹也。

足少阳之筋，起于小指次指，上结外踝，上循胫外廉，结于膝外廉；其支者，别起外辅骨（辅骨：即腓骨），上走髀（髀：指大腿或者大腿外侧），前者结于伏兔之上，后者结于尻；其直者，上乘䏚（䏚：读"渺"音，指胁下空软处）季胁，上走腋前廉，系于膺乳，结于缺盆；直者，上出腋，贯缺盆，出太阳之前，循耳后，上额角，交巅上，下走颔，上结于頄；支者，结于目眦，为外维。其病小指次指支转筋，引膝外转筋，膝不可屈伸，腘筋急，前引髀，后引尻，即上乘䏚季胁痛，上引缺盆、膺乳、颈，维筋急。从左之右，右目不开，上过右角，并蹻脉而行，左络于右，故伤左角，右足不用，命曰维

颛骨部。足太阳经筋所生的病证有：足小趾及跟踵部疼痛，膝腘部拘挛，脊背反折，项筋发急，臂不能上举，腋部及缺盆部纽结疼痛，肩部不能左右摇动。治疗时要采用火针，用快速的手法，应以病见效确定针刺次数，不可超过极限，以疼痛处为针刺的穴位。这种病叫仲春痹。

足少阳经的经筋，起于足第四趾趾端，沿足背上行结聚于外踝，再沿着胫骨外侧，向上结聚在膝部的外缘；足少阳经筋的一条分支，行至外辅骨处分出，向上行至大腿部，在此又分为两支。行于前面的一支，结聚在伏兔之上；行于后面的一支，结聚在尾骶部；其直行的一支，向上行至胁下空软处及季胁部位，再向上行于腋部的前缘，横过胸旁，连接乳房，向上结聚于缺盆；它的另一直行支线，出腋部，穿过缺盆，穿出后行于足太阳经筋的前面，沿耳后绕至上额角，交会于巅顶，从头顶侧面向下走至颔部，又转向上结聚于颛骨部；还有一支支筋，从颛部发出，结聚在外眼角，成为眼的外维。足少阳经的经筋发病时，见足第四趾掣引转筋，并牵扯膝部外侧转筋，膝部不能屈伸；腘窝部位筋脉拘急，前面牵引髀部疼痛，后面牵引尻部疼痛，向上则牵引季胁下空软处及软肋部作痛，向上牵引缺盆、胸侧乳部、颈部所维系的筋发生拘急。若是从左侧向右侧维络的筋拘急，则右眼不能张开，因为经筋上过右额角与蹻脉并行，而阴阳蹻脉在这里互相交叉，左右经筋也是互相交叉的，左侧的筋维络右侧，

筋相交。治在燔针劫刺，以知为数，以痛为输，名曰孟春痹也。

足阳明之筋，起于中三指，结于跗上，邪外上加于辅骨。上结于膝外廉，直上结于髀枢，上循胁，属脊；其直者，上循骬（骬：胫骨），结于膝；其支者，结于外辅骨，合少阳；其直者，上循伏兔，上结于髀，聚于阴器，上腹而布，至缺盆而结，上颈，上挟口，合于頄，下结于鼻，上合于太阳，太阳为目上网，阳明为目下网；其支者，从颊结于耳前。其病足中指支，胫转筋，脚跳坚，伏兔转筋，髀前肿，㿗疝，腹筋急，引缺盆及颊，卒口僻，急者目不合，热则筋纵，目不开。颊筋有寒，则急引颊移口；有热则筋弛纵缓，不胜收，故僻。治之以马膏，膏其急者，以白酒和桂，以涂其缓者，以桑钩钩之，即以生桑灰置之坎中，高下以坐等，以膏熨急颊，且饮美酒，啖美炙肉，不饮酒者，自强

所以左额角筋伤，会引起右足不能活动，这就是"维筋相交"。治疗这一病证应当用火针疾刺疾出的方法，针刺的次数以病愈为度，针刺的穴位就是感觉疼痛的地方。这种病证就叫孟春痹。

足阳明胃经之筋，起始于足次趾与中趾，结聚于足背，斜行外侧上方而至辅骨，向上结聚于膝外侧，直上结聚于髀枢部，上沿胁部，连属于脊柱；其直行之筋，从足背上行沿胫骨，结聚于膝；由此分出的支筋，结聚于外辅骨，与足少阳之筋相合；其直行的筋，上沿伏兔，再向上结于髀部，会聚于阴器，再向上行至腹部而散布，至缺盆而重新结聚，再上行通过颈部，挟口两旁，合于颧骨，下结于鼻，上合于足太阳之筋，足太阳是上眼胞的纲维，足阳明是下眼胞的纲维；从颧骨分出的支筋，通过颊部，结聚于耳的前方。足阳明胃经之筋所发生的病的症状有：足中趾及胫部转筋，足背拘急，伏兔部转筋，大腿前部发肿，阴囊肿大，腹筋拘紧，牵引缺盆、面颊和嘴突然歪斜，如寒，眼就不能闭合；如热，筋弛缓，眼就不能睁开。颊筋有寒，就会牵扯面颊，使口不能闭合；颊筋有热，就会使筋弛缓无力，所以发生口角歪斜的症状。治疗时，要用马脂，贴在拘紧的一侧，将白酒和桂皮涂抹于弛缓的一侧，并用桑钩钩住患者的口角，再将桑木炭火，置于地坑中，地坑的深浅与患者坐的高低相等，再用马脂熨帖拘急的颊部，同时要喝些酒，吃点烤肉之类的美味，不喝酒的人，也要勉强喝点，并在患部再三抚摩就可以了。治疗转筋的患者，要采用火针法，疾进疾出

也，为之三拊而已。治在燔针劫刺，以知为数，以痛为输。名曰季春痹也。

足太阴之筋，起于大指之端内侧，上结于内踝；其直者，络于膝内辅骨，上循阴股，结于髀，聚于阴器，上腹，结于脐，循腹里，结于肋，散于胸中；其内者，著于脊。其病足大指支内踝痛，转筋痛，膝内辅骨痛，阴股引髀而痛，阴器纽痛，下引脐两胁痛，引膺中脊内痛。治在燔针劫刺，以知为数，以痛为输。命曰孟秋痹也。

足少阴之筋，起于小指之下，并足太阴之筋，邪走内踝之下，结于踵（踵：脚后跟），与太阳之筋合，而上结于内辅之下，并太阴之筋而上循阴股，结于阴器，循脊内挟膂，上至项，结于枕骨，与足太阳之筋合。其病足下转筋，及所过而结者皆痛及转筋。病在此者，主痫瘛（痫瘛：癫痫、拘挛证）及痉，在外者不能俯，在内者不能仰。故阳病者腰反折不能俯，阴病者不能仰。治在燔针劫刺，

治疗，以病愈确定针刺的次数，以痛处作为腧穴。这种病叫季春痹。

足太阴经的筋，起始于足大趾趾端的内侧，上行结聚于内踝；其直行之筋，向上结聚于膝内的辅骨，沿股内侧上行，结聚于髀部，继而结聚在前阴，再上行至腹部，结聚于脐部，沿腹内上行，然后结于肋部，散布于胸中；其行于内侧的一支附着于脊柱两旁。足太阴经的经筋发病，可见足大趾牵引内踝作痛，转筋，膝内辅骨疼，股内侧牵引至髀部作痛，阴器像扭转一样拘紧疼痛，并向上牵引脐部及两胁作痛，进而牵引胸及脊内作痛。治疗本病应采取火针，用速刺疾出法，针刺的次数以病愈为度，以痛处为针刺的穴位。这种病证叫孟秋痹。

足少阴经的经筋，起始于足小趾的下方，然后进入足心，行于足的内侧，与足太阴经筋并行，再斜行向上，至内踝之下，结聚于足跟，向下与足太阳经筋相合，向上结聚于内辅骨下方，在此与足太阴经筋并行，向上沿大腿根部内侧结聚于阴器，再沿着脊柱旁肌肉上行至项部，结聚于头后部的枕骨，与足太阳经筋相合。足少阴经的经筋发病，可见足心发生转筋，且其经筋所经过和所结聚的部位，都有疼痛和转筋的症状出现。足少阴经筋发生的主要病证还有痫证、抽搐和项背反张等。病在背侧的不能前俯，病在胸腹侧的不能后仰。背为阳，腹为阴，阳病项背部筋急拘，腰部向后反折，身体就不能前俯；阴病腹部筋急，使身体向前曲，就不能后仰。治疗这种病应采用火针，用速刺急出法，针刺的次数以病愈为度，以痛处为针刺的穴

以知为数，以痛为输，在内者熨引饮药。发数甚者，死不治。名曰仲秋痹也。

足厥阴之筋，起于大指之上，上结于内踝之前，上循胫，上结内辅之下，上循阴股，结于阴器，络诸筋。其病足大指支内踝之前痛，内辅痛，阴股痛转筋，阴器不用，伤于内（伤于内：房事过度）则不起，伤于寒则阴缩入，伤于热则纵挺不收。治在行水，清阴气。其病转筋者，治在燔针劫刺，以知为数，以痛为输。命曰季秋痹也。

手太阳之筋，起于小指之上，结于腕，上循臂内廉，结于肘内锐骨（锐骨：高骨之意。此处指肘内的高骨）之后，弹之应小指之上，入结于腋下；其支者，后走腋后廉，上绕肩胛，循颈出走太阳之前，结于耳后完骨；其支者，入耳中；直者，出耳上，下结于颔，上属目外眦。其病小指支肘内锐骨后廉痛，循臂阴，入腋下，腋下痛，腋后廉痛，绕肩

位。病在胸腹内不宜针刺的，可用药物熨帖患处，加以按摩导引以舒筋脉，并饮用汤药以养血。若本经的经筋拘挛扭转，而且发作次数频繁，病情很重的，往往是不治的死证。这种病叫仲秋痹。

足厥阴经的经筋，起始于足大趾的上方，上行结聚于内踝之前，再向上沿着胫骨结聚于内侧辅骨之下，又沿着大腿根部的内侧上行结聚于前阴，并联络足三阴及足阳明各经的经筋。足厥阴经的经筋发病，会出现足大趾牵引内踝前部疼痛，内侧辅骨处也感到疼痛，腿的内侧疼痛转筋，前阴不能发挥作用，如果房事过度耗伤了阴精，就会阳痿不举，伤于寒邪就会阴器内缩，伤于热邪则阴器坚挺不收。治疗本病应采用利水渗湿及清化湿热的方法调节厥阴经之气。对于疼痛转筋一类的病证，应采用火针，用快刺疾出法，针刺的次数以病愈为度，以痛处为针刺的穴位。这种病叫季秋痹。

手太阳小肠经的筋，起始于手小指上端，结聚于手腕部，上行沿臂内缘，结于肘内高骨的后面，以手指弹之，会有酸麻感反应到小指上，再上行入结于腋下；其分出的支筋，向后从腋的后侧上行围绕肩胛，沿颈部出于足太阳经筋之前，结于耳后完骨；由此分出的支筋，入于耳中；其直行的筋，出于耳上，下行结于颔部，又上行属于眼外角。手太阳小肠经之筋所发生的病证有：手小指和肘内锐骨的后缘疼痛，沿臂内侧入腋下也痛，腋

胛引颈而痛，应耳中鸣痛，引颔，目瞑良久，乃得视，颈筋急则为筋瘘颈（筋瘘颈：张介宾注"即鼠瘘之属"。即瘰疬）肿。寒热在颈者，治在燔针劫刺，以知为数，以痛为输。其为肿者，复而锐之。本支者，上曲牙（曲牙：又称曲颊，相当于下颌车穴别名），循耳前，属目外眦，上颌，结于角。其痛当所过者，支转筋。治在燔针劫刺，以知为数，以痛为输。名曰仲夏痹也。

手少阳之筋，起于小指次指之端，结于腕，中循臂，结于肘，上绕臑外廉，上肩走颈，合手太阳；其支者，当曲颊（曲颊：指下颌角），入系舌本；其支者，上曲牙，循耳前，属目外眦，上乘颔，结于角。其病当所过者即支转筋，舌卷。治在燔针劫刺，以知为数，以痛为输。名曰季夏痹也。

手阳明之筋，起于大指次指之端，结于腕，上循臂，上结于肘外，上臑（臑：指人自肩至肘前侧靠近腋部的隆起的肌肉），结于髃；其支者，绕肩胛，挟脊；直者，从肩髃上颈；其支者，上颊，结于頄；直者，上出手太阳之前，上

后侧也痛，围绕肩胛牵引颈部作痛，耳中鸣痛，并牵引颔部疼痛，痛时必须闭目休息一段时间才能看见东西。颈筋拘急，寒热发于颈部的，就是鼠瘘、颈肿一类的疾病。治疗时，当用火针，用快刺疾出法，以病愈确定针刺次数，以痛处作为腧穴，如刺后肿仍不消的，再用锐针刺治。如疼痛正在循行部位而又转筋的，也可用火针法，也以病愈为针刺次数，以痛处为针刺的穴位。这种病叫仲夏痹。

手少阳经的经筋，起始于无名指靠近小指的一侧，上行结聚在腕部，再沿着手臂上行结聚于肘部，向上绕着大臂的外侧，经过肩部行至颈部，与手太阳的经筋相合。从颈部分出的一支，在下颌角的部位深入于里，联系舌根；另一分支，向下走至颊车穴，沿着耳向前行进，连属外眼角，向上经过颔部，最终结聚在额角。手少阳经的经筋发病，会出现本经的经筋循行部位掣引、转筋和舌体卷曲的现象。治疗时，应采用火针，采用速刺急出法，针刺的次数以病愈为度，以痛处为针刺的穴位。这种病叫季夏痹。

手阳明经的经筋，起始于食指靠近大指的侧端，结聚于腕部，再沿着手臂上行，结聚在肘的外侧，又沿大臂上行，进而结聚于肩髃。它的分支，绕过肩胛，挟于脊柱的两侧；它的直行部分，从肩髃上行至颈部；从这里分出的一支，上行至颊部，结聚在頄部；直行的分支，从颈部向上，出于手太阳经筋

左角，络头，下右颔。其病当所过者，支痛及转筋，肩不举，颈不可左右视。治在燔针劫刺，以知为数，以痛为输。名曰孟夏痹也。

手太阴之筋，起于大指之上，循指上行，结于鱼后，行寸口外侧，上循臂，结肘中，上臑内廉，入腋下，出缺盆，结肩前髃，上结缺盆，下结胸里，散贯贲（散贯贲：散贯于胃之上口贲门处），合贲下，抵季胁。其病当所过者，支转筋，痛甚成息贲，胁急吐血。治在燔针劫刺，以知为数，以痛为输，名曰仲冬痹也。

手心主之筋，起于中指，与太阴之筋并行，结于肘内廉，上臂阴，结腋下，下散前后挟胁；其支者，入腋，散胸中，结于贲。其病当所过者，支转筋，前及胸痛，息贲。治在燔针劫刺，以知为数，以痛为输。名曰孟冬痹也。

手少阴之筋，起于小指之

的前方，上行至左额角，络于头部，再下行进入右腮部。手阳明经的经筋发病，可见该经筋所循行和结聚的部位掣引转筋及疼痛，肩部不能抬举，颈部不能左右转动、环视。治疗这种病证，应采取火针，速刺急出，针刺的次数以病愈为度，以疼痛处为针刺的穴位。这种病叫孟夏痹。

手太阴经的经筋，起始于手大指的末端，沿大指上行，结聚在手小鱼际之后，再上行于寸口部位的外侧，又沿手前臂上行，结聚在肘中，再上行至臂部的内侧，进入腋下，出于缺盆，结聚在肩髃之前，又返回，向上结于缺盆，自腋下行的一支则进入胸中，结于胸内，散布于横膈部，与手厥阴经的经筋合于膈部，继而下行抵达季胁部位。手太阴经的经筋发病，可见本经筋所循行结聚的部位掣引、转筋、疼痛，严重的，可发展为息贲病，呼吸急促，气逆喘息，或胁下拘急，吐血。治疗该病时，应采取火针，速刺急出，针刺次数以病愈为度，以痛处为针刺的穴位。这种病证叫仲冬痹。

手厥阴心包经的经筋，起始于手中指端，沿指上行，通过掌后与手太阴经筋并行，结聚于肘的内侧，向上行经过肘的内侧而结聚于腋下，从腋下前后布散，挟两胁分布；它的分支，入于腋下，散布于胸中，结聚于膈部。手厥阴心包经的经筋发病，可见本经筋所循行、结聚的部位掣引、转筋，以及胸痛或成息贲病，出现呼吸急促、上逆喘息的病状。治疗时应采取火针，用速刺疾出法，针刺次数以病愈为度，以痛处为取穴用针的部位。这种病叫孟冬痹。

手少阴经的经筋，起始于手小指的内侧，

内侧，结于锐骨，上结肘内廉，上入腋，交太阴，挟乳里，结于胸中，循贲，下系于脐。其病内急，心承伏梁，下为肘网。其病当所过者，支转筋，筋痛。治在燔针劫刺，以知为数，以痛为输。其成伏梁唾血脓者，死不治。

经筋之病，寒则反折筋急，热则筋弛纵不收，阴痿不用。阳急则反折，阴急则俯不伸。焠（焠：燔针，以火烧其针）刺者，刺寒急也，热则筋纵不收，无用燔针。名曰季冬痹也。

足之阳明，手之太阳，筋急则口目为僻，眦急不能卒视，治皆如右方也。

循指上行结于掌后小指侧的锐骨，再上行结于肘的内侧，上行入腋下，与手太阴经筋相交叉，挟行于乳内，结于胸中，沿贲部下行系于脐部。此经筋发生的病证，可见胸内拘急，心下有积块坚伏，名为伏梁；在上肢的如罗网牵急肘部。手少阴经筋发病，可见本经筋所循行或结聚的部位掣引、抽筋和疼痛。治疗本病应采用火针快刺疾出，针刺的次数以病愈为度，以病部的痛点为腧穴。如果已成伏梁病，并且吐脓血的，便成了不治的死证。

一般而言，经筋的病，遇寒则筋拘急而反折，遇热则筋弛缓不收，阴痿不举。背部的筋拘急则脊背就会向后反张，腹部的筋拘急，身体就会向前弯曲而不能伸直。焠刺的方法就是用来治疗因寒而筋急的病证，如因热而筋弛缓不收的，就不能用火针。这种病叫季冬痹。

足阳明经筋和手太阳经筋拘急，会发生口眼歪斜；眼角拘急时，不能正常地视物。治疗这些病证，都应采用上述的刺法。

**【解要】**

　　本节主要对人体十二经筋的循行路线、所主疾病以及治疗方法进行了论述，阐释了各经筋发生病变时的症状和患者的表现，治疗时的针具选用、针刺方法以及穴位的选择。

# 第十四节　骨度：以骨之大小长短衡量经脉

【题解】

　　度，这里是动词，意为测量、衡量，指用骨骼作为标尺来衡量人体经脉的长短。本节是骨度分寸法之始见，将人体的各个部位分别规定其折算长度，以骨节为主要标志测量周身各部的大小、长短，并依其比例尺寸作为定穴标准，故名为"骨度"。

【原文】

　　黄帝问于伯高曰：《脉度》言经脉之长短，何以立之？

　　伯高曰：先度其骨节之大小、广狭、长短，而脉度定矣。

　　黄帝曰：愿闻众人（众人：成年人）之度。人长七尺五寸者，其骨节之大小长短，各几何？

　　伯高曰：头之大骨围二尺六寸，胸围四尺五寸，腰围四尺二寸。发所覆者，颅至项尺二寸，发以下至颐长一尺。君子终折。

　　结喉以下至缺盆中长四寸，缺盆以下至髑骬（hé yú）长九寸，过则

【译文】

　　黄帝问伯高说：《脉度》中所说经脉的长短，是如何确定的呢？

　　伯高说：首先应该测量骨节的大小、宽狭、长短，在此基础上就可以测定经脉的长度了。

　　黄帝说：想听听常人的骨度，成人身长以七尺五寸计算，其骨节的大小、长短各是多少？

　　伯高说：头颅大骨周围二尺六寸，胸围是四尺五寸，腰围是四尺二寸。从前额发际往下直到后项发际的长度是一尺二寸，前发际以下至面颊长一尺，后发际至面颊共二尺二寸。有才德的君子根据人身体的高矮按比例计算他们骨节的长度。

　　从喉结以下到缺盆中央长四寸，从缺盆往下到剑骨突长九寸，如果超过九寸的

肺大，不满肺小。髑骬以下至天枢长八寸，过则胃大，不及则胃小。天枢以下至横骨长六寸半，过则回肠广长，不满则狭短。横骨长六寸半，横骨上廉以下至内辅之上廉长一尺八寸，内辅之上廉以下至下廉长三寸半，内辅下廉下至内踝长一尺三寸，内踝以下至地长三寸，膝腘以下至跗属长一尺六寸，跗属以下至地长三寸。故骨围大则太过，小则不及。

角以下至柱骨长一尺，行腋中不见者长四寸。腋以下至季胁（季胁：十一肋游离端）长一尺二寸，季胁以下至髀枢（髀枢：即股骨大转子的部位，位于股部外侧的最上方，股骨向外方向着隆起部分）长六寸，髀枢以下至膝中，长一尺九寸，膝以下至外踝长一尺六寸，外踝以下至京骨（京骨：骨骼部位名。相当于足外侧第五跖骨基底部分）长三寸，京骨以下至地长一寸。

耳后当完骨者广九寸，耳前当耳门者广一尺三寸，两颧之间相去七寸，两乳之间广九寸半，两髀之间广六寸半。

足长一尺二寸，广四寸半。肩至肘长一尺七寸，肘至腕长一尺二寸半，腕至中指本节长四寸，本节至其末长四寸半。

是肺大，不满九寸的是肺小。剑骨突以下到天枢长八寸，超过八寸的是胃大，不满八寸的是胃小。天枢向下到耻骨长六寸半，超过六寸半的是回肠宽而长，不满六寸半的是回肠狭而短。耻骨横长为六寸半，横骨的上缘向下到膝内辅骨的上缘长一尺八寸，内辅骨上缘向下到内辅骨下缘长三寸半，内辅骨下缘向下到内踝骨尖长一尺三寸，内踝骨尖到足底长三寸，膝腘窝向下至足跗两踝之周围所属长一尺六寸，跗属向下到足底长三寸。以上这些骨的尺寸，头骨围粗大的会超过，细小的会不及。

从额角向下到柱骨长一尺，肩骨行至腋中尽处长四寸，腋部向下到软肋长一尺二寸，软肋向下到髀枢长六寸，髀枢向下到膝盖中央长一尺九寸，膝向下到外踝骨尖长一尺六寸，外踝骨尖向下到小趾侧后的京骨长三寸，京骨向下到足底长一寸。

耳后的完骨部之间宽九寸，耳前的两耳门之间宽一尺三寸，两颧骨之间宽七寸，两乳之间宽九寸半，两髀之间宽六寸半。

足长一尺二寸，宽四寸半。肩峰到肘关节长一尺七寸，肘到腕关节长一尺二寸半，腕到中指本节长四寸，中指本节到中指端长四寸半。

项发以下至背骨长二寸半，脊骨（脊骨：指脊椎骨）以下至尾骶（尾骶：尾骨和骶骨所在部位）二十一节长三尺，上节长一寸四分分之一，奇分在下，故上七节至于脊骨，九寸八分分之七。此众人骨之度也，所以立经脉之长短也。是故视其经脉之在于身也，其见浮而坚，其见明而大者，多血，细而沉者，多气也。

项后发际向下到背骨第一节的大椎处长二寸半，大椎骨向下到尾骶骨共二十一节长三尺，上面的七节每节长一寸四分一厘，零数在下，所以上七节共长九寸八分七厘。以上所述是一般人骨的长度，根据这个标准，然后来确定经脉的长短。所以说经脉在人体中，其浮于表面，坚实明显而粗大的多血，细小而隐于内的多气。

**【解要】**

本节以一个身高为七尺五寸的普通人为例，详细论述了人体各部分骨骼的长短尺寸，以及通过骨节大小判断五脏大小的方法。例如，胸部与肺，上腹部与胃，下腹部与肠等，皆与其大小、长短密切相关。由于文中所述的骨度，是根据人体的身高、体宽等标准决定周身的尺寸，对于身高的个体差异来说，这种度量方法更为实用。

# 第十五节　五十营：缓和呼吸，延长寿命

## 【题解】

营，意为运营、运行一周；五十营，即运行五十周。本节着重介绍了一昼夜间经气在经脉中运行五十周次的路径和顺序，并根据"漏刻"的计时方法，以及气息与日月经气的联系，介绍了计算经气运行的方法，使五脏的精气得以畅行，保持正常的功能状态，故名为"五十营"。

## 【原文】

黄帝曰：余愿闻五十营，奈何？

岐伯答曰：天周二十八宿，宿三十六分，人气行一周，千八分。日行二十八宿，人经脉上下、左右、前后二十八脉，周身十六丈二尺，以应二十八宿。

漏水（漏水：指古代铜壶滴水计时之法。器具叫"漏刻"，简称"漏"）下百刻，以分昼夜。故人一呼，脉再动，气行三寸；一吸，脉亦再动，气行三寸。呼吸定息（呼吸定息：人呼一次气，经脉、脉搏运动、跳动两次；人吸一次气，经脉、脉搏也运动、

## 【译文】

黄帝说：我很想了解一下经脉之气在人体中一昼夜运行五十周的情况是怎样的。

岐伯回答说：周天分为二十八宿（区域），每宿之间为三十六分，正常人体内的经脉之气运行一周天，合一千零八分。一昼夜中日行周历了二十八宿，人的经脉分布在上下、左右、前后，共二十八脉，二十八脉在周身的长度是十六丈二尺，恰好相应于周天的二十八宿。

人们以铜壶滴漏百刻为标准，来划分昼夜。所以，人呼一次，脉跳动两次，气行三寸；吸一次，脉也跳两次，气行也是三寸；一呼一吸，叫一息，气行六寸；十息，气行六尺，以二十七息，气行一丈六尺二寸计算，正好为日行二分；二百七十息，气行十六丈二尺，气行交流通贯于经脉中，循行周身一

・103・

跳动两次；人体一呼一吸叫作一息，在这一呼一吸之间，经脉、脉搏又运动了一次。定息，即经脉、脉搏加起来刚好动了五次），气行六寸；十息，气行六尺，日行二分；二百七十息，气行十六丈二尺，气行交通于中，一周于身，下水二刻，日行二十五分。五百四十息，气行再周于身，下水四刻，日行四十分。二千七百息，气行十周于身，下水二十刻，日行五宿二十分。一万三千五百息，气行五十营于身，水下百刻，日行二十八宿，漏水皆尽，脉终矣。所谓交通者，并行一数也。故五十营备，得尽天地之寿矣，凡行八百一十丈也。

次，漏水滴下二刻，日在星宿之间移动二十五分。五百四十息，气行在体内循环了两周次，漏水滴下四刻，日在星宿之间移行四十分有零。二千七百息，气行在体内循环了十周次，漏水滴下二十刻，日在星宿之间移行五宿二十分有零。一万三千五百息，气行在体内循环了五十周次，漏水滴下一百刻，日行二十八宿，漏水都滴尽了，经脉之气也走完了周天的五十周。所谓"交通"，是指周天二十八宿之数，和人气行于二十八脉的数正好相符。因此，只要人的脉气能够保持一昼夜循行五十周，就可健康无病，活够天地所赐予的寿岁。脉气在一昼夜于全身循行五十周，总共是八百一十丈。

【解要】

　　本节论述了经脉之气须在人体内按一定的规律正常运行，一昼一夜间循行全身五十周，才能使五脏的精气得以畅行，保持正常的功能状态。通过人体二十八经脉与二十八星宿的对应，介绍了人体经脉的长度和经气运行的长度。

# 第十六节　营气：水谷精微是养生的本源

## 【题解】

营气是从手太阴出发，循行一周，到达肝经后，再经任、督二脉进入手太阴的。因此营气的循行不仅沿循十二正经，还有任、督二脉，总括了人身的阴阳之气，体现了营气在人体内全面的濡养作用。文中主要介绍了营气的生成过程和运行特点，故名为"营气"。

## 【原文】

黄帝曰：营气之道，内谷为宝。谷入于胃，乃传之肺，流溢于中，布散于外。精专者行于经隧（经隧：指经脉流行的道路，也是经脉的一种代称），常营无已，终而复始，是谓天地之纪。故气从太阴出注手阳明，上行注足阳明，下行至跗上，注大指间，与太阴合，上行抵髀。从脾注心中，循手少阴，出腋下臂，注小指，合手太阳，上行乘腋出颛内，注目内眦，上巅下项，合足太阳，循脊下尻，下行注小指之端，循足心注足少阴，上行注肾，从肾注心，外散于胸中；循心主脉，出腋下臂，出两筋之间，入掌中，

## 【译文】

黄帝说：营气能运行全身，在人体中发挥重要的作用，以纳入饮食为最宝贵。饮食入胃后，传输到肺，流溢于内营养脏腑，散布于外滋养形体。而水谷精华中最精纯的部分，则运行于脉道之中，日夜营运不息，终而复始，这是自然的规律。营气的运行是从手太阴经脉出发，注于手阳明经脉，上行传注足阳明经脉，沿足阳明经下行达足跗，传注足大指间，与足太阴经脉会合。上行抵达脾经，从脾上传注心中，沿手少阴经脉，出腋窝，下臂，再到手小指，会合于手太阳经脉，由此上行经过腋部，出眼下眶内，注于眼内角，再上行头顶中央，下行到项后，与足太阳经脉会合，又沿脊柱下行于尾骶部，再下行注于足小趾尖，斜入足心，注于足少阴经脉，循经上行注入肾脏，从肾脏转注心

出中指之端，还注小指次指之端，合手少阳；上行注膻中，散于三焦，从三焦注胆，出胁注足少阳，下行至跗上，复从跗，注大指间，合足厥阴，上行至肝，从肝上注肺，上循喉咙，入颃颡（颃颡：即咽上上腭与鼻相通的部位，亦即软口盖的后部，此处有足厥阴肝经通过）之窍，究于畜门（畜门：在颃颡之上，为通脑之门）。其支别者，上额循巅下项中，循脊入骶，是督脉也。络阴器，上过毛中，入脐中，上循腹里，入缺盆，下注肺中，复出太阴。此营气之所行也，逆顺之常也。

脏，向外散布于胸中；沿心包络脉，出腋窝，下行前臂，出腕后两筋之间，入于掌中，直出中指之端，还回流注于无名指之端，与手少阳三焦经相合；由此上行注于两乳之间的膻中，散注于上中下三焦，再从三焦流注于胆腑，出胁部，注于足少阳胆经，下行到足背，又从足背流注到足大趾间，与足厥阴肝经相合，然后循肝经上行到肝脏，从肝脏上注于肺脏，再向上沿喉咙后面，入上额之窍，深入鼻内通脑之处。它的支脉，从鼻的内窍上行额部，沿头顶中央，下行项中，沿脊柱，入至骶骨部，这是督脉循行的路径。由此再通过任脉，向前环绕阴器，向上经过阴毛内部，入于脐中，再向上沿腹内进入缺盆，又向下流注于肺脏，再出手太阴肺经开始循环周流。这就是营气运行的路径，手足两经逆顺而行的一般规律。

**【解要】**

　　本节主要阐释了营气的来源和生成，在人体的循行路线，具体叙述了十四经脉的起始点、所经过的部位、最后的流注，构成"常营无已，终而复始"的整体循环系统。

# 第十七节　脉度：测量人体脉长，揭示运行规律

## 【题解】

　　脉度，指脉的长度，即人体的十二正经加任督二脉和阴阳跷脉的总长度，以及循行的规律。本节着重说明了二十八脉的长度和测量的方法，以及二十八脉对应的生理、病理情况和治疗方法，故名为"脉度"。

## 【原文】

　　黄帝曰：愿闻脉度。

　　岐伯答曰：手之六阳，从手至头，长五尺，五六三丈。手之六阴，从手至胸中，三尺五寸，三六一丈八尺，五六三尺，合二丈一尺。足之六阳，从足上至头，八尺，六八四丈八尺。足之六阴，从足至胸中，六尺五寸，六六三丈六尺，五六三尺，合三丈九尺。跷脉（跷脉：所谓的"奇经八脉"之一，阴跷脉和阳跷脉的合称。男子以阳跷为经，阴跷为络；女子以阴跷为经，阳跷为络）从足至目，七尺五寸，二七一丈四尺，二五一尺，合一丈五尺。督脉任脉各四尺五寸，二四八尺，二五一尺，合九尺。凡都合一十六丈二尺，此气之大经隧也。经脉为里，支而横

## 【译文】

　　黄帝说：我想知道如何度量人体经脉的长度。

　　岐伯回答说：手的六条阳经，从手至头，每条经脉长为五尺，六条经一共是三丈长。手的六条阴经，从手至胸中，每条是三尺五寸长，三六一丈八尺，五六三尺，六条一共是二丈一尺长。足的六条阳经，从足向上到头部是八尺，六条经共为四丈八尺长。足的六条阴经，从足至胸中，每条六尺五寸长，六六三丈六尺，五六三尺，六条共三丈九尺长。跷脉每一条从足至目的长度为七尺五寸，左右两条，二七一丈四尺，二五一尺，共为一丈五尺长。督脉、任脉各为四尺五寸，二四八尺，二五一尺，两条合为九尺。所有这些经脉合起来一共是一十六丈二尺长，这就是人体营气运行的主要路径。经脉的循行为里，其间分支出来并在经脉之间横行联络的叫络脉，别出络脉的细小脉络叫孙络。孙络

者为络，络之别者为孙。盛而血者，疾诛之（疾诛之：疾，快、迅速；诛，消灭、去除。疾诛之，是指用放血等方法祛除邪气），盛者泻之，虚者饮药以补之。

五脏常内阅（内阅：阅，检察、查检之意。在文中指反映、察觉到。指深藏于内的五脏的状态信息，常常可以被从位于人体上部的脸上的七窍中阅读出来）于上七窍也。故肺气通于鼻，肺和（和：这里指通和、和利。也就是指脏器的功能正常），则鼻能知臭香矣。心气通于舌，心和，则舌能知五味矣。肝气通于目，肝和，则目能辨五色矣。脾气通于口，脾和，则口能知五谷（五谷：通常解为麦、黍、稷、稻、豆五谷，这里泛指各种食品）矣。肾气通于耳，肾和，则耳能闻五音矣。五脏不和，则七窍不通；六腑不和，则留为痈。故邪在腑，则阳脉不和，阳脉不和，则气留之，气留之，则阳气盛矣。阳气太盛，则阴脉不利，阴脉不利，则血留之，血留之，则阴气盛矣。阴气太盛，则阳气不能荣（荣：此为繁荣、施展的意思）也，故曰关；阳气太盛，则阴气弗能荣也，故曰格；阴阳俱盛，不得相荣，故曰关格。关格者，不得尽期而死也。

黄帝曰：跷脉安起安止？何气荣水？

中气盛而且血多的，应该立即用放血等方法快速地除去邪气，孙络邪气盛的用泻的方法治疗，虚的服用药物来调补。

五脏精气的盛衰常常可以从人体头面七窍反映出来。肺气通鼻窍，肺的功能正常，鼻子则能闻到各种气味。心气通舌窍，心的功能正常，舌则能辨别出各种滋味。肝气通眼窍，肝的功能正常，眼睛则能辨别各种颜色。脾气通口窍，脾的功能正常，口则能辨别食物的各种味道。肾气通耳窍，肾的功能正常，双耳则能听见各种声音。五脏的功能失于调和，与其对应的七窍就不能正常地发挥功能；六腑的功能失于调顺，那邪气就会滞留结聚而生成痈。因此，若是邪气留在六腑之中，那么属阳的经脉就不能和顺通利，阳脉不和顺，阳气就会发生停歇、留滞，阳气留滞，就会相对的偏盛。阳气太盛就会导致阴脉不通利，阴脉不通利，会导致血流停滞，血流停滞则阴气过盛。如阴气过盛，就会影响阳气不能营运入内，这就叫关；如阳气太盛，就会影响阴气不能外出与阳气相交，这就叫格；阴阳二气皆过盛，不能阴阳调和、互相荣养，就叫关格。关格是阴阳离决、不相交通的表现，出现关格，预示着患者不能尽其天年而早亡。

黄帝问：跷脉起于何处？止于何处？是借助哪一条经的经气运行的呢？

岐伯答曰：跷脉者，少阴之别，起于然骨之后，上内踝之上，直上循阴股入阴，上循胸里入缺盆，上出人迎之前，入颃，属目内眦，合于太阳、阳跷而上行，气并相还，则为濡目，气不荣则目不合。

黄帝曰：气独行五脏，不荣六腑，何也？

岐伯答曰：气之不得无行也，如水之流行不休。故阴脉荣其脏，阳脉荣其腑，如环之无端，莫知其纪，终而复始。其流溢之气，内溉脏腑，外濡腠理。

黄帝曰：跷脉有阴阳，何脉当其数（当其数：数，此指计算。当其数，阴阳跷脉在人体经脉总长度的计算中，只计算一条经脉的长度）？

岐伯曰：男子数其阳，女子数其阴，当数者为经，其不当数者为络也。

岐伯回答说：跷脉是足少阴经脉的支别，起始于然骨之后的照海穴，向上经过足内踝的上方，直行向上沿大腿内侧进入前阴，再向上到达胸部进入缺盆，继续上行出于人迎的前面，进入颧骨连属内侧的眼角，合于太阳、阳跷脉而继续上行，三经之气相合，还而下行可以滋润眼睛，若是脉气不能荣养眼睛，就会出现眼张不合的现象。

黄帝问：阴跷之脉气只是行于五脏之间，而不能荣养六腑，是什么原因呢？

岐伯回答说：脏气的运行是不停息的，就像水的流动，日月的运行，永无休止。因此，阴脉荣养其对应脏的精气，阳脉荣养其对应腑的精气，二脉这样如环无端地运行，没有起点，也无法计算它的转流次数，只是终而复始地循环着。跷脉之气不停地流动运行着，行在内则营养五脏六腑，溢在外则濡养肌肉皮肤。

黄帝又问：跷脉有阴阳之分，那么用哪一条来计算它的长度呢？

岐伯回答说：男子计算其阳跷脉的长度，女子计算其阴跷脉的长度。一般计算的跷脉的长度为经脉，络脉的长度不在计算之内。

【解要】

　　本节主要阐释了脉络面诊的规律，首先讲述了人身周身脉络的总长度，并强调这是营气通行的大经隧；其次阐述五脏的精气盛衰与七窍的关系，以及五脏六腑的病变导致的不同症状表现，并指出五脏精气的盛衰可以通过七窍来判断；最后介绍了人体奇经八脉之一跷脉的循行路线、作用，跷脉度量长度时的男女之别。这些脉络是选穴和选方的依据。

# 第十八节　营卫生会：脏腑不安，则神气不足

## 【题解】

营，营养；营气则是人体之中流动的血、津、液体，它提供给我们周身各脏器营养物质，它是由食物生化而来的。卫，即保卫；卫气，就是循行于人体各经脉之间的一种看不见的气体，它推动了血、津、液的运行。本节主要论述营气和卫气的生成与会合的情况，并介绍了三焦的功能与特点，故篇名"营卫生会"。

## 【原文】

黄帝问于岐伯曰：人焉受气？阴阳焉会？何气为营？何气为卫？营安从生？卫于焉会？老壮不同气，阴阳异位，愿闻其会。

岐伯答曰：人受气于谷。谷入于胃，以传于肺，五脏六腑，皆以受气。其清（清：指水谷精气中较清澈且富于营养作用的一部分）者为营，浊者为卫（浊者为卫：浊，与清相对。指卫气为水谷精气中之较浑浊的部分。因卫气之性状如雾露之浊，而不像营气那样如水之清，故称）。营在脉中，卫在脉外。营周（营周：气脉循环）

## 【译文】

黄帝问岐伯说：人体是从什么地方得到精气的？阴阳之气是怎样交会的？什么气叫"营"？什么气叫"卫"？营是怎样生成的？卫是怎样和营相会的？老年人与壮年人气的盛衰不同，日夜气行的位置各异，请你讲讲交会的情况。

岐伯答道：人体精气来源于饮食。饮食入胃，经过消化，再经脾吸收其精微之气，然后向上传注到肺，从而五脏六腑都能得到精微之气的供养。这些精气中，精粹的部分叫"营"，浊的部分叫"卫"，营气运行于经脉之内，卫气运行于经脉之外，在周身运转不休，各行五十周次而后交会。阴分和阳分互相贯通，终而复始，如圆环之无端始。卫气运行于阴分二十五周次，运行于阳分二

不休，五十而复大会。阴阳相贯，如环无端。卫气行于阴二十五度，行于阳二十五度，分为昼夜。故气至阳而起，至阴而止。故曰：日中而阳陇为重阳，夜半而阴陇为重阴。故太阴主内，太阳主外。各行二十五度，分为昼夜。夜半为阴陇，夜半后而为阴衰，平旦阴尽，而阳受气矣。日中为阳陇，日西而阳衰。日入阳尽，而阴受气矣。夜半而大会，万民皆卧，命日合阴。平旦阴尽而阳受气。如是无已，与天地同纪（与天地同纪：此指营卫两气日夜运行不停止，如同天地日月运转一样是有规律的）。

黄帝曰：老人之不夜瞑者，何气使然？少壮之人不昼瞑者，何气使然？

岐伯答曰：壮者之气血盛，其肌肉滑，气道通，营卫之行，不失其常，故昼精（昼精：指白天精力充沛的意思）而夜瞑。老者之气血衰，其肌肉枯，气道涩，五脏之气相搏，其营气衰少而卫气内伐，故昼不精，夜不瞑。

黄帝曰：愿闻营卫之所行，皆何道从来？

岐伯答曰：营出于中焦，卫出于下焦。

十五周次，这是以白天和黑夜来划分的，所以气行到阳分为起始，行到阴分为终止。中午的时候，因为卫气都从内脉运转到了阳经，阳气隆盛，所以叫"重阳"，同样，到半夜阴气隆盛时叫"重阴"。太阴主管人体内部，太阳主管人体外表，营卫在其中各运行二十五周次，都以昼夜来划分。半夜是阴分之气最隆盛的时候，自半夜以后，行于阴分之气就逐渐衰减，到早晨时，则行于阴分之气已尽，而阳分开始受气。中午是阳分之气最隆盛的时候，从日西斜，行于阳分之气就逐渐衰减，到日落时，则行于阳分之气已尽，而阴分开始受气。并且在半夜的时候，阴阳之气相会合，此时人们均已入睡，称为"合阴"。到早晨则行于阴分之气已尽，而阳分又开始继起。如此循环不息，和自然界昼夜阴阳的变化规律相一致。

黄帝问：老年人往往夜间不易熟睡，是什么原因导致的呢？壮年人在白天往往不想睡，这又是什么原因导致的呢？

岐伯答道：壮年人的气血旺盛，肌肉滑利，气道畅通，营卫的运行都很正常，所以白天的精神饱满，而晚上睡得很熟。老年人的气血衰少，肌肉枯瘦，气道滞涩，五脏之气耗损，营气衰少，卫气内扰，营卫失调，所以白天的精神不振，晚上也就不能熟睡了。

黄帝问：想请教您关于营气与卫气的运行，都是从哪里发出的？

岐伯答道：营气出于中焦，卫气出于下焦。

黄帝曰：愿闻三焦之所出。

岐伯答曰：上焦出于胃上口，并咽以上，贯膈而布胸中，走腋，循太阴之分而行，还至阳明，上至舌，下足阳明。常与营俱行于阳二十五度，行于阴亦二十五度，一周也。故五十度而复大会于手太阴矣。

黄帝曰：人有热，饮食下胃，其气未定（其气未定：气，精微之气；未定，即尚未化生），汗则出，或出于面，或出于背，或出于身半，其不循卫气之道而出，何也？

岐伯曰：此外伤于风，内开腠理，毛蒸理泄，卫气走之，固不得循其道。此气慓悍滑疾，见开而出，故不得从其道，故命曰漏泄。

黄帝曰：愿闻中焦之所出。

岐伯答曰：中焦亦并胃中，出上焦之后。此所受气者，泌糟粕，蒸津液，化其精微，上注于肺脉，乃化而为血。以奉生身，莫贵于此。故独得行于经隧，命曰营气。

黄帝说：请教三焦之气的出发处，是如何运行的。

岐伯说：上焦出自胃的上口贲门，与食道并行向上至咽喉，贯穿于膈膜而分布于胸中，再横走至腋下，沿着手太阴经的路线循行，回复至手阳明，向上到舌，下循足阳明胃经，卫气与营气同样运行于阳分二十五周次，运行于阴分二十五周次，这就是昼夜一周，所以卫气五十周次行遍全身，再与营气会合于手太阴肺经。

黄帝说：有的人吃了热的饮食入胃，还没有化成精微的时候，就已出汗，有出于面部的，有出于背部的，有出于半身的，不循卫气通常的运行道路而出，这是什么原因呢？

岐伯说：这是由于外表受了风邪的侵袭，内受食热之气的影响，腠理开发，毛窍疏泄，卫气趋向体表，不能循常道而行，这是因为卫气的本性是剽悍滑疾的，见到何处疏张开来，就由此道而出行，所以不一定循行于脉道，这种出汗过多的情况，叫"漏泄"。

黄帝说：请你再谈谈中焦之气是从什么地方发出的。

岐伯答道：中焦的部位与胃相并列，在上焦之后。它主要吸收精气，通过泌去糟粕、蒸腾津液，而化成精微，然后向上传注于肺脉，再化为血液，奉养周身，这是人体内最宝贵的物质。所以能够独行于经脉之内，称为"营气"。

黄帝曰：夫血之与气，异名同类，何谓也？

岐伯答曰：营卫者，精气也；血者，神气也。故血之与气，异名同类焉。故夺血者无汗，夺汗者无血。故人生有两死，而无两生。

黄帝曰：愿闻下焦之所出。

岐伯答曰：下焦者，别回肠，注于膀胱，而渗入焉。故水谷者，常并居于胃中，成糟粕而俱下于大肠，而成下焦。渗而俱下，济泌别汁（济泌别汁：此为将水液经过过滤，分出清浊的意思），循下焦而渗入膀胱焉。

黄帝曰：人饮酒，酒亦入胃，谷未熟而小便独先下，何也？

岐伯答曰：酒者，熟谷之液也，其气悍以清，故后谷而入，先谷而出焉。

黄帝曰：善。余闻上焦如雾，中焦如沤，下焦如渎，此之谓也。

黄帝问：血和气，名虽不同而实是同类的物质，这是为什么？

岐伯答道：营和卫，都属于精气；而血是精气所化生的更高贵的物质，因此叫"神气"。所以说血和气名虽不同，而实质上是同类的物质。凡失血过多的人，其汗也少；出汗过多的人，其血亦少。所以说人体夺血或夺汗均可死亡，而血与汗缺一则无法生存。

黄帝说：请教关于下焦之气是从什么地方发出的。

岐伯答道：下焦分别清浊，可将糟粕输送到回肠，水液注于膀胱而渗入其中。所以说，水谷同在脾胃之中，经过消化吸收以后，糟粕传入大肠；水液渗入膀胱，这就是下焦的主要功能。总的来看，是经过分别清浊之后，循下焦而渗入膀胱的。

黄帝问：人饮的酒也与五谷一起入胃，为什么五谷尚未消化，而酒先随小便排出了呢？

岐伯答道：由于酒是谷类已经蒸熟酿成的液体，其性剽悍而质清稀，因此，酒液虽在五谷之后入胃，但经过脾胃的迅速吸收，多余的水分反在五谷腐熟之前排出于体外。

黄帝说：讲得好。我听说上焦能输布精气，像雾露蒸腾一样；中焦主腐熟运水化谷，像沤渍东西一样；下焦主排泄废料，像沟渠一样，大概是这样的道理吧。

**【解要】**

本节论述营卫二气一阴一阳皆来源于饮食，阴为人体提供能源物质，阳提供推动这些物质运行的动力；介绍了营卫二气循行的路径，与三焦及气血、睡眠的关系，营卫二气的化生和性质，三焦之气的运行路线、功能特点以及漏泄病发生的病机。

# 第十九节　四时气：四时之气决定灸刺之道

## 【题解】

四时气，即四季的节气、气候。四时气候变化必然对人体健康产生影响，这是《内经》贯彻始终的观点，本篇着重讨论的是四时之气对针刺治疗的影响，即针刺要根据时令气候的不同，选择恰当的穴位、深浅和手法。故篇名为"四时气"。

## 【原文】

黄帝问于岐伯曰：夫四时之气，各不同形。百病之起，皆有所生。灸刺之道，何者为定？

岐伯答曰：四时之气，各有所在，灸刺之道，得气穴为定。故春取经、血脉、分肉之间，甚者深刺之，间（间：即间或，与甚相对。此有轻之意）者浅刺之。夏取盛经孙络，取分间，绝皮肤；秋取经腧，邪在腑，取之合；冬取井荥，必深以留之。

温疟，汗不出，为五十九痏（wěi）。风痕（shuǐ）肤胀，为五

## 【译文】

黄帝问岐伯说：春温秋凉，夏热冬冷，四时气候各有不同，各种疾病的产生又与气候有一定的关系。针灸治疗的原则，怎样来决定呢？

岐伯回答说：每个季节邪气侵袭人体都有一定的部位，灸刺的方法，也是要以这一季节的气血特点为依据的。因此，春天灸刺，宜取经脉、血脉和分肉之间的气道，病重的用深刺法，病轻的用浅刺法。夏季针刺应取在这一季节偏盛经脉的孙络，或者用只刺透皮肤而到达分肉之间的浅刺法；秋季应取经脉的输穴，病邪在六腑就取六阳经的合穴；冬季宜取所病脏腑对应经脉的井穴和荥穴，而且一定要深刺并留针。

患温疟而不出汗的，可以取五十九个治疗热病的主要腧穴。患风水病，皮肤浮肿的，

十七痏（痏：瘢痕。即针刺的痕迹、针孔。这里指腧穴）。取皮肤之血者，尽取之。飧泄，补三阴之上，补阴陵泉，皆久留之，热行乃止。转筋于阳，治其阳；转筋于阴，治其阴，皆卒刺（卒刺：卒，即烧、灼。此指用火针治疗）之。

徒㿉，先取环谷（环谷：古中医穴位名，现已无法考定具体位置）下三寸，以铍针针之，已刺而筒（筒：同"筒"，指中空的针）之，而内之，入而复之，以尽其㿉，必坚。来缓则烦悗，来急则安静。间日一刺之，㿉尽乃止。饮闭药（饮闭药：服用通闭的药物），方刺之时，徒饮之。方饮无食，方食无饮，无食他食，百三十五日。

著痹（著痹：湿痹，是人体正气不足，感受湿邪而导致的以肢体关节重着、肿胀、酸痛、麻木为主要临床特征的风湿病）不去，久寒不已，卒取其三里。肠中不便，取三里，盛泻之，虚补之。疠风者，素刺其肿上。已刺，以锐针针其处，按出其恶气，肿尽乃止。常食方食，无食他食。

腹中常鸣，气上冲胸，不能久立，邪在大肠，刺肓之原（肓huāng之原：肓，指心下隔上部位。肓之原

可以取五十七个治疗水病的主要腧穴。如果皮肤有血络，就应针刺放血。患飧泄证，应补三阴交穴，同时上刺阴陵泉，都应长时间留针，待针下有热感才可止针。患转筋在外侧部位的，取三阳经的腧穴；患转筋在内侧部位的，取三阴经的腧穴，都是用火针刺入。

只是水肿病而没有风邪的，首先用铍针刺脐下三寸的部位，然后再用中空如筒的针刺入针处，以吸出腹中的水。反复这样刺，直到把水放尽，水去之后，则肌肉坚实。针刺时，必须急刺，如果排水时排泄缓慢，就会使患者烦闷；如果排泄得较快，则患者觉得舒适安静。用此法可隔天刺一次，直至水肿消退为止，并兼服利水的药物。一般在刚进行针刺时服药。服药时不可吃东西，吃东西时不可服药，除了正常的饮食外，禁食其他食物一百三十五天。

湿邪为主造成的各种痹症经久不愈的，是有寒湿久留在内，应用火针刺足三里；如腹中感觉不适，就取足三里穴针治。邪气盛的就用下泻法，正气虚的就用补溢法。患麻风病的，应经常用针刺其肿胀部位，然后再用锐利的针刺患处，并用手按压出毒气恶血，直到肿消为止。患者宜经常吃些适宜的食物，忌吃任何不利于调理的食物。

腹中时常鸣响，腹中气上逆而冲向胸部，喘促，身体不能久立，说明邪在大肠，应用针刺气海、巨虚上廉、足三里。小腹部牵引

是脏腑的原穴之一，即气海穴），巨虚上廉、三里。小腹控睾，引腰脊，上冲心，邪在小肠者，连睾系，属于脊，贯肝肺，络心系。气盛则厥逆，上冲肠胃，熏肝，散于肓，结于脐。故取之肓原以散之，刺太阴以予之，取厥阴以下之，取巨虚下廉以去之，按其所过之经以调之。

善呕，呕有苦，长太息，心中憺憺，恐人将捕之，邪在胆，逆在胃，胆液泄则口苦，胃气逆则呕苦，故曰呕胆。取三里以下胃气逆，刺少阳血络以闭胆逆，却调其虚实，以去其邪。饮食不下，膈塞不通，邪在胃脘。在上脘则刺抑而下之，在下脘则散而去之。

小腹痛肿，不得小便，邪在三焦（三焦：为六腑之一，是上、中、下三焦的合称。其解释有多种，据《灵枢·本输》应该为膀胱）约，取之太阳大络，视其络脉与厥阴小络结而血者，肿上及胃脘，取三里。

睹其色，察其目，知其散复者，视其目色，以知病之存亡也。一其形，听其动静者，持气

睾丸作痛，连及腰脊上冲心而痛，这是邪在小肠的小肠疝病，小肠下连睾系，向后附属于脊椎，与肝肺相通，联络心系。因此邪气盛时，就会使厥气上逆，冲犯肠胃，干扰肝脏，散布于肓膜，结聚于脐部。所以治小肠病时应当取脐下的气海穴，以散邪气。针刺手太阴经以补肺经之虚；取足厥阴经，以泄肝经之实；取下巨虚穴针刺去小肠的病邪，并且按邪气所过的经脉取穴调治。

患者时常呕吐，且呕出苦水，常叹气，心里恐惧不安，好像有人将捕捉他一般，这是邪气在胆，胃气上逆所致。胆汁外泄，就会口感苦味，胃气上逆，就会呕出苦水来，所以叫呕胆。治疗时应取足三里穴以降胃气之逆，刺足少阳经的血络，以抑制胆气之逆，然后根据病的虚实用补虚泄实的方法，调虚实去胃气邪。饮食入咽后，如停滞不下，就会感觉胸膈闭塞不通，这是邪气留在胃脘所致。如邪气在上脘，就针刺上脘穴，使滞气下行；若邪气在下脘，就针刺下脘穴，用温散法，以散寒滞。

小腹部肿痛，小便不通，这是邪在膀胱，下焦阻塞不通所致，应当取用足太阳经的大络委阳穴。如发现足太阳经的络脉与足厥阴经的孙络有瘀血结聚，且肿势又向上延及胃脘，就应该取足三里穴刺治。

诊断疾病时，要仔细观察患者的气色和眼神，推知正气的散失或恢复；察看患者眼睛的颜色变化，推知病邪的存在或消失。诊

口人迎，以视其脉，坚且盛且滑者，病日进；脉软者，病将下；诸经实者，病三日已。气口候阴，人迎候阳也。

病时医生要形神专注，察看患者的神态举止，诊其气口脉和人迎脉。如果脉象坚硬并且洪大而滑，病情会日渐加重；如果脉象软而和缓，病势会逐渐消退；如果病在各经而且脉坚实有力，说明病再过三天左右就会痊愈。这就是所谓气口脉是候阴分的，人迎脉是候阳分的。

**【解要】**

　　本节着重讨论了四时之气与针刺治疗的关系。首先论述了四时气候变化对人体的影响，指出针刺治疗时，要根据时令气候的不同，选择适当的穴位，掌握进针的深浅和手法；其次具体阐述温疟、风水、飧泄、转筋、水肿、著痹、疠风等病症的针刺治疗方法；最后对六腑病的病理变化与针刺治疗方法作了简要的介绍。

# 第二十节 五邪：内病外治的刺法

## 【题解】

五邪，此处指五脏病邪的合称。本节阐述了邪伤五脏所引起的病症和针刺之法，对五脏用针，《内经》一直采取慎重的态度，所以文中讲解的刺法主要是内病外治而去五邪的方法。

## 【原文】

邪在肺，则病皮肤痛，寒热，上气喘，汗出，咳动肩背。取之膺中外腧（膺中外腧：五脏六腑都有与之对应的腧穴，此为与肺相对的中府、云门穴），背三节五脏之傍。以手疾按之，快然，乃刺之；取之缺盆中，以越之。

邪在肝，则两胁中痛，寒中，恶血在内，行善掣节（行善掣节：指行动时，四肢不自觉地有骨节抽掣感），时脚肿。取之行间，以引胁下；补三里，以温胃中；取血脉，以散恶血；取耳间青脉，以去其掣。

邪在脾胃，则病肌肉痛。阳气有余，阴气不足，则热中善

## 【译文】

病邪侵袭到肺脏，则表现为皮肤疼痛，并恶寒发热，气上而喘，出汗，咳嗽时牵动肩背痛。治疗应取胸侧的中府、云门穴，背上第三椎骨旁的肺腧穴，先用手使劲按穴位，等到患者感觉舒服一些，然后就在其穴针刺；也可取缺盆穴来针治，使肺中邪气向上越出。

病邪侵袭到肝脏，表现为两胁中疼痛、寒气在中，肝藏血，恶血留在内，走路时经常关节牵引作痛，并且时有脚肿的症状。治疗可取行间穴，以引胁肋间的郁结之气下行，再取足三里穴以温其胃中；同时对有瘀血的络脉，可用刺法以散其恶血；再取耳轮后青络上的瘈脉穴，以减去牵引性的病痛。

病邪侵袭到脾胃，表现为肌肉疼痛。如果阳气有余，胃腑阴气不足，则热在中而易

饥；阳气不足，阴气有余，则寒中肠鸣腹痛；阴阳俱有余，若俱不足，则有寒有热。皆调于三里。

邪在肾，则病骨痛，阴痹。阴痹者，按之而不得，腹胀腰痛，大便难，肩背颈项痛，时眩。取之涌泉、昆仑，视有血者，尽取之。

邪在心，则病心痛，喜悲，时眩仆。视有余不足（有余不足：心脏靠阳气充养，此应理解为以阳气的有余和不足为依据）而调之其输也。

饥；阳气不足，阴气有余，则寒在中而肠鸣、腹痛；若阴阳均有余或均不足，则有寒有热。这些病证，都可取三里穴来调治。

病邪侵袭到肾脏，表现为骨痛阴痹的病证。所谓阴痹，就是身痛而无定处，即使用手按压也不能确定疼痛的部位，腹胀满，腰酸痛，大便难，肩、背、颈、项都出现屈伸不利的疼痛，有时感到眩晕。阴痹治疗取涌泉、昆仑穴，如有瘀血的现象则针刺出血。

病邪侵袭到心脏，表现为心痛，伴随有悲伤的感觉，时常眩昏仆倒。治疗时应先察病证是虚是实，再取本经的输穴来调治。

**【解要】**

本节主要介绍了五脏受病邪侵入后的症状及应对处理方法，其中隐含着针刺的基本原则：气候的变化会导致人体病证发生变化，从而针刺治疗的方法也应相应变化。将五脏受邪气侵袭后的表现、取穴法一一举出，并说明了针刺治疗方法。

# 第二十一节　寒热病：寒热诸证之针刺大法

## 【题解】

寒热，即发热恶寒。本节主要论述了皮肤寒热、肌寒热、骨寒热等寒热病的症状、治疗和预后，讨论天牖五部的部位和主治；并对热厥、寒厥病的症状表现、治疗方法进行说明。因为篇首即讨论邪气在皮、在肌、在骨等寒热证的症状及针刺方法，所以名为"寒热病"。

## 【原文】

皮寒热者，不可附席，毛发焦，鼻槁腊（槁腊：腊，干燥的意思。槁腊意为非常干燥），不得汗。取三阳之络，以补手太阴。

肌寒热者，肌痛，毛发焦而唇槁腊，不得汗。取三阳于下，以去其血者，补足太阴以出其汗。

骨寒热者，病无所安，汗注不休。齿未槁，取其少阴于阴股之络；齿已槁，死不治。骨厥（骨厥：病名，足少阴经气是动病之一）亦然。

骨痹，举节不用而痛，汗注烦心。取三阴之经，补之。

身有所伤，血出多，及中风

## 【译文】

邪气在皮肤的寒热的表现为，身体疼痛甚至不能接触床席，毛发枯燥，鼻孔发干，汗液不得出，治疗时应取足太阳膀胱经的络穴，以补手太阴肺经诸穴的不足。

邪气在肌肉的寒热，会使肌腱疼痛，毛发焦枯，唇舌干燥，汗不得出。应取足太阳经在下肢的络穴，散放出瘀血，再补足太阴经，汗就得出了。

邪气在骨骼的寒热，表现为患者烦躁不安，大汗淋漓，如果是牙齿还没出现枯槁的现象，当取足少阴经的络穴大钟，如牙齿已现枯槁的现象，便是不治的死证。对于骨厥病的诊断也是这样。

患骨痹的，表现为全身关节不能自由活动，疼痛异常，汗出如流，心中烦乱。治疗时可取三阴经的穴位，针刺用补法。

身体因外伤，出血很多，且又受风寒的

寒，若有所堕坠，四支懈惰不收，名曰体惰。取其小腹脐下三结交。三结交者，阳明，太阴也，脐下三寸，关元也。厥痹者，厥气上及腹。取阴阳之络，视主病也，泻阳补阴经也。

颈侧之动脉人迎，人迎，足阳明也，在婴筋之前。婴筋之后，手阳明也，名曰扶突。次脉，足少阳脉也，名曰天牖。次脉，足太阳也，名曰天柱。腋下动脉，臂太阴也，名曰天府。

阳迎头痛，胸满不得息，取之人迎。暴瘖气鞕（气鞕 yìng：指咽喉及舌体强硬），取扶突与舌本出血。暴聋气蒙，耳目不明，取天牖。暴挛痫眩，足不任身，取天柱。暴瘅内逆，肝肺相搏，血溢鼻口，取天府。此为天牖五部（天牖五部：天牖，经穴名。五部，人迎、扶突、天牖、天柱、天府五个穴位之合称。因天牖居中，其他四个穴位在其周围而命名）。

臂阳明有入頄遍齿者，名曰大迎，下齿龋取之。臂恶寒补之，不恶寒泻之。足太阳，有入頄遍齿者，名曰角孙，上齿龋取之，在鼻与頄前。方病之时，其

侵袭，或者从高处跌落，以致肢体懈怠无力，这叫体惰。治疗时可取小腹脐下的三结交。三结交，是足阳明，足太阴与任脉三经交结之处，在脐下三寸，叫关元。厥痹，是厥逆之气上及腹部，治疗时可取阴经或阳经的络穴，但必须察明主病的所在，在阳经用泻法，在阴经用补法。

颈部结喉两侧的动脉上的穴位名为人迎，属于足阳明经，位于婴筋之前。婴筋的后面是手阳明经的穴位，名为扶突。手阳明经之后是足少阳经的穴位，叫天牖。再后面是足太阳经的穴位，叫天柱。腋下的动脉是手太阴经脉，它的腧穴，叫天府。

阳热邪气上逆于阳经，患者会出现头痛，胸中满闷、呼吸不利的症状，治疗应取人迎穴。突然失音，舌体强硬，应针刺扶突穴，并点刺舌根出血。突然耳聋，经气蒙蔽不通，耳失聪、目不明，治疗取天牖穴。突然发生筋脉拘挛、癫痫、眩晕，两足软弱不能站立的，取天柱穴。如果突然患消瘅，胸腹气机上逆，肝肺二经火邪相搏，致口鼻出血，则取天府穴。以上所取的五穴，天牖穴居中，其他四穴聚拢在其四周，因此称为天牖五部。

手阳明经有进入頄部而遍及全齿的，其腧穴叫大迎，所以治疗下齿龋痛应取大迎穴。臂部恶寒的，用补法，不恶寒的，用泻法。足太阳经是进入頄部而遍及全齿的，其腧穴名叫角孙，所以治疗上齿龋痛，应取角孙穴及鼻和颧骨前面的穴位。在刚发病的时候，

脉盛，盛则泻之，虚则补之。一日取之出鼻外。

足阳明有挟鼻入于面者，名曰悬颅。属口，对入系目本，视有过者取之。损有余，益不足，反者益甚。足太阳有通项入于脑者，正属目本，名曰眼系。头目苦痛取之，在项中两筋间，入脑乃别。阴跷阳跷，阴阳相交，阳入阴，阴出阳，交于目锐眦。阳气盛则瞋目，阴气盛则瞑目。

热厥取足太阴、少阳，皆留之。寒厥取足阳明、少阴于足，皆留之。舌纵（舌纵：此指舌体收缩无力，纵弛不收）涎下，烦悗，取足少阴。振寒洒洒，鼓颔，不得汗出，腹胀烦悗，取手太阴。刺虚者，刺其去也；刺实者，刺其来也。

春取络脉，夏取分腠，秋取气口，冬取经输。凡此四时，各以时为齐（以时为齐：齐，界限，范围，此指四时取穴各有范围，应与时令的特征相适应，相协调）。络脉治皮肤，分腠治肌肉，气口治筋脉，经输治骨髓、五脏。

身有五部：伏兔一；腓二，

如果脉气充盛，就要用泻法，反之则用补法。另有一说，上齿痛可在鼻外侧取穴施治。

足阳明经有夹行在鼻子两侧而进入面部的，其腧穴名叫悬颅。其经脉下行属于口，上行的由口进入眼睛深部。应根据发病的部位取穴，泻有余，补不足；若取之不当，则可能泻不足而补有余，就适得其反了！足太阳经过颈入于脑部，直接连属到眼睛深部的叫目系。若头目疼痛，可在头颈中两筋间取穴。此脉入脑后，分别联属于阴阳二跷脉，阴阳交会，阳入里，阴出外，交会于眼的内角。如果阳气偏盛，则两目张开，如果阴气偏盛，则两目闭合。

治疗热厥证，取足太阴经、足少阳经的穴位，针刺时应留针一段时间。寒厥证，取足阳明经、足少阴经的穴位进行治疗，也应该留针。舌纵缓不收，口角流涎，胸中烦闷的，当取足少阴经的腧穴。洒洒恶寒，两颔颤抖，汗不得出，腹胀，烦闷不安，当取手太阴经穴。针刺正气虚的病症，应顺着脉气的去向施以补法；针刺邪气实的病症，应迎着脉气的来向施以泻法。

四季用针的规律是：春季用针取穴于络脉；夏季用针取穴于肌肉与皮肤间；秋季用针取穴于气口；冬季用针取穴于经脉。凡此四时行针，应与时令的特征相适应、相协调。取络穴脉穴可治皮肤，取肌肤间穴可治肌肉，取气口穴可治筋脉，取各经脉之穴则可治骨髓和五脏诸病。

身体有五个重要部位：其一是大腿前方

腓者，腨也；背三；五脏之腧四；项五。此五部有痈疽者，死。

病始手臂者，先取手阳明、太阴而汗出。病始头首者，先取项太阳而汗出；病始足胫者，先取足阳明而汗出。臂太阴可汗出，足阳明可汗出。故取阴而汗出甚者，止之于阳；取阳而汗出甚者，止之于阴。

凡刺之害：中而不去则精泄；不中而去则致气（致气：意为邪气凝聚不散）。精泄则病甚而恇，致气则生为痈疽也。

肌肉隆起的伏兔部；其二是腓，腓是小腿肚部；其三是背部中行的督脉，其四是五脏腧穴，其五是项部。此五部发生痈疽，大多死亡。

始于手臂的疾病治疗，可先取手阳明经、手太阴经的穴位，使其出汗；始于头部的疾病，可先取项部足太阳经的穴位，使其出汗；开始发生在足部胫部的疾病，可先取足阳明经的穴位，使其出汗。针刺手太阴经的诸穴可令汗出，针刺足阳明经诸穴也可令汗出。针刺阴经而出汗过多的，可取阳经穴来止汗；针刺阳经而出汗过多的，可取阴经穴来止汗。

常见错误用针造成的危害有：一是刺中病邪而留针不去，使患者精气耗泄；二是针刺时尚未刺中病邪就立即出针，使邪气凝聚不散。精气耗泄会使患者病情加重而身体孱弱，邪气凝聚不散则会引起痈疽之证。

【解要】

本节讨论邪气侵入五脏时病者的各种表现症状，重点介绍皮寒热、肌寒热、骨寒热以及骨痹、厥痹等病的症状；阐述与五脏相对应的五个腧穴的部位，以及龋齿、热厥、寒厥等病的治疗方法，侧重说明痈疽病的不良预后；强调对五脏用针要慎重，并指出误用针刺的危害性。

# 第二十二节　癫狂：精神疾病的特殊刺法

## 【题解】

　　癫和狂，属程度不同的两种精神疾病。癫，一般表现为痰气郁结型，精神抑郁，表情淡漠，神志痴呆，语无伦次，喜怒无常，不思饮食等。狂，则表现为痰火上扰型，病起急骤，面红目赤，两目怒视，打人毁物，不避亲疏，气力逾常，不食不眠等。本节主要论述了癫证和狂证的病因、症状和治疗方法等，故名为"癫狂"。

## 【原文】

　　**目眦**（目眦：解剖名称。又名眦，俗称眼角。为上下眼弦的联合处。外眼角称外眦；内眼角称内眦）**外决**（决 quē：凹陷，通"缺"）**于面者，为锐眦。在内近鼻者，为内眦。上为外眦，下为内眦。**

　　**癫疾始生，先不乐，头重痛，视举目赤，甚作极，已而烦心，候之于颜**（颜：面部的色泽）**。取手太阳、阳明、太阴，血变为止。**

　　**癫疾始作，而引口啼呼者，候之手阳明、太阳。左强者，攻其右；右强者，攻其**

## 【译文】

　　眼角在面颊一侧向外凹陷的，称为锐眦；内侧靠近鼻梁的，称为内眦。而上眼胞属于外眦，下眼胞属于内眦。

　　癫病发作时，患者先表现为精神抑郁、闷闷不乐，感到头部沉重而疼痛，双目上视，眼睛发红；患者在严重发作之后就会出现内心烦乱，诊断的时候，可以通过观察其面部的色泽来预知其发作时间。治疗时应取手太阳经、手阳明经和手太阴经的穴位，针刺泻其恶血，直到血色由紫暗的颜色变为正常了以后止针。

　　癫病发作之初有眼角牵引歪斜，啼哭、呼叫、喘喝、心悸等症状出现时，应取手阳明经和手太阳经的穴位治疗，观察病情的变化，掌

左，血变为止。癫疾始作，先反僵（反僵：反张僵硬），因而脊痛，候之足太阳、阳明、太阴、手太阳，血变为止。

治癫疾者，常与之居，察其所当取之处。病至，视之有过者泻之，置其血于瓠（瓠：即葫芦）壶之中，至其发时，血独动矣；不动，灸穷骨（穷骨：骨名。指尾骨（尻骨），其末节叫尾闾，一名骶端，一名橛骨，俗名尾椿）二十壮。穷骨者，骶骨也。

骨癫疾者，顑（顑kǎn：通"颔"，指口外、颊前、颐上的部位，相当于腮部）齿诸腧、分肉皆满而骨居，汗出烦悗；呕多沃沫，气下泄，不治。

筋癫疾者，身倦（身倦：身曲不伸。倦，通"卷"，蜷曲）挛急脉大，刺项大经之大杼脉；呕多沃沫，气下泄，不治。

脉癫疾者，暴仆，四肢之脉皆胀而纵。脉满，尽刺之出血，不满，灸之挟项太阳，灸带脉于腰，相去三寸，诸分肉

握其牵引的方向，左侧痉挛就在右侧经脉的穴位上施针，右侧痉挛就在左侧经脉的穴位上施针，针刺出血，直到血色变正常之后才能止针。癫病开始发作之初如果出现身体僵硬，脊柱疼痛的症状，治疗时选取足太阳经、足阳明经、足太阴经、手太阳经的穴位，等到血色变得正常之后才能止针。

要想很好地治疗癫病，医生就必须花点时间与患者居住在一起，观察其发病过程中的症状和变化，取得丰富的一手资料。在发病的时候，观察其症状特点，判断病邪之所在，并断定发病时当取何经穴治疗。到病发的时候，取邪气最盛的经脉，选适当的穴位以泻法针刺，并将患者泻出的血置于一个葫芦容器里，等这个患者病复发的时候，这个葫芦中的血就会动起来；如果不动，就灸穷骨二十壮。穷骨就是骶骨，可以取得较好的治疗效果。

病位在骨的癫病，在腮、齿的各腧穴的分肉之间，因邪气壅滞而胀满，骨骼僵直，汗出、胸中烦闷，呕吐出大量的白沫，气陷于下，这是难以治愈的病证。

病位在筋的癫病，身体蜷曲，筋脉拘挛抽搐，脉大。治疗时可以针刺颈项部的足太阳膀胱经的大杼穴。若见呕吐大量白沫，气泄于下，就是不能治愈的死证了。

癫病的病位在脉，发病时表现为突然仆倒，四肢经脉都表现为满胀而纵缓。要是经脉胀满的，就针刺放血，使恶血尽出；如果经脉不满，可以灸颈项两侧的足太阳膀胱经，并灸带脉上

本输。呕多沃沫，气下泄，不治。

癫疾者，疾发如狂者，死不治。

狂始生，先自悲也，喜忘、苦怒、善恐者，得之忧饥。治之取手太阴、阳明，血变而止，及取足太阴、阳明。狂始发，少卧不饥，自高贤也，自辩智也，自尊贵也，善骂詈，日夜不休。治之取手阳明、太阳、太阴、舌下、少阴。视之盛者，皆取之，不盛，释之也。

狂言、惊、善笑、好歌乐，妄行不休者，得之大恐。治之取手阳明、太阳、太阴。狂，目妄见、耳妄闻，善呼者，少气之所生也。治之取手太阳、太阴、阳明、足太阴、头两颅。

狂者多食，善见鬼神，善笑而不发于外者，得之有所大喜。治之取足太阴、太

距腰三寸的部位，这两个部位经脉上的分肉和腧穴，都是可以酌情取用的。如果呕吐大量白沫，气泄于下，就是不治的死证。

另外，癫病在发作时像发狂一样，也是不治的死证。

狂病发生之初，患者通常情绪低落，感到悲伤，善忘事，容易发怒，常常恐惧，得这种病大多是由过度的忧伤和饥饿所致。治疗时应针刺手太阴经、手阳明经的腧穴放血，直到血色变为正常以后方可止针，还可以针刺足太阴经和足阳明经的穴位配合治疗。狂病开始发作的时候，患者睡眠很少，不感到饥饿，认为自己是十分贤德的圣人，或是最聪明的人，并且以为自己极其尊贵，常常谩骂不休，日夜不停。治疗时应针刺手阳明经、手太阳经、手太阴经、舌下和手少阴经的腧穴。但是一定要注意，只有血脉充盛的才可以施针，血脉不盛的，则不能用。

症状表现为言语狂妄、善惊、发笑、高声歌唱、行为狂妄没有休止的狂病，其一般是受到了极大的恐惧所致。治疗时应该针刺手阳明经、手太阳经和手太阴经的穴位。狂病的症状表现为总是看见异物，听到异常的声音，时常无故呼叫，这是神气衰少导致。治疗时应取手太阳经、手太阴经、手阳明经、足太阴经及头部和两颅的穴位。

狂病患者食量过大，幻视常似看见鬼神，常笑但是不发出笑声，这是由于大喜伤及心神所致。治疗时应取足太阴经、足太阳经、足阳明经的穴位，配以手太阴经、手太阳经和手阳

阳、阳明，后取手太阴、太阳、阳明。狂而新发，未应如此者，先取曲泉左右动脉，及盛者见血，有顷已；不已，以法取之，灸骨骶二十壮。

风逆暴四肢肿，身漯漯（漯tà漯：汗出貌），唏然（唏然：寒战时发出唏嘘之声）时寒，饥则烦，饱则善变。取手太阴表里，足少阴、阳明之径。肉清（清：此为寒冷之意），取荥，骨清，取井、经也。

厥逆为病也，足暴清，胸若将裂，肠若将以刀切之，烦而不能食，脉大小皆涩。暖取足少阴，清取足阳明。清则补之，温则泻之。厥逆腹胀满，肠鸣，胸满不得息，取之下胸二胁，咳而动手者，与背腧，以手按之，立快者，是也。

内闭不得溲，刺足少阴、太阳与骶上，以长针。气逆则取其太阴、阳明、厥阴，甚取少阴、阳明动者之经也。

少气，身漯漯也，言吸

明经的穴位。狂病属于新起的，还没有见到以上各种症状，治疗时先取足厥阴经的左右曲泉穴两侧的动脉，邪气盛的经脉就用放血疗法，病很快就能痊愈。如果仍然不好，就依照前述的治法针刺，并灸骶骨二十壮。

风逆病的症状表现为突发的四肢肿胀，全身像被水淋过一样发冷战栗，口中会发出唏嘘的声音，饥饿时心中烦闷，吃饱后忧扰不宁。治疗的时候应该针刺手太阴经和与之相对应的手阳明经，及足少阴经和足阳明经的腧穴。如果患者感到肌肉发冷，就选取上述经脉的荥穴治疗；如果患者感到寒冷入骨，就针刺上述经脉的井穴和经穴。

有的厥逆患者手脚冰凉，脚的颜色发青，但是胸满胀好像要裂开一般，肚子肝肠寸断，疼得好像被刀切，心中烦乱而吃不下饭，脉是涩滞不畅的。如身体温暖，则取足少阴经以泻之，如身体清冷，则取足阳明经以补之。厥逆病的症状如果表现为腹部胀满，肠鸣，胸中满胀而呼吸不利，治疗时应针刺胸部之下的两胁部的穴位，取穴时让患者咳嗽，同时将手放在胁肋部，感到应手而动的地方就是穴位；再取背部的穴位，用手按压该穴时，患者马上感到畅快。

若有小便不通、无尿的症状，就针刺足少阴经、足太阳经，并用长针刺尾骨之上的穴位；若感到气上逆，就针刺足太阴经、足阳明经和足厥阴经的腧穴，气逆较严重的，还可以针刺足少阴经和足阳明经上利于行气的腧穴。

正气衰少的患者，症状表现为身体出汗，

吸（吸吸：气少，言语不能接续）也，骨痿体重，懈惰不能动，补足少阴。短气，息短不属，动作气索，补足少阴，去血络也。

言语不相连贯，骨节发酸，身体沉重，四肢乏力，不愿活动，治疗时应补足少阴经之气。气息短促的患者，症状表现为呼吸急迫短促而不能连续，身体只要有动作就会使呼吸更加困难，治疗时应施针以补足少阴经，有血络瘀阻的，就去其血络。

**【解要】**

　　本节主要论述了癫病、狂病、逆病的分类及病证特点、治疗方法、判断死证的依据等，以及根据不同的症状表现选取不同的穴位和针刺治疗方法。注意，其治法的特点均是以泻为主。

# 第二十三节 热病：热病重症的刺治之法

## 【题解】

　　热病，狭义指夏天的暑病，广义指一切因外感引起的热病。与"寒热病"一节不同，本节是从广义论述各种热病的症状、诊断、治疗和预后，并介绍了治疗热病的五十九个穴位，故名为"热病"。

## 【原文】

　　偏枯（偏枯：病名，相当于现代所说的脑血管疾病），身偏不用而痛，言不变，志不乱，病在分腠之间，巨针（巨针：大针）取之，益其不足，损其有余，乃可复也。

　　痱（痱：又称为"风痱"，症见一侧肢体痿废不用，且有意识障碍）之为病也，身无痛者，四肢不收，智乱不甚，其言微知，可治；甚则不能言，不可治也。病先起于阳，后入于阴者，先取其阳，后取其阴，浮而取之。

　　热病三日，而气口静、人迎躁者，取之诸阳，五十九刺，以泻其热而出其汗，实其阴以补其不足者。身热

## 【译文】

　　偏枯病的症状表现为半身不遂且疼痛，如果患者言语如常、神志清醒，这是病在分肉腠理之间，治疗时可用大针刺之，患者气虚则用补法，气盛则用泻法，这样就可以恢复了。

　　痱病的症状为身体不觉得疼痛，四肢弛缓，不能屈伸，神志有些混乱，但不严重，语言虽然模糊，但还能听明白，病情较轻，尚可以治疗；如果病情严重，已经不能言语的，就难以治疗了。如果痱病先起于阳分，而后深入阴分，治疗时应该先取阳经，后取阴经，对于痱病的治疗，针刺的程度应该比较浮浅。

　　患热病第三日，如果患者气口脉象平稳，人迎脉象躁乱的，治疗可取用各阳经，在治热病的五十九个穴中选穴，用来泻去病热，使患者出汗，用补法充实阴经来补三阴的不足。患

甚，阴阳皆静者，勿刺也。其可刺者，急取之，不汗出则泄。所谓勿刺者，有死征也。

热病七日、八日，脉口动。热病七日、八日，脉口动，喘而眩者，急刺之，汗且自出，浅刺手大指间。

热病七日、八日，脉微小，病者溲血，口中干，一日半而死。脉代者，一日死。

热病已得汗出，而脉尚躁，喘且复热，勿刺肤，喘甚者，死。

热病七日、八日，脉不躁，躁不散数，后三日中有汗。三日不汗，四日死，未曾汗者，勿腠刺之。

热病先肤痛，窒鼻充面，取之皮，以第一针，五十九。苛轸鼻（苛轸鼻：苛，细小；轸，义同"疹"。苛轸鼻，即鼻子上生细小的疹子），索皮于肺，不得索之火。火者，心也。

热病先身涩，倚而热，烦悗，干唇，口溢，取之脉，以第一针，五十九；肤胀，口

者身体热得很厉害，而阴阳之脉象都平静的，不可用针刺。如果还可以针刺，应尽快取穴针刺，即使病热不随汗而出，也会外泄。这里所说的不可针刺的原因，是因为患者有死的征兆。

热病已经七八日，气口的脉象躁动，患者气喘而头晕目眩的，应马上针刺治疗，使汗出热散，应取手大指间的穴位浅刺。

热病已经七八天，若是脉象微小，是正气不足的表现，如果患者尿血，口中干燥，是阳盛阴竭，一天半即将死亡；若是见到代脉，是脏气已衰，一日就会死亡。

热病已经出汗，可是脉象还是躁而不稳，气喘，并且不久热势又起的，不可针刺。若是气喘加剧，就会死亡。

热病已经七八天，脉象已经不躁，或是有躁象但不散不疾者，是邪气仍在，在后面的三天之中，能发汗的，邪气随汗而解；若是三天后仍未汗出，是正气已衰，到第四日死亡。在没有得汗的情况之下是不能针刺的。

热病患者，先有皮肤痛、鼻塞、面部浮肿症状的，治疗的时候应该浅刺各经的皮部，由九针中的第一针（镵针）在热病的五十九腧穴中选穴针刺；如果是鼻生小疹，也是邪在皮毛的表现，因肺合皮毛，因此治疗要从肺经入手，以此来治疗皮肤之病，不可求之心俞，以其心火克肺金。

热病发生病变，患者会感到身体艰涩不爽，心中烦闷，唇燥咽干，应当刺其血脉，用九针中的第一针（镵针），在热病五十九腧穴中选

干，寒汗出，索脉于心，不得索之水。水者，肾也。

热病，溢干多饮，善惊，卧不能安，取之肤肉，以第六针，五十九；目眦青，索肉于脾，不得索之木。木者，肝也。

热病面青脑痛，手足躁，取之筋间，以第四针，于四逆；筋躄，目浸，索筋于肝，不得索之金。金者，肺也。

热病数惊，瘈疭而狂，取之脉，以第四针，急泻有余者。癫疾毛发去，索血于心，不得索之水。水者，肾也。

热病身重骨痛，耳聋而好瞑，取之骨，以第四针，五十九，刺骨；病不食，啮齿，耳青，索骨于肾，不得索之土。土者，脾也。

热病不知所痛，耳聋，不能自收，口干，阳热甚，阴颇

穴施针；若是腹胀，口中干，出冷汗，是邪在血脉，因心主血脉，因此当取心经的腧穴治疗。不可取治于"水"。水，即肾经。

热病再演变，患者感到咽中干，口渴喜饮，易受惊吓，不能安卧的，应取治肌肉，治疗时应用九针中的第六针（员利针），针刺热病五十九穴中的穴位；若眼角色青，属于脾经的病变，脾主肉，所以治疗时应当针刺至肌肉，从脾经入手，不可取治于"木"。木，就是肝经。

热病病变，患者会有面色青，头脑疼痛，手足躁动等症状，治疗时应当针刺至筋。当用九针中的第四针（锋针），在手足四肢不利的地方施针；如果是足不能行，泪出而不止，属于肝经的病患，肝主筋，所以刺至筋，也就是取肝经的腧穴治疗，不可取治于"金"。金，就是肺经。

热病病变，患者表现为惊痫多次发作，手足抽搐，精神狂乱，是邪热入心。治疗时应该深刺直至血络，用九针中的第四针（锋针），迅速泻其有余的邪热。若是时发癫病，毛发脱落，属于心经的病患，应治心所主之血脉，不可取治于"水"。水，就是肾经。

热病病变，患者表现为身体酸重，周身骨节疼痛，耳聋，双目常闭不欲开的症状，是邪热入肾，应刺深至骨，用九针中的第四针（锋针），在热病五十九腧穴中选穴施针；如果患者不能食，牙齿相磨，双耳色青，属于肾经的病患，应当刺骨，是肾经所主，不可取治于"土"。土，就是脾经。

热病病变，患者表现为不知疼痛，耳聋，四肢不能灵活伸曲，口干，阳气偏盛的时候发

有寒者，热在髓，死不可治。

热病头痛，颞颥（颞颥 niè
rú：指眉棱骨外后方的颞骨）目瘈
（chì）脉痛，善衄，厥热病
也。取之以第三针，视其有余
不足。

热病体重，肠中热，取之
以第四针，于其腧及下诸指
间，索气于胃胳（胳：一作
"络"）得气也。

热病挟脐急痛，胸胁
满，取之涌泉与阴陵泉，
取以第四针，针嗌里（嗌
里：廉泉穴）。

热病而汗且出，及脉顺可
汗者，取之鱼际、太渊、大
都、太白，泻之则热去，补之
则汗出，汗出大甚，取内踝上
横脉，以止之。

热病已得汗而脉尚躁盛，
此阴脉之极也，死；其得汗而
脉静者，生。热病者脉尚盛躁
而不得汗者，此阳脉之极也，
死；脉盛躁得汗静者，生。

热病不可刺者，有九：一
曰：汗不出，大颧发赤，哕

热，阴气偏盛的时候发冷，这是邪热深入骨髓
的证候，是死证，不能救治。

热病病变，患者表现为头痛，鬓骨的部位
和眼睛周围的筋脉抽搐作痛，易出鼻血，这是
厥热病，是热邪逆于上的病证，治疗时应用九
针当中的第三针（锃针），根据其病情的虚实，
以泻其有余，补其不足。

热病，患者表现为身体沉重，胃肠灼热的，
是邪热在脾胃所致，可以用九针中的第四针，刺
脾胃二经的腧穴，并取在下部的各足趾间的穴
位，同时还可以针刺胃经的络脉，得气为佳。

热病病变，患者表现为脐周围突然疼痛，
胸胁满胀，是邪在足少阴、太阴二经的表现，
治疗时应用九针中的第四针刺涌泉穴与阴陵泉
穴，因肾脾二经均上络于咽喉部位，所以可针
刺舌下的廉泉穴。

热病病变，患者汗出后，脉象表现为安静
的，为顺，是阳证得阳脉，脉证相合，表明可
以继续发汗，针刺手太阴肺经的鱼际、太渊、
大都、太白穴，用泻法刺之则热去，若是用补
法就可以继续发汗。汗出太过的，可以针刺内
踝上横脉处的三阴交穴，泻之则汗止。

热病病变，患者虽然出了汗，但是脉象仍
然躁盛的，这是阴气欲绝，孤阳不敛，为死证；
出汗之后脉象即平静安顺的，是顺证，预后良
好。热病脉象躁盛，但是已不能出汗的，这是
阳气欲绝的死证；脉象躁盛，但发汗之后脉象
马上表现为平静的，预后良好。

热病有九种情况是禁用针刺疗法的：第一，
不出汗，两颧发红、呃逆，是虚阳上越的死证；

者，死；二曰：泄而腹满甚者，死；三曰：目不明，热不已者，死；四曰：老人婴儿，热而腹满者，死；五曰：汗不出，呕下血者，死；六曰：舌本烂，热不已者，死；七曰：咳而衄，汗不出，出不至足者，死；八曰：髓热者，死；九曰：热而痉者，死。腰折，瘛疭，齿噤齘（齘xiè：牙齿相互摩切）也。凡此九者，不可刺也。

所谓五十九刺者，两手外内侧各三，凡十二痏。五指间各一，凡八痏，足亦如是；头入发一寸旁三分各三，凡六痏；更入发三寸边五，凡十痏；耳前后口下者各一，项中一，凡六痏；巅上一，囟会一，发际一，廉泉一，风池二，天柱二。

气满胸中喘息，取足太阴大指之端，去爪甲如薤（xiè）叶。寒则留之，热则疾之，气下乃止。

心疝（心疝：一种疝病，是由心气郁积引起的，以少腹部疼痛、有积块）暴痛，取足太阴，厥阴，尽刺去其血络。

第二，泄泻、腹中胀满严重的，是脾气败绝的死证；第三，双目视物不清、发热不退，是精气衰竭的死证；第四，老人和婴儿，发热而腹中满胀，这是邪热伤脾的死证；第五，不出汗，呕血、便血，是阴血耗伤的死证；第六，舌根已烂，热仍不止，是阴气大伤的死证；第七，咳血衄血，不出汗，即使是出汗，也达不到足部的，是真阴耗竭的死证；第八，热邪已入骨髓，是肾阴衰竭的死证；第九，发热而出现痉病，是耗伤阴血，热极生风的死证，发热而出现痉病时，会出现腰背角弓反张、抽搐、口噤不开和牙齿切磨的表现。上述几种情况，都是热邪过盛、真阴耗竭的死证，所以不可施针。

什么是热病针刺常用的五十九个穴位呢？就是在两手外侧和内侧各三穴，共十二穴；手五指间各有一穴，共八穴，足部也如此；头部入发际一寸中行督脉旁三分，左右各有三穴，共六穴；再进一步深入发际三寸，两边各有五穴，共十穴；耳前后各一穴，口下一穴，项中一穴，共六穴；巅顶上一穴，囟会一穴，后发际一穴，廉泉一穴，风池二穴，天柱二穴。

患者胸中气满，喘息急促，治疗时应取足太阴大趾之端的穴位，位置在距爪甲角如薤叶宽的地方。如果是寒证，就用留针的方法治疗；如果是热证，就用疾刺法治疗，直到上逆之气下降，喘息停止为止。

心疝病患者，如果表现为腹中突然剧痛的，应针刺足太阴经和足厥阴经，使用放血的疗法，尽数祛除其经脉上的瘀血，以泻其邪。

喉痹（喉痹：一种喉疾。症见咽喉部因气血瘀阻或者痰火上泛而闭塞不通），舌卷，口中干，烦心心痛，臂内廉痛，不可及头，取手小指次指爪甲下，去端如韭叶。

目中赤痛，从内眦始，取之阴跷。风痉身反折，先取足太阳及腘中及血络出血；中有寒，取三里。

癃，取之阴跷及三毛上及血络出血。

男子如蛊，女子如怚（怚：疑为"阻"），身体腰脊如解，不欲饮食，先取涌泉见血，视跗上盛者，尽见血也。

喉痹，舌卷曲不伸，口干，心烦、心痛，手臂内侧疼痛，不能上举到头部，治疗时可针刺手无名指小指侧的指端穴位，距爪甲约有韭菜叶宽的地方。

患者如果双目红赤疼痛，从内眼角起，内眼角是阴阳跷脉会合之处，治疗时可以取用阴跷脉的起点照海穴施针。风痉患者出现颈项强直，角弓反张等症状，应该先取足太阳经脉及腘窝中的委中穴施针，并在浅表的络脉上刺血络出血。内有寒的，应取足阳明经的足三里穴。

患者如果小便不畅，治疗时可以取用阴跷脉的起点照海穴，和足厥阴经位于足大趾外侧三毛上的大敦穴，并在表浅的血络上放血以泻邪气。

男子腹胀如中蛊毒，女子患了郁阻之病，表现为腰脊如同要分解开一样疼痛，不思饮食，治疗时应先点刺涌泉穴出血，观察足背上有血络盛满的地方，也全部浅刺出血，以泻邪气。

**【解要】**

本节主要论述了热病偏枯和痱病的症状及其表现、轻重的辨别及治疗方法，热邪侵入五脏的症状及其表现、针刺部位以及治疗不愈时的调治方法，热病的几种特殊情形及危重情形的表现和治疗，热病禁刺的九种情况，治疗热病的五十九个穴位。最后介绍了心疝、喉痹、风痉、癃等几种热病的特殊证型的刺治方法。

# 第二十四节　厥病：头痛、心痛皆因厥

## 【题解】

厥，指经气上逆；厥病，是由于阴阳失调、气机逆乱引起的以突然昏仆、不省人事，或伴有颜面苍白、汗出、四肢逆冷为主要表现的疾病。本节专题讨论因经气五脏厥逆引起的头痛、心痛等病的症状、治疗和预后等内容，故名为"厥病"。

## 【原文】

厥头痛(厥头痛：病证名。厥，逆乱之意。张景岳："厥，逆也。邪逆于经，上干头脑而为痛者，曰厥头痛也。")，面若肿起而烦心，取之足阳明、太阴。

厥头痛，头脉痛，心悲善泣，视头动，脉反盛者，刺尽去血，后调足厥阴。

厥头痛，贞贞(贞贞：不移动)头重而痛，泻头上五行，行五，先取手少阴，后取足少阴。

厥头痛，意善忘，按之不得，取头面左右动脉，后取足太阴。

厥头痛，项先痛，腰脊为应，先取天柱(天柱：人体部位名。

## 【译文】

经脉邪气上逆于头而引发的头痛，叫厥头痛。如果表现为面部浮肿，心烦等症状，可以选取足阳明胃经和足太阴脾经的穴位针刺治疗。

经气上逆而头痛，如果表现为头部血络胀痛，心情悲忧，常常哭泣，诊察其头部络脉搏动明显者，针刺放血，然后调治足厥阴肝经。

厥头痛患者，如果表现为头沉重而痛，痛处不移，应选取头上纵行排列的五条经脉中的穴位，每行中选取五个，针刺以泻其邪，泻手少阴心经，然后调补足少阴肾经。

厥头痛患者，如表现为记忆力减退，头痛时用手按头，却找不到疼痛的具体位置，治疗时可以取头面左右的动脉进行针刺，泻其邪气，然后再针刺足太阴脾经加以调理。

厥头痛患者，如表现为项部先痛，随后腰脊相应疼痛，治疗时应先以泻法针刺足太

即鼻中膈），后取足太阳。

厥头痛，头痛甚，耳前后脉涌有热（一本云有动脉），泻出其血，后取足少阳。

真头痛（真头痛：中医病证。头痛危症，症见剧烈头痛，连脑户尽痛，手足逆冷至肘膝关节），头痛甚，脑尽痛，手足寒至节，死不治。

头痛不可取于腧者，有所击堕，恶血在于内，若肉伤，痛未已，可则刺，不可远取也。

头痛不可刺者，大痹（大痹：病名。泛指邪在筋骨或五脏较重的痹病）为恶，日作者，可令少愈，不可已。

头半寒痛，先取手少阳、阳明，后取足少阳、阳明。

厥心痛（厥心痛：病气逆于心而致心痛），与背相控，如从后触其心，伛偻者，肾心痛也，先取京骨、昆仑，发针不已，取然谷。

厥心痛，腹胀胸满，心尤痛甚，胃心痛也，取之大都、太白。

厥心痛，痛如以锥针刺其心，心痛甚者，脾心痛也，取之然谷、太溪。

厥心痛，色苍苍如死状，终

阳膀胱经的天柱穴，然后再取足太阳经的其他相应穴位治疗。

厥头痛患者，如表现为头痛严重，耳前耳后的脉络发热，治疗时应先刺破脉络以放其血，然后取足少阳经调治。

真头痛，疼痛剧烈，整个头部都痛，手足冰凉直至肘膝关节，这是不可治的死证。

有的头痛不可以取腧穴治疗，如被击伤或摔伤，致使瘀血在体内，如果有内伤，会疼痛不止，这种情况，可以在伤痛部位侧刺，不可选取远距离的腧穴刺治。

有一种头痛不可刺治，即大痹恶患，每天都发作的，针刺只可使其稍好一些，不能根治。

偏头寒痛，治疗先取手少阳、手阳明经的穴位，后取足少阳、足阳明经的穴位。

由五脏气冲逆所致的厥心痛，牵连背部疼痛、抽搐，好像有东西从后背触动心脏，以致曲脊驼背，这是肾心病。治疗先取京骨、昆仑穴，发针后仍疼痛不止的，再取然谷穴刺治。

厥心痛，腹胀胸满，心痛特别厉害，这是胃心痛。治疗应取大都、太白穴。

厥心痛，痛得好像用银针刺心一样，心痛剧烈，这是脾气厥逆的心痛。治疗应取然谷、太溪穴。

厥心痛，面色苍白像死人一样，终日

日不得休息，肝心痛也，取之行间、太冲。

厥心痛，卧若从居（从居：独居，指闲静休养），心痛间，动作痛益甚，色不变，肺心痛也，取之鱼际、太渊。

真心痛（真心痛：指邪气直犯心脏的心痛病，类似于现在的较严重的心脏病），手足清至节，心痛甚，旦发夕死，夕发旦死。

心痛不可刺者，中有盛聚，不可取于腧。

肠中有虫瘕及蛟蛕（蛟蛕：即蛔虫），皆不可取以小针。

腹中病，发作肿聚，往来上下行，痛有休止，腹热，喜涎出者，是蛟蛕也。以手聚按而坚持之，无令得移，以大针刺之，久持之，虫不动，乃出针也。

耳聋无闻，取耳中。耳鸣，取耳前动脉。耳痛不可刺者，耳中有脓，若有干耵聍（耵聍 dīng níng：外耳道软骨部皮肤具有耵聍腺，其淡黄色黏稠的分泌物称耵聍，俗称耳屎），耳无闻也。耳聋，取手足小指次指爪甲上与肉交者，先取手，后取

疼痛不止，这是肝气厥逆的心痛。治疗应取行间、太冲穴。

厥心痛，在卧床或休息时，心痛停止，如果活动则心痛加剧，但面色不变，这是肺气厥逆的心痛，治疗应取鱼际、太渊穴。

真心痛，发作的时候手足冰冷，直至肘膝部位，心痛极其严重，经常是早上发作到晚上就死亡，或者晚上发作次日早上就死亡了。

心痛病不能使用针刺疗法的是体内有瘀血和积聚的实证，为有形的实邪，不能用针刺腧穴以调理经气的方法来治疗。

肠中有虫聚集成瘕，或有寄生虫的患者，治疗的时候不能使用小针。

心腹疼痛，发作时腹中有积聚之肿块，可以上下移动，时痛时止，腹内发热，口渴而流涎，是肠中有寄生虫活动所致。治疗时，用手按住肿块或者疼痛的地方，使之不能移动，用大针刺入，直到虫不动了的时候，再拔出针。只要出现满腹疼痛，烦闷不舒，腹中肿物上下移动的虫病，都可用这种方法治疗。

耳聋听不到声音，治疗可取耳中的听宫穴。耳鸣，治疗可取耳前动脉处的耳门穴。耳痛而不可刺治的，是指耳中有脓或耳中有干耳垢，耳已丧失听觉的病。治疗耳聋应取手无名指指甲上端与肉相交处的关冲穴，先取手部关冲穴，后取足部窍阴穴刺之。治疗耳鸣，可取手中指指甲上端的中冲穴，左耳

足。耳鸣，取手中指爪甲上，左取右，右取左，先取手，后取足。

髀不可举，侧而取之，在枢合中，以员利针，大针不可刺。病注下血，取曲泉。

风痹淫病不可已者，足如履冰，时如入汤中。股胫淫泺（淫泺 luò：形容疾病浸淫发展，直到成为痼疾），烦心头痛，时呕时悗，眩已汗出，久则目眩，悲以喜恐（悲以喜恐：悲伤止住，又生恐惧。以，通“已”），短气不乐，不出三年，死也。

鸣取右手的中冲穴，右耳鸣取左手的中冲穴，先取手部腧穴，后取足部的大敦穴。

大腿不能屈伸活动，可让患者侧卧，取髀枢中的环跳穴，使用九针中的员利针，不要使用大针。因肝不藏血而下血的，宜针刺曲泉穴治疗。

风痹病发展到严重的阶段，甚至到了不可治疗的地步，会出现以下情况：有时像足踏冰块一样寒冷，有时又像双足浸泡在滚烫的热水中一样。下肢的严重病变向体内浸淫发展，就会出现心烦、头痛、呕吐、满闷的症状，还有目眩之后马上出汗，时间长了目眩更甚；情绪波动，有时悲伤，有时喜悦，有时恐惧，有时气短，心中不悦。患这种疾病的人，不出三年，就会死亡。

**【解要】**

　　本节概述因经气上逆所引起的头痛、心痛等证，兼论虫瘕、蛟蛕（蛕）等肠寄生虫证，以及风痹、耳鸣、耳聋等症的刺法及预后。开篇讲各种厥头痛和真头痛的症状特点及治疗方法，并介绍了不能使用针刺的头痛类型；再讲各种厥心痛和真心痛的主要症状、分类和治疗方法；最后介绍了虫瘕、耳聋、下肢活动不利、下血证和风痹证等病证的症状、治疗和预后。

# 第二十五节　病本：治病先求本，标本兼治

## 【题解】

本，事物的根本，这里指疾病的根本、源头。本节论述根据病逆先后确定治标治本原则，重点指出，病轻的时候可以采用标本兼治的方法，如果病势急而重，急则治标，缓则治本。强调的是治病先求本，故名为"病本"。

## 【原文】

先病而后逆（逆：气血不和）者，治其本；先逆而后病者，治其本。先寒而后生病者，治其本；先病而后生寒者，治其本；先热而后生病者，治其本；先泄而后生他病者，治其本。必且调之，乃治其他病。先病而后中满者，治其标（标：指由"本"引发出来的其他事物）；先病而后泄者，治其本；先中满而后烦心者，治其本。有客气（客气：运气术语。外邪侵入体内的为客气，这里也可以理解为实证），有同气（同气：正气的意思，这里可以理解为虚证）。大小便不利，治其标；大小便利，治其本。

## 【译文】

先患有某一种疾病，然后出现四肢厥逆的，应该治疗其原来的疾病；厥逆在先而后生病变的，应先治其厥逆。先患寒性病，而后发生其他病变的，当先治疗其寒；先有某病，而后出现寒证的，当先治疗其本病；先患热证，而后发生其他病变的，当先治疗其热；先有泄泻而后发生其他疾病的，应先治泄泻。一定得先调治好泄泻，然后才可治疗其他病。如果先有了某种病后发生腹中满闷的，则应先治中满之标；先患某病而后发生泄泻的，应当先治本病；如果先有中满，而后导致心烦不舒畅的，则应治中满之本。人体有因为感受了非时令的六淫之气而发病的，也有因为不能适应按时而至的六气而发病的，不论是哪一种情况，只要出现大小便不利的症状，虽然大小便不利为标，但应先救治这一个紧急的标病；只有在大小便通利的情况下，方可先治其他的本病。

病发而有余，本而标之，先治其本，后治其标。病发而不足，标而本之，先治其标，后治其本。谨详察间甚，以意调之 (以意调之：先治标还是先治本要根据不同的病情来定，原则是急则治其标，缓则治其本)，间者并行 (间者并行：治疗学术语。系治则之一。指病虽多，但病情较轻时，可主症与兼症同时治疗。此处强调的是，若标病与本病同时出现，则要标本同治)，甚者独行。先小大便不利而后生他病者，治其本也。

疾病发作表现为实证有余，说明邪气变本为标，当先治邪气有余的，后治其他的。疾病发作而出现正气不足的症状，则说明正气不足变标为本，应当先扶人体的正气，再祛除病邪。总之，必须谨慎地详察病情，根据病情的轻重缓急而精心调治。病情轻缓的可以标本兼治，病情急重的，则需分步治疗，或先治标，或先治本。就像对先有大小便不通利而后发生其他疾病的情况那样，应分步先治大小便不利的本病。

**【解要】**

本节论述了治病必须求疾病的根本之所在的原则，并列举了七种先病和后病的情况，分别讲述了逆证、寒证、热证、腹泻、中满、大小便不利、病之有余、不足等症状；还讲述了如何根据其先后发生次序和病情的轻重缓急来确定治疗方法，何时取本，何时取标。最后说明了出现中满及大小便不利时，不管是标还是本，必须先治疗的原则。

# 第二十六节　杂病：各种杂症治疗准绳

## 【题解】

　　杂，即零碎，或多而庞杂的意思。本节论述了多种没有划分类别的疾病，因范围广泛，多而庞杂，故命名为"杂病"。

## 【原文】

　　厥，挟脊而痛者，至顶，头沉沉然，目脘脘然（目脘脘然：眼睛看物模糊不清的样子），腰脊强（腰脊强：指腰脊部肌肉拘紧、强直）。取足太阳腘中血络。

　　厥，胸满面肿，唇累累然（唇累累然：此为口唇肿起，口涎不收的样子），暴言难，甚则不能言（暴言难，甚则不能言：指急性喉头水肿所致的语音功能障碍），取足阳明。

　　厥，气走喉而不能言，手足清，大便不利，取足少阴。

　　厥，而腹响响然，多寒气，腹中穀穀（gǔ），便溲难，取足太阴。

　　嗌干，口中热如胶，取足少阴。

　　膝中痛，取犊鼻（犊鼻：穴位

## 【译文】

　　经气厥逆，上逆之气导致脊柱两侧疼痛直达巅顶，头部昏昏沉沉，双目视物不清，腰背强直，这是足太阳经的病变。治疗时应刺足太阳经的委中穴处的血络，出血以泻邪气。

　　经气厥逆，患者胸中满闷，面部肿胀，口唇肿厚，涎液不能收，骤然出现言语困难，甚至不能言语的，这是足阳明胃经的病变，应取足阳明经的穴位。

　　经气厥逆，上逆之气充塞咽喉，致使患者不能言语，手足清冷，大便不通，是足少阴肾经的病变，治疗时应取肾经的穴位。

　　经气厥逆，患者腹中胀满，弹之有声，寒气内盛，肠鸣，大小便不利等，病变在足太阴脾经，治疗时应取足太阴脾经的腧穴。

　　咽中干，口中燥热，口中津液稠黏似胶，应取足少阴肾经的穴位针刺治疗。

　　膝关节疼痛，应用员利针刺足阳明胃经

名，在外膝眼凹陷中，属足阳明胃经），以员利针，发而间之。针大如氂，刺膝无疑。喉痹不能言，取足阳明；能言，取手阳明。

疟不渴，间日而作，取足阳明；渴而日作，取手阳明。

齿痛，不恶清饮，取足阳明；恶清饮，取手阳明。

聋而不痛者，取足少阳；聋而痛者，取手阳明。

衄而不止，衃血（衃 pēi 血：凝聚的死血）流，取足太阳；衃血，取手太阳；不已，刺腕骨下；不已，刺腘中出血。

腰痛，痛上寒，取足太阳、阳明；痛上热，取足厥阴；不可以俯仰，取足少阳；中热而喘，取足少阴、腘中血络。

喜怒而不欲食，言益少，刺足太阴；怒而多言，刺足少阳。

颔痛，刺手阳明与颔之盛脉，出血。

项病，不可俯仰，刺足

的犊鼻穴，出针之后，间隔一段时间可以再次治疗，员利针是长似牛尾长毛的大针，十分适合针刺膝部。喉痹患者，若是不能说话，就针刺足阳明胃经的腧穴；若是还能说话，就针刺手阳明大肠经。

疟病患者，如果不渴，隔一日发作，应针刺足阳明胃经的穴位；如果口渴，而且每天发作，就取手阳明大肠经。

牙齿疼痛患者，不怕冷饮的，治疗应针刺足阳明胃经穴位；若是怕冷饮，就取手阳明大肠经的穴位治疗。

患者耳聋但不疼痛的，应取足少阳经的穴位；耳聋且疼痛的，应取手阳明大肠经的穴位。

患者鼻出血不止，若流出的是败恶黑血，治疗应取足太阳经的穴位；黑血凝滞，治疗可取手太阳经的穴位；如果不愈，应刺手太阳经的腕骨穴；仍不愈，可刺委中穴出血。

患者腰痛，如果身体痛处发寒，治疗可取足太阳、足阳明两经的穴位；如果身体疼痛处发热，治疗可取足厥阴经的穴位；腰痛得不能前俯后仰，治疗可取足少阳经的穴位；腰痛，内热而气喘，治疗可取足少阴经的穴位，并刺委中穴的血络。

患者如果爱发怒且不想吃东西，话少，应刺足太阴经的穴位治疗；爱发怒且话多，应刺足少阳经的穴位。

患者下巴疼痛，应针刺手阳明经和足阳明经的颊车穴，刺之出血。

患者如果项部疼痛而头不能俯仰的，应针刺

太阳；不可以顾，刺手太阳也。

小腹满大，上走胃至心，渐渐身时寒热，小便不利，取足厥阴。

腹满，大便不利，腹大，亦上走胸嗌，喘息喝喝（喝hè喝：形容气喘的声音）然，取足少阴。

腹满食不化，腹响响然，不能大便，取足太阴。

心痛引腰脊，欲呕，取足少阴。

心痛，腹胀，啬啬（啬啬：形容肠中阻塞不通）然，大便不利，取足太阴。

心痛引背不得息，刺足少阴；不已，取手少阳。

心痛引小腹满，上下无常处，便溲难，刺足厥阴。

心痛，但短气，不足以息，刺手太阴。

心痛，当九节刺之，按，已刺按之，立已；不已，上下求之，得之立已。

颔痛，刺足阳明曲周动脉见血，立已；不已，按人迎于经，立已。

足太阳经；项部疼痛而不能左右转动的，应针刺手太阳经的穴位。

患者小腹胀满，向上波及胃脘和心胸的，全身恶寒瑟缩而发热，小便不利，治疗时应取足厥阴经的穴位。

患者腹中胀满，大便不通，腹部胀大，中气上逆冲胸甚至咽喉，张口喘息并发出声音，治疗时应该取足少阴肾经穴位进行针刺治疗。

腹部胀满，进食不能消化，腹内鸣响，不能大便，治疗可取足太阴经的穴位。

患者心痛牵引腰脊作痛，恶心欲呕吐的，取足少阴经的穴位针刺治疗。

患者心痛，腹中胀满，大便涩而不通，取足太阴脾经的穴位针刺治疗。

患者心痛牵引至后背，致使喘息不利，应针刺足少阴肾经的穴位；如不愈，可以针刺手少阳三焦经的穴位。

心痛，仅有气短而呼吸困难的，应针刺手太阴肺经。

心痛，应当针刺第九椎之下的筋缩穴，先在穴位上按揉，针刺之后再继续按压，一般就可以马上止痛；如果这样还没有效果，就在筋缩穴的附近寻找位置，只要找到了正确的位置，用这种方法马上就可以奏效。

患者下巴疼痛，应针刺足阳明胃经颊车穴周围的动脉，针刺出血之后就会马上见效；如果不能止痛，就用手按人迎穴旁边的动脉，很快就可止痛。

气逆上，刺膺中陷者与下胸动脉。

腹痛，刺脐左右动脉，已刺按之，立已；不已，刺气街（气街：又称"气冲"，是冲脉的起源），已刺按之，立已。

痿厥为四末束悗，乃疾解之，日二，不仁者，十日而知。无休，病已，止。

哕，以草刺鼻，嚏，嚏而已；无息，而疾迎引之，立已；大惊之，亦可已。

气逆上冲，针刺胸前足阳明胃经的膺窗穴或者屋翳穴，以及胸下的动脉。

患者腹中疼痛，针刺两侧的天枢穴处的动脉，刺过之后用手按压，马上就好；如果还不能好，就针刺足阳明胃经的气冲穴，针刺过后用手按压，马上见效。

痿厥病患者，可以将四肢都缠束起来，如果感到闭闷不舒，就迅速将他解开。这样的治疗每天做两次，四肢没有感觉的患者，十天之后就能有感觉了，坚持这样的治疗，不半途而废，直至病愈为止。

患者打嗝，用草刺激其鼻腔，使其打喷嚏，打完喷嚏就会停止打嗝。另外，屏住呼吸，到呃逆将至之时，迅速提气，然后呼气，使气下行，这样很快能止住喷嚏。或者当发作的时候，突然惊吓他一次，也能治愈。

**【解要】**

本节主要论述了多种杂病的症状表现、针刺的穴位、治疗方法和预后。其中包括厥病、膝关节疼痛、喉痹病、疟、齿痛、耳聋、衄、喜怒、痛、腹满心痛、腹痛、痿厥等的症状、诊断和治疗方法。本节可以视为医治杂症的准则。

# 第二十七节　周痹：风寒湿三邪之害

## 【题解】

周，遍及周身之义。周痹，病证名，为风寒湿邪乘虚侵入血脉、肌肉所致。本节主要论述了周痹与众痹的病机特点、两者的区别、针刺治疗方法，列举众痹病证进行比较说明，以突出周痹，故名为"周痹"。

## 【原文】

黄帝问于岐伯曰：周痹之在身也，上下移徙，随其脉上下，左右相应，间不容空，愿闻此痛，在血脉之中邪（邪：同"耶"，疑问句）？将在分肉之间乎？何以致是？其痛之移也，间不及下针，其慉痛（慉 xù痛：慉，积蓄、聚集之意。慉痛，指疼痛聚集在某一部位）之时，不及定治，而痛已止矣，何道使然？愿闻其故？

岐伯答曰：此众痹（众痹：病名。因风寒湿邪侵入皮肤、经络，所致痹痛左右相移，随发随止、歇而复起之证）也，非周痹也。

黄帝曰：愿闻众痹。

岐伯对曰：此各在其处，更发更止，更居更起，以右应左，以左应右，非能周也，更发更休也。

## 【译文】

黄帝问岐伯说：周痹这种症证，病邪随血脉上下移动，疼痛上下左右相应发作，浑身无处不痛。请讲讲像这种情形，是邪在血脉之中呢，还是在分肉之间？其病又从何而来？疼痛部位转移得这样快，以至来不及在痛处下针，当某处疼痛比较集中的时候，还没有决定如何医治，而疼痛已经游走，这是什么道理？我很想知道其中的缘由。

岐伯回答说：这是众痹，而不是周痹。

黄帝说：我想听你讲一下众痹。

岐伯回答说：所谓众痹，其病邪分布于身体的各个部位，邪气交替发作和停止，交替转移和停滞，在症状上表现为左右影响，左右对应，而不是全身都疼痛，是交替发作和停止的。

黄帝曰：善。刺之奈何？

岐伯对曰：刺此者，痛虽已止，必刺其处，勿令复起。

帝曰：善。愿闻周痹何如。

岐伯对曰：周痹者，在于血脉之中，随脉以上，随脉以下，不能左右，各当其所。

黄帝曰：刺之奈何？

岐伯对曰：痛从上下者，先刺其下以遏之，后刺其上以脱之；痛从下上者，先刺其上以遏之，后刺其下以脱之。

黄帝曰：善。此痛安生？何因而有名？

岐伯对曰：风寒湿气，客于外分肉之间，迫切而为沫（沫：津液被邪气逼迫而产生的异物），沫得寒则聚，聚则排分肉而分裂也，分裂则痛，痛则神（神：在此指卫气）归之，神归之则热，热则痛解，痛解则厥，厥则他痹发，发则如是。

此内不在脏，而外未发于皮，独居分肉之间，真气不能周，故名曰周痹。故刺痹者，必

黄帝说：说得不错。那怎样进行针刺治疗呢？

岐伯回答说：治疗众痹，在疼痛已停止时，仍应针刺病处，以免其重复发作。

黄帝说：讲得好。我希望再听你说说周痹是怎么回事。

岐伯回答说：周痹的病邪存在于血脉之中，随着血液在身体中流动而遍及全身，所以，在发病的时候，并不是左右对称的发作，而是病邪随血液流动，在什么地方滞留就在什么地方发病。

黄帝说：用什么方法来针治呢？

岐伯回答说：疼痛从上部传到下部的，先刺其下部，以遏止病邪的进一步发展，后刺其上部以消除病根；疼痛从下部发展到上部的，先刺其上部，以遏止病邪的进展，后刺其下部以消除病根。

黄帝说：好。那么这种疼痛是怎样产生的呢？为什么我们称它为周痹？

岐伯回答道：风、寒、湿三邪侵入肌肉皮肤之间，将分肉间的津液压迫为涎沫，涎沫受寒后凝聚不散，进一步就会排挤分肉使之分裂。肉裂就会发生疼痛，使卫气集中在痛的部位，就会发热，发热则寒散而疼痛缓解，疼痛缓解后，就会引起厥气上逆，厥逆就容易导致其闭阻之处发生疼痛，周痹就是这样上下移行，反复发作的。

此病在内未深入脏腑，在外没有散发到皮肤，而留滞在分肉之间，致使真气不能周流全身，所以叫周痹。因此，针刺痹证，必

先切循其上下之六经，视其虚实，及大络之血结而不通，及虚而脉陷空者而调之，熨而通之，其瘛坚，转引而行之。

黄帝曰：善。余已得其意矣，亦得其事也。

须首先按压并沿着足六经的分布部位，观察它的虚实，以及大络的血行有无郁结不通，或因虚而脉络下陷于内的情况，然后再加以调治，并可用熨法温通经络，如果有筋脉拘急坚劲的现象，可转用按摩导引之法，以行其气血。

黄帝说：是啊，我明白了这种病的机理，也就懂得了治疗的方法。

【解要】

　　本节论述了风、寒、湿三邪侵入人体是周痹的病机，并对周痹的证候、针刺方法作了说明。文中也论及众痹证候，是为了说明众痹与周痹的差别，要善于辨别。重点强调观察它的虚实，以及大络的血行有无郁结不通，以及因虚而脉络下陷于内的情况，然后再加以调治，并可用熨法温通经络。如果有筋脉拘急坚劲的现象，可转用按摩导引之法，以行其气血。

# 第二十八节　口问：日常所见小病的刺治

## 【题解】

口问，本意为随口问问，一般为无关紧要之事，此指代小病。本节中介绍的病证大都是常见的一些小病，其他医书很少谈到，这体现了《内经》小病早治和病前常养的一贯主张。

## 【原文】

黄帝闲居，辟（辟：疑为"避"，此为"让……回避"）左右而问于岐伯，曰：余已闻九针之经，论阴阳逆顺，六经已毕，愿得口问。

岐伯避席再拜曰：善乎哉问也！此先师之所口传也。

黄帝曰：愿闻口传。

岐伯答曰：夫百病之始生也，皆生于风雨寒暑，阴阳喜怒，饮食居处，大惊卒恐（大惊卒恐：病因名。小儿气血未充，神气脆弱，突然受到惊恐所致。此指突然受惊吓）。则血气分离，阴阳破败，经络厥绝，脉道不通，阴

## 【译文】

黄帝在闲暇独处的时候，屏退左右侍从之后，问岐伯说：我已经学到了医经中有关九针的基本原理，以及书中所论述的阴阳两经、气顺气逆和手足六经的道理，我还希望能了解一些书中没有的知识，请口授传教。

岐伯听后，离开座席，跪拜行礼后对黄帝说道：您问得好啊！确有很多知识是先师口授传给我的。

黄帝说：我希望听听这些口传的知识。

岐伯回答说：各种疾病的发生，大多是风雨寒暑侵袭于外，房事不节，或者喜怒过度，饮食失调，起居无常，以及突受惊吓等原因造成的。导致体内血气分离而逆乱，阴阳失去平衡，经络闭塞、脉道不通，脉中之气阴阳逆乱，卫气不能如常地敷布于外而滞留于内，经脉虚空，气血循行紊乱，体内的一切平衡都失

阳相逆，卫气稽留，经脉虚空，血气不次，乃失其常。论不在经者，请道其方。

黄帝曰：人之欠（欠：指频繁地打呵欠，又名善欠）者，何气使然？

岐伯答曰：卫气昼日行于阳，夜半则行于阴。阴者主夜，夜者卧（夜者卧：据《甲乙经》、《太素》当为"夜者主卧"）。阳者主上，阴者主下。故阴气积于下，阳气未尽，阳引而上，阴引而下，阴阳相引，故数欠。阳气尽，阴气盛，则目瞑（目瞑：眼闭不想睁开的病症）；阴气尽而阳气盛，则寤矣。泻足少阴，补足太阳。

黄帝曰：人之哕（哕：呃逆证）者，何气使然？

岐伯曰：谷入于胃，胃气上注于肺。今有故寒气与新谷气俱还入于胃，新故相乱，真邪相攻，气并相逆，复出于胃，故为哕。补手太阴，泻足少阴。

黄帝曰：人之唏（唏：同"欷"，人在悲泣时的抽泣声）者，何气使然？

岐伯曰：此阴气盛而阳气虚，阴气疾而阳气徐，阴气盛而阳气绝，故为唏。补足太阳，泻足少阴。

去正常的运转。下面请允许我谈一谈在经典上没有记载的一些相关的道理。

黄帝问：人打呵欠是什么邪气造成的？

岐伯回答说：卫气白天行于人身的阳分，夜间行于人身的阴分。阴气主于夜间，夜间人的主要生命活动是睡眠。阳气主升而上，阴气主降而下。因此，人在夜间将睡之时，阴气积聚于下，阳气未尽入于阴分，阳气引而上行，阴气引而下行，阴阳二气相互牵引，所以不断打呵欠。待到阳气尽入于阴分，阴气盛行，人就闭目而眠了。待到白天阴气尽入于阳而阳气盛行时，人就醒了。治疗打呵欠，应泻足少阴肾经，补足太阳膀胱经。

黄帝问：人患呃逆证，是受什么邪气影响呢？

岐伯说：食物水谷进入胃里，经过了胃的腐熟、消化，在脾气的推动之下将精微物质上注于肺。如果胃中平素积有寒气，饮食水谷进入胃中之后，新生的水谷精微之气与平素的寒气相搏，正邪相攻，二气混杂而上逆，再从胃中逆行而出，便成为呃逆之证。治疗应该补手太阴肺经，泻足少阴肾经。

黄帝问：人发生唏嘘抽咽，是什么邪气导致的？

岐伯回答说：这是阴气盛而阳气虚，阴气运行快速而阳气受阻、运行缓慢，甚至阴气亢盛而阳气衰微而造成的。治疗时应该补足太阳经，并泻足少阴经。

·149·

黄帝曰：人之振寒（振寒：证名，发冷时全身颤动）者，何气使然？

岐伯曰：寒气客于皮肤，阴气盛，阳气虚，故为振寒寒栗。补诸阳。

黄帝曰：人之噫（噫：嗳气）者，何气使然？

岐伯曰：寒气客于胃，厥逆从下上散，复出于胃，故为噫。补足太阴、阳明。

黄帝曰：人之嚏者，何气使然？

岐伯曰：阳气和利，满于心，出于鼻，故为嚏。补足太阳荣（荣：疑为"荣"）、眉本。

黄帝曰：人之亸（亸 duǒ：下垂的样子。这里指全身无力，四肢酸困）者，何气使然？

岐伯曰：胃不实则诸脉虚，诸脉虚则筋脉懈惰，筋脉懈惰则行阴用力，气不能复，故为亸。因其所在，补分肉间。

黄帝曰：人之哀而泣涕出者，何气使然？

岐伯曰：心者，五脏六腑之主也；目者，宗脉之所聚也，上液之道也；口鼻者，气

黄帝问：人身体发冷全身颤动，是什么邪气导致的？

岐伯回答说：这是由于阴寒之气留滞在皮肤，阴气盛而阳气虚，因此而产生振寒、寒栗的现象。治疗应采用温补各阳经的方法。

黄帝问：人有经常出现嗳气的症状，是什么原因？

岐伯回答说：寒气侵入胃中，扰乱了胃气，胃气不和而发生上逆，又从胃出，就成为嗳气证。治疗应补足太阴和足阳明经。

黄帝问：人打喷嚏是什么邪气导致的？

岐伯回答说：阳气和利，满布于心胸，并上出于鼻，就会打喷嚏。治疗应该补足太阳经的荣穴通谷，并针刺眉根的攒竹穴。

黄帝问：人出现了全身无力、疲困懈惰的症状是什么气造成的？

岐伯回答说：胃气虚，人体经脉气血不足，筋骨肌肉失于荣养也就懈惰无力，这种情况之下，再强行房事，元气大损，不能马上恢复，就出现了亸证。因其病变主要发生在肌肉之间，治疗时就应该根据病变发生的具体部位，在分肉之间用补法进行针刺治疗。

黄帝问：人在哀伤的时候鼻涕和眼泪都会流出，是什么气造成的？

岐伯回答说：心是五脏六腑的主宰；眼睛是诸多经脉汇聚的地方，五脏六腑的经气上注于目，也是经气由上而外泻的通道；口鼻是气

之门户也。故悲哀愁忧则心动，心动则五脏六腑皆摇，摇则宗脉感，宗脉感则液道开，液道开故泣涕出焉。液者，所以灌精濡空窍者也，故上液之道开则泣，泣不止则液竭，液竭则精不灌，精不灌则目无所见矣，故命曰夺精。补天柱经挟颈。

黄帝曰：人之太息者，何气使然？

岐伯曰：忧思则心系急，心系急则气道约，约则不利，故太息以伸出之。补手少阴、心主、足少阳，留之也。

黄帝曰：人之涎下者，何气使然？

岐伯曰：饮食者皆入于胃，胃中有热则虫动，虫动则胃缓，胃缓则廉泉开，故涎下。补足少阴。

黄帝曰：人之耳中鸣者，何气使然？

岐伯曰：耳者，宗脉之所聚也，故胃中空则宗脉虚，虚则下，溜脉（溜脉：指流行过耳的经脉。溜，流）有所竭者，故耳

之门户。悲伤、哀怨、愁苦、忧伤的情绪会牵动心神，心神不安就会使五脏六腑皆受影响，继而波及各经脉，经脉的波动使得各条排泄液体的通道全部开放，液道开放所以鼻涕和眼泪会同时涌出。人体中的液体，有灌输精微物质以濡养各个孔窍的作用，所以当上液的通道开放而流眼泪的时候，就会损耗精液，哭泣不止就会耗竭精液使其无以输布，精液不能灌输孔窍则双目失明，这叫夺精。治疗应补足太阳经挟颈部的天柱穴。

黄帝问：人有时会无故叹息，是什么邪气造成的？

岐伯说：过于忧思会造成心系拘急，心系拘急就会使气道受到约束，受到约束就会使气行不畅，因此深长地呼吸才能使气机得以舒缓。治疗应补手少阴经、手厥阴经、足少阳经，并采用留针法。

黄帝问：流涎是什么邪气造成的？

岐伯说：饮食水谷进入胃中，胃中有热，胃中的寄生虫因受热而蠕动，就会使胃气迟缓，胃通于口，胃气迟缓使得舌下的廉泉穴张开，口开而涎出不收。由于足少阴肾经结于廉泉，所以治疗时应针刺足少阴肾经以补肾水。

黄帝问：耳鸣的症状是什么邪气造成的呢？

岐伯说：耳朵是人身宗脉聚集的地方，若胃中空虚，水谷精微供给不足，则宗脉无以为养，脉中也空虚，宗脉虚则阳气不升，精微不得上达，入耳的经脉气血得不到充养而耗伤，

鸣。补客主人，手大指爪甲上与肉交者也。

黄帝曰：人之自啮舌（自啮舌：指自咬其舌的症状）者，何气使然？

岐伯曰：此厥逆走上，脉气辈至也。少阴气至则啮舌（啮：咬），少阳气至则啮颊，阳明气至则啮唇矣。视主病者，则补之。

凡此十二邪者，皆奇邪之走空窍者也。故邪之所在，皆为不足。故上气不足，脑为之不满，耳为之苦鸣，头为之苦倾，目为之眩；中气不足，溲便为之变，肠为之苦鸣；下气不足，则乃为痿厥心悗。补足外踝下，留之。

黄帝曰：治之奈何？

岐伯曰：肾主为欠，取足少阴。肺主为哕，取手太阴、足少阴。唏者，阴盛阳绝，故补足太阳，泻足少阴。振寒者，补诸阳。噫者，补足太阴、阳明。嚏者，补足太阳、眉本。軃，因其所在，补分肉间。泣出，补天柱

所以导致耳中鸣响。治疗可补足少阳客主人穴和手大指指甲上与肉相交处的手太阴经的少商穴。

黄帝问：人有时自咬其舌，又是什么气造成的呢？

岐伯回答说：这是厥逆之气上行于头，随各脉各行其位导致的。若是少阴脉气上逆，因足少阴肾经通到舌的根部，所以会自咬其舌；若是少阳经脉气上逆，因少阳经脉行于两颊部位，就会自咬其颊；若是阳明经脉气上逆，因阳明经脉环绕口唇部，所以会咬唇。治疗应根据发病的部位，确定病在何经，施以扶正祛邪的方法针刺治疗。

以上说到的这十二种病邪，都是邪气侵入孔窍所致的。而邪气能侵入这些部位，都是因正气不足引起的。如果头部正气不足，则脑髓不满，耳中常鸣，头常奔拉，目眩；如果身体中部正气不足，大小便就会不正常，肠中常鸣；如果身体下部正气不足，就会痿厥、心闷。治疗上述疾病都可补足外踝下足太阳经昆仑穴，并用留针法。

黄帝问：那么，上述各病如何治疗呢？

岐伯回答说：以上诸病中，肾气所主的呵欠，应补足少阴肾经的穴位。肺气所主的呃逆，应补手太阴、足少阴经。哽咽是阴盛阳衰的病，应补足太阳，泻足少阴。身上发冷的振寒证，应补各条阳经上的穴位。嗳气，治疗应补足太阴脾经和足阳明胃经。打喷嚏，治疗应补足太阳膀胱经的攒竹穴。肢体懈怠

经侠颈，侠颈者，头中分也。太息，补手少阴、心主、足少阳，留之。涎下，补足少阴。耳鸣，补客主人，手大指爪甲上与肉交者。自啮舌，视主病者则补之。目眩头倾，补足外踝下留之。痿厥心悗，刺足大指间上二寸留之，一曰足外踝下，留之。

无力，根据患者发病部位，补分肉间。涕泪不止，治疗可补足太阳经在挟项后的天柱穴，挟项的天柱穴即在头后正中发际处。叹气，治疗可补手少阴心经、手厥阴心包经和足少阳胆经，要留针。流口水，治疗可补足少阴肾经。耳鸣，治疗可补足少阳胆经的客主人穴、手大指指甲上与肉相交处的手太阴肺经的少商穴。自咬其舌的，应根据发病的部位所属经脉而分别使用补法。双目昏眩、头垂无力的，应补足外踝足大指本节之后二寸处，用留针的方法针刺，也可以刺足外踝后的昆仑穴并适当留针。

**【解要】**

本节主要是岐伯向黄帝口传日常易见的小病防治常识。首先提出了外感六淫、内伤七情和生活无规律等三个重要的致病因素。其次论述了欠、哕、唏、寒、噫、嚏、軃、哀而泣出、太息、涎下、耳鸣、啮舌的产生机理和治疗方法。最后介绍了上气、中气和下气不足的症状表现，以及上述十二种小病的针刺取穴部位。通篇看似杂散，实则全面严谨。

# 第二十九节　师传：医者与患者沟通的经验

## 【题解】

　　师传，即老师之传授，此为口传问诊方面的经验，即如何在问诊中通过患者的喜恶来了解疾病的性质，从中推论病机和正确得宜的医疗方法，以及通过观察外部形态来测知内部脏器盛衰常变的一般规律，提出了劝慰开导法等理疗法。因跟上节一样属口授书中未见的知识，是先师的经验之谈，故名为"师传"。

## 【原文】

　　黄帝曰：余闻先师，有所心藏，弗著于方 (方：指古代记载文字的木板)。余愿闻而藏之，则而行之。上以治民，下以治身，使百姓无病。上下和亲，德泽 (德泽：德，即恩德，恩惠；泽，本意为水聚集的地方，此表示恩泽、仁慈多广) 下流，子孙无忧，传于后世，无有终时，可得闻乎？

　　岐伯曰：远乎哉问也！夫治民与自治，治彼与治此，治小与治大，治国与治家，未有逆而能治之也，夫惟顺而已矣。顺者，非独阴阳脉论气之逆顺也，百姓人民皆欲顺其志也。

　　黄帝曰：顺之奈何？

## 【译文】

　　黄帝说：我听说先师有些医学心得，没有记载到书简中，我很想听取这些宝贵经验，并把它铭记在心，以便作为准则加以奉行，既可以治疗百姓的疾病，使百姓免受疾病之苦，又使统治者和百姓和睦友爱，恩德流传后代，使得子孙没有疾病的忧虑，流传后代，永无止境。所有这些我可以了解吗？

　　岐伯说：你所提的问题意义真深远啊！无论治民还是治身，治此还是治彼，治理大事还是治理小事，治国还是理家，没有违背常规而能治理好的，只有顺行才能治理得好。顺，不只是阴阳、经脉、营卫之气的顺逆，还包括普通百姓，也都希望能顺从他们的意愿。

　　黄帝问：怎样才能做到顺应呢？

岐伯曰：入国问俗，入家问讳，上堂问礼，临患者问所便（患者问所便：便，相宜、顺利之意。患者问所便，指对患者最为相宜的治法）。

黄帝曰：便病人奈何？

岐伯曰：夫中热消瘅（消瘅：瘅，一种热症，即消渴病，分为上、中、下三消，此处指中消表现为多食易饥）则便寒，寒中之属则便热。胃中热则消谷，令人悬心善饥。脐以上皮热，肠中热，则出黄如糜。脐以下皮寒，肠中寒，则肠鸣飧泄。胃中寒，肠中热，则胀而且泄。胃中热，肠中寒，则疾饥，小腹痛胀。

黄帝曰：胃欲寒饮，肠欲热饮，两者相逆，便之奈何？且夫王公大人血食（血食：此指吃荤食物）之君，骄恣从欲，轻人，而无能禁之，禁之则逆其志，顺之则加其病，便之奈何？治之何先？

岐伯曰：人之情，莫不恶死而乐生。告之以其败，语之以其善，导之以其便，开之以

岐伯回答说：当进入一个国家，要首先了解当地的风俗习惯；到了一个家庭，应当首先了解人家有什么忌讳；进入别人的居室，要问清礼节；治病救人也是一样的道理，要问清患者的感受，以便更好地诊治疾病。

黄帝问：怎样才能了解患者的喜恶诊察疾病，使患者觉得舒适呢？

岐伯说：肠胃中因内热而致多食易饥的消渴病，患者则喜欢寒，得寒就会感到舒适；属于寒邪内侵一类的病，患者喜欢热，得到热就会感到舒适。胃中有热邪，则饮食物容易消化，使患者常有饥饿和胃中空虚难忍的感觉。感到脐以上腹部的皮肤发热，是肠中有热，会排泄黄色如稀粥样的粪便。脐以下皮肤有发寒的感觉，是肠中有寒邪，则出现肠鸣，大便清稀且有未消化食物的残渣。胃中有寒邪而肠中有热邪，则表现为腹胀而兼见泄泻；胃中有热邪而肠中有寒邪，则表现为容易饥饿而兼见小腹胀痛。

黄帝问：如果胃热却想吃寒冷的饮食，肠寒却想吃热的饮食，寒热两者是性质相反的，怎样治疗呢？特别是那些王公大人和一向喜肉食的君主，平时骄恣纵欲，看不起任何人，就无法劝阻他们禁食一些食物。让他们禁食不利身体的食物就会拂逆其意愿，顺从他们的欲望又会加重其病情，怎么办呢？治疗应该先从哪一方面着手呢？

岐伯说：希望活着而害怕死亡，是人之常情。因此，应当对患者进行说服和开导，告诉他们不遵守医嘱的危害，说清楚遵从医嘱对恢

其所苦。虽有无道（无道：不通情达理，不懂道理）之人，恶有不听者乎？

黄帝曰：治之奈何？

岐伯曰：春夏先治其标，后治其本；秋冬先治其本，后治其标。

黄帝曰：便其相逆者奈何？

岐伯曰：便此者，食饮衣服，亦欲适寒温。寒无凄怆（凄怆：悲伤，悲凉。此形容很寒冷的样子），暑无出汗。食饮者，热无灼灼（灼灼：灼，火头持续烫烧物体上的一个点。此指饮食物过于热烫），寒无沧沧（沧沧：沧，寒冷之意。此与"灼"相对，指饮食物过凉冷），寒温中适。故气将持，乃不致邪僻也。

黄帝曰：《本脏》以身形支节䐃肉，候五脏六腑之小大焉。今夫王公大人，临朝即位之君而问焉，谁可扪循之而后答乎？

岐伯曰：身形支节者，脏腑之盖也，非面部之阅（阅：看到。阅，应作"省视"理解）也。

黄帝曰：五脏之气，阅于面者，余已知之矣，以肢节而阅之奈何？

复健康的好处。同时诱导患者接受适宜他的养生和保健方法，指明任何不适应疾病恢复的行为都只会带来更大的痛苦，照这样去做的话，即使再不通情理的人也不会不听从吧？

黄帝问：那么，应怎样进行治疗呢？

岐伯说：春夏之际，阳气充溢体表，应先治其在外的标病，后治其在内的本病；秋冬之际，精气敛藏于内，应先治在内的本病，后治在外的标病。

黄帝问：对于那种性情与病情相矛盾的情况，应当如何施治才合适呢？

岐伯说：适应这种患者的情况，在饮食衣服上要使他寒热适宜。天冷时多穿衣服不要冻着，天热时少穿以免出汗。在饮食方面，热天不吃滚烫的食物，冷天不吃寒凉的食物。饮食衣服要寒温适中，这样正气才能内守，才能不使邪气侵入体内。

黄帝说：在《本脏》中已经提到，根据人的形体和四肢、关节及隆起的肌肉，可以测知五脏六腑的大小。但如果王公大人和临朝即位的君主遇到这个问题，谁能够捏摸他们的身体然后告诉他们呢？

岐伯说：形体、四肢、关节是覆盖在五脏六腑的外围组织，和内脏有一定的关系，所以观察其外在，可以知道其内在情况，不只是依靠诊察面部的方法来进行推断。

黄帝说：通过诊察面部色泽来推测五脏精气的方法，我已经知道了。那怎样根据形体肢节的情况推测内脏的病情呢？

岐伯曰：五脏六腑者，肺为之盖，巨肩陷咽，候见其外。

黄帝曰：善。

岐伯曰：五脏六腑，心为之主，缺盆为之道，骷（guā）骨有余，以候䯏骬。

黄帝曰：善。

岐伯曰：肝主为将，使之候外，欲知坚固，视目小大。

黄帝曰：善。

岐伯曰：脾主为卫，使之迎粮（迎粮：嘴唇的两边有两个穴位，叫迎粮。此穴位是可以会意理解的，如鼻翼两旁叫"迎香"），视唇舌好恶，以知吉凶。

黄帝曰：善。

岐伯曰：肾主为外，使之远听，视耳好恶，以知其性。

黄帝曰：善。愿闻六腑之候。

岐伯曰：六腑者，胃为之海，广骸（广骸：形容骨骼宽大）、大颈、张胸，五谷乃容；鼻隧以长，以候大肠；唇厚、人中长，以候小肠；目下果大，其胆乃横；鼻孔在外，膀胱漏泄，鼻柱中央起，三焦乃约。此所以

岐伯说：五脏六腑，肺的部位最高，所以称之为"盖"，可以从肩骨及咽喉的高突与陷下外形来推测。

黄帝说：讲得好。

岐伯说：五脏六腑，心是主宰，缺盆是气血的通道，从肩骨两端相距大小，可以观察缺盆骨的部位和形态，从而观察心脏的高下坚脆偏正。

黄帝说：讲得好。

岐伯说：肝的功能像将军一样，能防御外敌，想要知道肝脏的坚固情况，可以通过观察眼睛的大小来进行判断。

黄帝说：讲得好。

岐伯说：脾主要捍卫身体健康，用它接受饮食，运送食物精华到身体各部分，所以通过观察唇舌口味的情况，可以推断脾病预后的好坏。

黄帝说：讲得好。

岐伯说：肾脏的功能表现在外的是人的听觉，肾气通耳而影响听力，观察耳朵听力的好坏，就可以了解肾的功能。

黄帝说：讲得好。我还想听你再讲一下判断测知六腑的方法。

岐伯说：六腑中，胃是饮食之海，如果颊部肌肉丰满、颈部粗壮、胸部宽阔，胃容纳五谷的量就大；鼻道深长，可以推测大肠的功能正常；口唇厚，人中沟长，可推测小肠的功能正常；下眼睑大，胆气就强；鼻孔向外掀，则膀胱不能够正常地存储尿液而致小便漏泄，鼻梁中央高起的，则三焦固密功

候六腑者也。上下三等（上下三等：指人身体上中下三部分相称），脏安且良矣。

能正常。这些就是用来推测六腑是否正常的方法。总之，人身体上中下三部分相称和谐，就表明内脏安定而且健康。

【解要】

本节岐伯向黄帝口授问诊心得。首先阐释了临证治病先要问清楚患者的喜好，以便选择对患者最合适的治法，再举例说明医者要加强对患者的说服工作，以做到正确诊断和取得治疗效果，最后阐述了根据人的躯体及面部的外在特征，诊察五脏六腑功能是否正常的方法。

# 第三十节　决气：六气制衡的重要意义

## 【题解】

决，此处是分析、判别之意。气，指人体的精、气、津、液、血、脉六种气。这六气的有余和不足能对一个人的健康状态提供综合反映。本节重点讨论六气的功能特点，以及如何判别其是否正常，所以名为"决气"。

## 【原文】

黄帝曰：余闻人有精、气、津、液、血、脉，余意以为一气耳，乃辨为六名，余不知其所以然。

岐伯曰：两神相搏（两神相搏：指男女交合），合而成形，常先身生，是谓精。

何谓气？

岐伯曰：上焦开发，宣五谷味，熏肤，充身，泽毛，若雾露之溉，是谓气。

何谓津？

岐伯曰：腠理发泄，汗出溱溱（溱 zhēn：此处形容汗出很多的样子），是谓津。

何谓液？

岐伯曰：谷入气满，淖泽（淖泽：淖，音闹，泥沼，这里引申为满溢

## 【译文】

黄帝说：我听说人体内有精、气、津、液、血、脉，我本来认为它是一气，现在却分为六种名称，不知道为什么这样分。

岐伯说：男女交合之后，可能产生新的生命体，在形体出现以前，构成人体的基本物质，就叫精。

什么是气？

岐伯说：从上焦传播，发散五谷精华，滋养皮肤，充实身体，滋润毛发，就像晨雾雨露滋润万物一样，这就叫气。

什么是津？

岐伯说：从皮肤、肌肉、脏腑纹理发泄出来的汗液，就叫津。

什么是液？

岐伯说：饮食入胃，水谷精微充满于周身，外溢部分输注于骨髓中，使关节曲伸灵

的意思。泽，即润泽之意）**注于骨，骨属屈伸。泄泽，补益脑髓，皮肤润泽，是谓液。**

**何谓血？**

**岐伯曰：中焦受气取汁，变化而赤，是谓血。**

**何谓脉？**

**岐伯曰：雍遏**（雍遏：遏，节制、遏制。指约束营血，使之行于一定的路径）**营气，令无所避，是谓脉。**

**黄帝曰：六气者，有余不足，气之多少，脑髓之虚实，血脉之清浊，何以知之？**

**岐伯曰：精脱者，耳聋；气脱者，目不明；津脱者，腠理开，汗大泄；液脱者，骨属屈伸不利，色夭**（色夭：指皮肤面色枯槁无华）**，脑髓消，胫酸，耳数鸣；血脱者，色白，夭然不泽；脉脱者，其脉空虚。此其候也。**

**黄帝曰：六气者，贵贱何如？**

**岐伯曰：六气者，各有部主**（各有部主：即六气各有所主之部，如肾主精、脾主津液、肺主气、心主脉等）**也，其贵贱善恶，可为常主，然五谷与胃为大海也。**

活。渗出的部分，在内可以补益脑髓，散布到皮肤，可以保持皮肤润泽，这种物质就叫液。

什么是血？

岐伯说：位于中焦的脾胃接纳饮食之物，吸收其中的精微物质，经过气化变成红色的液体，这就叫血。

什么是脉？

岐伯说：控制着气血，使之不能向外流溢，就叫脉。

黄帝问：上述精、气、津、液、血、脉六气的有余和不足各有什么表现？如何才能知晓气的多少、脑髓的虚实、血脉的清浊呢？

岐伯说：精虚脱的人，会耳聋；气虚脱的人，眼睛看不清东西；津虚脱的人，皮肤、肌肉和脏腑的纹理会张开，大汗淋漓；液虚脱的人，骨关节屈伸不灵，肤色发暗，脑髓中汁液消减，小腿酸痛，耳常鸣；血虚脱的人，面色苍白，发暗而没有光泽；脉虚脱的人，其脉象虚浮。以上就是六气不足的症候。

黄帝问：六气对人体作用的重要性有何不同？

岐伯说：六气分别统领各自的脏器，它们在人体中的重要性及功能的是否正常，都取决于其所归属的脏器的情况。但五谷和胃是六气生成的源泉。

**【解要】**

　　本节重点讨论了精、气、津、液、血、脉六气的生成及其功能特点，并以此作为六气的基本概念，分别论述了如何判别六气耗损而致的证候，以及六气各有所主的脏器。

# 第三十一节　肠胃：人体健康的重要保障

## 【题解】

肠胃一般指消化系统的胃、小肠和大肠部分，而胃和小肠是营养吸收的核心，也是人体能量的源地。本节主要从解剖角度详细阐述了古代医学对消化系统的认识，因重点介绍肠和胃，所以名为"肠胃"。

## 【原文】

黄帝问于伯高曰：余愿闻六腑传谷者，肠胃之大小长短，受谷（受谷：指受纳饮食水谷精微）之多少，奈何？

伯高曰：请尽言之。谷所从出入浅深远近长短之度，唇至齿长九分，口广二寸半。齿以后至会厌（会厌：解剖部位名称，在气管和食管的交汇处，是覆盖气管的一个器官），深三寸半，大容五合（合：古代容量单位，每十合为一升）。舌重十两，长七寸，广二寸半。咽门重十两，广一寸半，至胃长一尺六寸。胃纡曲屈，伸之，长二尺六寸，大一尺五寸，径五寸，大容三斗五升。小肠后附脊，左环回周迭积，其注于回肠者，外附于脐上，回运环十六曲，大二寸半，

## 【译文】

黄帝向伯高问道：我想了解一下六腑之中消化器官的状况，有关肠胃等脏器的大小、长短及容纳食物的数量多少？是怎样的情况？

伯高说：请让我给你详尽地讲一下。饮食物的出入及深浅、远近、长短的度数是这样的：口唇到牙齿间的距离是九分，两口角的宽度是二寸半。从牙齿向后到会厌的距离是三寸半，整个口腔可容纳五合食物。舌头重十两，长七寸，宽二寸半。咽门重十两，宽一寸半，从咽门到胃的长度是一尺六寸。胃折皱屈曲在一起，如果伸展开，长二尺六寸，周长一尺五寸，直径五寸，胃大到可容谷物三斗五升。小肠在腹腔，后面附着脊柱，从左向右回环叠积，内与回肠相通相连，外附于脐上方，总共回环叠绕十六个弯曲，周长二寸半，

径八分分之少半 (少半：就是小半)，长三丈二尺。回肠当脐，左环，回周叶积 (叶积：就是叠积的意思) 而下，回运环反十六曲，大四寸，径一寸之少半，长二丈一尺。广肠傅脊 (傅脊：在脊椎附近的意思)，以受回肠，左环叶积，上下辟，大八寸，径二寸之大半，长二尺八寸。肠胃所入至所出，长六丈四寸四分，回曲环反，三十二曲也。

直径八分又三分之一，总长三丈二尺。回肠从正当脐的部位向左回环，四周迭积而下，回环反复十六个弯曲，周长四寸，直径一寸又三分之一，总长二丈一尺。广肠附着脊柱，承受回肠排出的糟粕，向左回环迭积，上下略有偏斜，最宽处周长八寸，直径二寸又三分之二，长二尺八寸。总计食物入嘴经胃肠到排出体外为止的长度是六丈四寸四分，从口唇到胃有三十二个回环弯曲。

**【解要】**

　　本节阐述了从口唇到直肠的整个消化道的大体解剖情况，对唇、齿、口、舌、会厌、咽门、胃、小肠、大肠、直肠等的长度、宽度、周长、直径、重量、容量等方面分别作了具体说明。因时代和科学发展的局限性，文中描述显得相对粗略，但可让人对消化系统有个大致认识。

# 第三十二节 平人绝谷：肠胃可提供多少能量

**【题解】**

　　平人，阴阳调和、身体健康的正常人；绝谷，断绝饮食。本节重点在于论述健康人不进饮食后死亡的日期及其机理，以突出说明胃肠摄取饮食精微、补充人体营养是维持生命的关键，故名为"平人绝谷"。

**【原文】**

　　黄帝曰：愿闻人之不食，七日而死，何也？

　　伯高曰：臣请言其故。胃大一尺五寸，径五寸，长二尺六寸，横屈受水谷三斗五升。其中之谷，常留二斗，水一斗五升而满。上焦泄气，出其精微，慓悍滑疾（慓悍滑疾：形容脉象之语，来盛去衰，指下如涌，激急快速，为大热欲脱危象），下焦下溉诸肠。小肠大二寸半，径八分分之少半，长三丈二尺，受谷二斗四升，水六升三合合之大半。回肠大四寸，径一寸寸之少半，长二丈一尺，受谷一斗，水七升半。广肠大八寸，径二寸寸之大半，长二尺八寸，受谷九升三合八分合之一。肠胃之长，凡五丈八尺四寸（五丈八

**【译文】**

　　黄帝说：我知道一个正常人七天不饮食就会死亡，这是什么原因？

　　伯高说：那请您允许我详细谈谈其中的道理。胃的周长大约是一尺五寸，直径五寸，长二尺六寸，其形弯曲，能容纳三斗五升饮食，正常情况下存留二斗食物和一斗五升水就满了。上焦具有宣发作用，输出精气的功能，也就是能够将中焦化生的精微物质布散全身，其中包括运行快速滑利的阳气，其余部分在下焦输注到诸肠当中。小肠周长二寸半，直径八分又三分之一，长三丈二尺，可以容纳谷物二斗四升，水六升三又三分之二。回肠周长四寸，直径一寸又三分之一，长二丈一尺，可以容纳谷物一斗，水七升半。广肠周长八寸，直径二寸又三分之二，长二尺八寸，可以

尺四寸：这一数字加上上篇唇至齿长九分，齿至会厌长三寸半，咽门至胃长一尺六寸，共为六丈又四寸四分，这样与上篇之总数相符），受水谷九斗二升一合合之大半，此肠胃所受水谷之数也。

平人则不然，胃满则肠虚，肠满则胃虚。更虚更满，故气得上下，五脏安定，血脉和利，精神乃居。故神者，水谷之精气也。故肠胃之中，当留谷二斗，水一斗五升。故平人日再后（日再后：意为一日两次大便），后二升半，一日中五升，七日五七三斗五升，而留水谷尽矣。故平人不食饮七日而死者，水谷精气津液皆尽故也。

容纳谷物九升三合又八分之一。肠和胃的总长度，共计五丈八尺四寸，能容纳九斗二升一合又三分之二饮食物，这就是肠胃能容纳饮食物的总数。

正常的人并不是上面所讲的那样，如果是在胃中充满饮食物的时候，肠中却是空虚无物的，当肠中充满饮食物的时候，胃中又没有饮食物了。这样，肠胃总是处于充满和空虚交替的状态，这样气才能够布散全身上下畅行，五脏功能正常，血脉调和通畅，精神才能旺盛。从这个意义上讲，所谓人的神气，就是水谷的精气。肠胃之中应常存谷物二斗，水一斗五升。一般人每天大便两次，每次排便二升半，一天中共排便五升，七天共排便三斗五升，这样就将留在肠胃中的水谷都排尽了。所以，正常人不吃不喝七天就死，是因为水谷精气和津液都耗尽的缘故。

【解要】

本节是对肠胃篇的进一步阐释，即对肠胃的长度与容纳饮食的情况又作了更详细的说明，并分析了正常人绝谷七日而死的原因。提出了"胃满则肠虚，肠满则胃虚，更虚更满，故气得上下，五脏安定，血脉和利，精神乃居，故神者，水谷之精气"的观点，强调了保持胃肠消化系统通畅对人体健康有很重要的意义。

# 第三十三节　海论：人体四海之功用

**【题解】**

海，本意是容纳百川的大面积水域，此指人体的髓海、血海、气海、水谷之海。本节运用取象比类的方法，以自然界东西南北四海来比喻人体四海，论述与四海对应的人体部位和顺逆利害，故名为"海论"。

**【原文】**

黄帝问于岐伯曰：余闻刺法于夫子，夫子之所言，不离于营卫血气。夫十二经脉，内属于腑脏，外络于肢节，夫子乃合之于四海（四海：虚指各处各地，是一个空泛概念）乎？

岐伯答曰：人亦有四海、十二经水。经水者，皆注于海，海有东西南北，命曰四海。

黄帝曰：以人应之奈何？

岐伯曰：人有髓海，有血海，有气海，有水谷之海，凡此四者，以应四海也。

黄帝曰：远乎哉！夫子之合人天地四海也。愿闻应之奈何？

岐伯答曰：必先明知阴阳表里

**【译文】**

黄帝问岐伯说：我听先生讲过针刺之法，您所讲的都离不开营卫气血。人体十二条经脉，在内连接脏腑，在外网络般连接四肢关节，您能将十二经脉与四海配合起来讲讲吗？

岐伯回答说：自然界有东西南北四个海，人体同自然界一样，也有四海和与十二经脉相应的十二经水，经水都汇聚海中，因此将人体内的经水类比为四海。

黄帝问：人体是怎样与四海相应的呢？

岐伯说：人身有髓海、血海、气海和水谷之海，这四海与自然界的四海相对应。

黄帝说：这实在是一个很精深的见解！你把人身的四海与自然界的四海联系在一起，它们是怎样相应的呢？

岐伯回答说：必须先弄清楚人身的阴

荣输（荣输：十二经脉的荣穴和输穴，这里专指四海所流注的穴位）所在，四海定矣。

黄帝曰：定之奈何？

岐伯曰：胃者，水谷之海，其输上在气街（冲），下至三里；冲脉者，为十二经之海，其输上在于大杼，下出于巨虚之上下廉；膻中者，为气之海，其输上在于柱骨之上下，前在于人迎；脑为髓之海，其输上在于其盖，下在风府。

黄帝曰：凡此四海者，何利何害？何生何败？

岐伯曰：得顺者生，得逆者败；知调者利，不知调者害。

黄帝曰：四海之逆顺奈何？

岐伯曰：气海有余者，气满胸中，悗息（悗息：悗，迷惑、烦闷。此指胸中满闷，是气海穴有实证的主要症状之一）面赤；气海不足，则气少不足以言。血海有余，则常想其身大，怫然（怫fú然：怫，愤懑。形容郁闷不舒的

阳、表里及经脉荣输等的分布情况，才可以确定人身的四海。

黄帝问：如何确定四海及经脉重要穴位的位置呢？

岐伯说：胃受纳水谷，所以称为水谷之海。胃的气血所输注的重要穴位，在上为气冲穴，在下为足三里穴；冲脉与十二经联系密切，所以称为十二经之海。冲脉的气血所输注的重要穴位，在上为大杼穴，在下为上巨虚穴和下巨虚穴；膻中是宗气会聚的地方，所以称为气海，它的输注穴上在颈椎上下的哑门穴和大椎穴，前在人迎穴。脑是髓海，它的输注穴上在脑盖骨顶的百会穴，下在风府穴。

黄帝问：这四海，怎样会滋养身体，怎样会损害身体呢？什么状态生机旺盛，什么状态生机衰败？

岐伯说：如人身四海顺应生理规律，生命力就旺盛；如四海不能顺应生理规律，人的生命活动就会减弱。懂得调养四海，就有利于身体健康，不善于调养四海，身体就会遭受损害。

黄帝问：人体四海的顺逆情况是怎么样的呢？

岐伯说：如人的气海邪气有余，就会出现胸中满闷、呼吸急促、面色红赤的症状；如气海正气不足，就会出现气少而说话无力的症状。如人的血海邪气有余，就会常常想象自己身体庞大，郁闷不舒，但又不知道有什么病。如果血海不足，就会

样子）不知其所病；血海不足，亦常想其身小，狭然（狭然：形容自觉身体狭小的样子）不知其所病。水谷之海有余，则腹满；水谷之海不足，则饥不受谷食。髓海有余，则轻劲多力，自过其度（轻劲多力，自过其度：轻快有力，行动超过极限，有精力过于旺盛、狂躁的感觉）；髓海不足，则脑转耳鸣，胫痠眩冒，目无所见，懈怠安卧。

黄帝曰：余已闻逆顺（逆顺：指经脉之气上下往来异常和正常），调之奈何？

岐伯曰：审守其输，而调其虚实，无犯其害，顺者得复，逆者必败。

黄帝曰：善！

经常想象身体变小，心情不好，但不知道有什么病。水谷之海有余，就会腹部胀满；水谷之海不足，就会出现虽然饥饿也不想吃东西的症状。髓海有余，就会觉得身体轻快有力，超过自身的极限；髓海不足，就会头昏似旋转，耳鸣，小腿发酸，眩晕，眼睛看不见东西，全身懈怠无力，嗜睡。

黄帝问：我已知道了四海顺逆的症状，那么，应怎样调治呢？

岐伯说：应诊察四海输注的各个要穴，并调节它们的虚实，但不要违反虚补、实泻的治疗原则，以免造成严重的后果。按照这样的原则去治疗，就能使身体康复，否则，就会有死亡的危险。

黄帝说：讲得好！

【解要】

本节重点阐述了人体与自然界相对应的四海的穴位、功用。首先说明十二经脉应十二经水合为"四海"，它们各有汇聚与输注之处，说明人体四海是精神气血的来源；再列举四海有余和不足的病理、症状，并提出了"调其虚实"的治疗原则。

# 第三十四节 五乱：阴阳五行顺则治，逆则乱

【题解】

五，此指心、肺、肠、四肢、头部；乱，阴阳失调，因逆而乱。本节重点讨论营卫逆行、清浊相干、气机紊乱、阴阳失调所致的病证和治疗，列举了浊气乱于心、乱于肺、乱于肠胃、乱于四肢、乱于头，此五个方面的症状和刺治之法，故名为"五乱"。

【原文】

黄帝曰：经脉十二者，别为五行，分为四时，何失而乱？何得而治？

岐伯曰：五行有序，四时有分，相顺则治，相逆则乱。

黄帝曰：何谓相顺？

岐伯曰：经脉十二者，以应十二月。十二月者，分为四时。四时者，春秋冬夏，其气各异。营卫相随，阴阳已和，清浊不相干，如是则顺之而治。

黄帝曰：何谓逆而乱？

岐伯曰：清气在阴，浊气

【译文】

黄帝问：人体的十二经脉，其属性分别与五行相合，又与四时相应，但不知因何失调而引起脉气运行的逆乱？又是什么原因使它正常运行？

岐伯说：木、火、土、金、水五行的交替有一定的内在顺序，春、夏、秋、冬四季的变化也是有一定的规律的，而人体经脉的运行，要与五行四季的规律相适应，才可以保持正常的活动，如果违反了这些规律，经脉就会运行紊乱。

黄帝问：怎样才能做到相互顺应呢？

岐伯说：人体十二经脉，与十二个月相应。十二个月分为四时，四时就是春、夏、秋、冬，其气候各不相同。人体营气与卫气，是内外相随，阴阳互相协调的，清气与浊气不致互相干扰，这样就能顺应四时而保持正常。

黄帝问：什么是逆乱的反常情况呢？

岐伯说：清之营气本在阴分，浊之卫气本

在阳，营气顺脉，卫气逆行（逆行：卫气属阳，正常是日行于阳，夜行于阴。逆行即白天行于阴分，晚行于阳分，不按常规）。清浊相干，乱于胸中，是谓大悗。故气乱于心，则烦心密嘿（密嘿：沉默、静寂之意。嘿，同"默"），俯首（俯首：低头，表示臣服）静伏，乱于肺，则俯仰喘喝，接手以呼；乱于肠胃，则为霍乱；乱于臂胫，则为四厥；乱于头，则为厥逆，头重眩仆。

黄帝曰：五乱者，刺之有道乎？

岐伯曰：有道以来，有道以去，审知其道，是谓身宝（身宝：治病养神之宝。此以"宝"比喻重要、要点）。

黄帝曰：善。愿闻其道。

岐伯曰：气在于心者，取之手少阴心主之输。气在于肺者，取之手太阴荣、足少阴输。气在于肠胃者，取之足太阴、阳明；不下者，取之三里。气在于头者，取之天柱、大杼，不知，取足太阳荣输。气在于臂足，取之先去血脉，后取其阳明，少阳之荣输。

黄帝问：这五种逆乱的病证刺治时有一定的原则吗？

岐伯说：疾病的发生发展是有规律的，其治疗方法也有一定的规律，因此探明疾病的发生运行规律以及治疗规律，是维持人体功能正常的要领。

黄帝说：说得好。请你讲讲治疗的原则。

岐伯说：浊气乱于心，取治手少阴心经与手厥阴心包络经的输穴神门、大陵。浊气乱于肺，取手太阴经的荣穴鱼际和足少阴经的输穴太溪。浊气乱于肠胃，取足太阴、足阳明的经穴太白、陷谷；如果不能见效的，可以取用足三里穴。浊气乱于头的，应针刺足太阳膀胱经的天柱穴和大杼穴，如不奏效，则再针刺足太阳膀胱经的荣穴通谷和输穴束骨。浊气乱于手臂足胫部的，如有瘀血则先在相应部位的血脉上针刺放血，然后针刺手阳明大肠经的荣穴二间、输穴三间和手少阳三焦经的荣穴液门、输穴。

黄帝曰：补泻奈何？

岐伯曰：徐入徐出，谓之导气（徐入徐出，谓之导气：针刺方法，徐，缓慢。指进针和出针都应缓慢，导气以平补平泻）。补泻无形，谓之同精。是非有余不足也，乱气之相逆也。

黄帝曰：允乎哉道！明乎哉论！请著之玉版，命曰治乱也。

黄帝问：补泻的刺法怎样呢？

岐伯说：一般刺法是慢进针，慢出针，以导引逆乱的经气，使气恢复正常，这叫"导气"。这种补和泻，手法轻巧无形，基本的目的都在调和精气。因为这些病证，并不属于有余的实证和不足的虚证，而仅是气机一时的混乱而致违逆。

黄帝说：道理讲得很恰当！论证也很清楚明了！让我把它记录在珍贵的玉版上，命名为"治乱"。

**【解要】**

本节重点阐述了阴阳之气在人体内发生逆乱时患者表现出来的各种症状表现。对上节逆顺问题有进一步的补充。先说明十二经脉之气和四时、五行的变化相应，次序分明，经气和顺，营卫相随；再讲经脉营卫之气受到病邪的干扰，发生逆乱，从而产生疾病，并重点阐述逆乱影响的部位，"五乱"的发病症状和刺治方法。

# 第三十五节　胀论：五脏六腑胀病的刺治

## 【题解】

胀病，是因主客观的各种因素导致的人体五脏六腑气机紊乱引起的身体发胀的病。本节全面论述胀病病因与病机、诊断部位、分类以及刺治原则和方法，故本名为"胀论"。

## 【原文】

黄帝曰：脉之应于寸口，如何而胀？

岐伯曰：其脉大坚以涩者，胀也。

黄帝曰：何以知脏腑之胀也？

岐伯曰：阴为脏，阳为腑。

帝曰：夫气之令人胀也，在于血脉之中耶，脏腑之内乎？

岐伯曰：三者皆存焉，然非胀之舍（舍：病所）也。

黄帝曰：愿闻胀之舍。

岐伯曰：夫胀者，皆在于脏腑之外，排脏腑而郭（郭：同"廓"，扩张的意思）胸胁，胀皮肤，故命曰胀。

黄帝曰：脏腑之在胸胁腹

## 【译文】

黄帝问：在寸口脉出现什么样的脉象是胀病呢？

岐伯说：脉象洪大坚实而滞涩的，就说明患有胀病。

黄帝问：如何判别五脏六腑胀病的区别在哪里？

岐伯说：阴脉表明脏胀，阳脉表明腑胀。

黄帝问：气机异常可使人患胀病，那么胀病是在血脉之中呢？还是在脏腑之内呢？

岐伯说：血脉、脏、腑三者都有不正常的气，但都不是胀病产生的部位。

黄帝说：我想了解胀病产生的部位有哪些？

岐伯说：凡是胀病都是发生在脏腑之外，它向内压挤脏腑，向外扩张胸胁，使皮肤胀满，所以称为"胀病"。

黄帝说：五脏六腑深居在胸腔、腹腔之内，

里之内也，若匣匮之藏禁器（禁器：禁止随意观看的秘密物件）也，名有次舍，异名而同处，一域之中，其气各异，愿闻其故。

岐伯曰：夫胸腹，脏腑之郭也。膻中者，心主之宫城也。胃者，太仓也。咽喉小肠者，传送也。胃之五窍者，间里（间里：古代称二十五户为一间，五十户为一里。间里在这里比喻胃肠中积聚的食物）门户也。廉泉、玉英者，津液之道也。故五脏六腑者，各有畔界（畔 pàn 界：比喻五脏六腑各有界限），其病各有形状。营气循脉，卫气逆，为脉胀；卫气并脉循分，为肤胀。三里而泻，近者一下，远者三下，无问虚实，工在疾泻。

黄帝曰：愿闻胀形。

岐伯曰：夫心胀者，烦心短气，卧不安；肺胀者，虚满而喘咳；肝胀者，胁下满而痛引小腹；脾胀者，善哕，四肢烦悗，体重不能胜衣，卧不安；肾胀者，腹满引背央央然（央央然：《甲乙经》作"怏怏然"，即沉闷不畅的样子），腰髀痛。

六腑胀：胃胀者，腹满，胃

就像是禁物被深藏在匣柜中一样，它们在体腔内各有一定的位置，并各自按照一定的次序居守。有的脏腑名称不同，但是都是居于胸腹腔之中。同在体腔中的脏腑，又有不同的功能，我想听一听其中的缘故。

岐伯说：人体胸腹就像一座城，胸腹是脏腑的外郭；膻中是心脏的宫城。胃容纳食物就像仓库一样。咽喉和小肠是传送饮食物的通路。咽门、贲门、幽门、阑门、魄门五窍，是胃肠道的门户。廉泉、玉英是津液外泄的通路。所以五脏六腑有各自的边界，发病后也有各自不同的症状表现。如营气在脉中正常循行，而卫气运行紊乱，就会引起脉胀；如卫气并入脉中，循行于分肉之间，就会引起肤胀。用针刺治疗时就应取足阳明胃经的足三里穴，且用泻法。若胀的部位近而且轻，针泻一次就可以了；若胀的部位远而且重，就应针泻三次。不论是虚证还是实证，胀病初起时，关键在于急用泻法以去其邪。

黄帝说：我还想听你讲一下胀病所表现的症状。

岐伯说：心胀病，心中烦乱，气短，睡眠不安；肺胀病，呼吸无力，胸部气胀而虚满，气喘咳嗽；肝胀病，胁下胀满疼痛而牵引至小腹。脾患胀病表现为呃逆呕吐，四肢闷胀不舒，肢体沉重不能胜衣，而且睡卧不安；肾患胀病表现为腹胀满，牵引背部闭闷不畅，腰髀部疼痛。

六腑患胀病表现为：胃胀的症状，腹部

脘痛，鼻闻焦臭，妨于食，大便难；大肠胀者，肠鸣而痛濯濯（濯，形容肠鸣的声音），冬日重感于寒，则飧泄不化；小肠胀者，少腹䐜胀，引腰而痛；膀胱胀者，少腹满而气癃（气癃：指膀胱气闭，而小便不通）；三焦胀者，气满于皮肤中，轻轻然（轻轻然：《甲乙经》作"壳壳然"，即浮而不实的样子）而不坚；胆胀者，胁下痛胀，口中苦，善太息。

凡此诸胀者，其道在一，明知逆顺，针数不失。泻虚补实，神去其室，致邪失正，真不可定，粗之所败，谓之夭命。补虚泻实，神归其室，久塞其空，谓之良工。

黄帝曰：胀者焉生？何因而有？

岐伯曰：卫气之在身也，常并脉循分肉，行有逆顺，阴阳相随，乃得天和，五脏更始，四时循序，五谷乃化。然后厥气在下，营卫留止，寒气逆上，真邪相攻，两气相搏，乃合为胀也。

胀满，胃脘疼痛，鼻中常常闻到焦臭的气味，不思饮食，大便困难；大肠患胀病，表现为肠中濯濯鸣响而作痛，若冬季再受寒邪侵犯，就会导致完谷不化的飧泻；小肠患胀病，则表现为小腹胀满，牵引腰部疼痛；膀胱患胀病，表现为小腹胀满，小便不通；三焦患胀病，表现为气充塞皮肤，轻浮空虚，松弛；胆患胀病，表现为胁下疼痛胀满，口中发苦，经常叹息。

以上胀病，它们的病机和治疗都有相同的规律，只要明确气血运行逆顺的道理，并且正确地运用针刺方法，就能够治愈。但如果虚证用了泻法、实证用了补法，就会使得神气耗散，邪气侵袭而正气损伤，真气不能安定，这种低劣的医术会导致人的寿命缩短。如果做到虚证用补法、实证用泻法，就会使得神气内守，经常保持正气充足而肌肉腠理充实，这才是高明的医生。

黄帝问：胀病是从哪里产生的？是什么原因引起的呢？

岐伯说：卫气在体内运行，在正常情况下，常常伴随着血脉循行于分肉之间，其循行有逆顺的不同，且昼行于阳，夜行于阴，与脉中的营气相随而行，与自然界的规律相适应。营气行于脏腑的经脉，周而复始，也顺应自然界四季的次第变化，使水谷得以正常地化生精微。如果阴阳不相随，气厥于下，使营卫之气不能正常循行而凝滞，寒气上逆，邪气与正气相搏集结，就会形成胀病。

黄帝曰：善。何以解惑？

岐伯曰：合之于真，三合而得（三合而得：血脉、脏、腑三者所反映的症状相互对照，从而了解病变的情况）。

帝曰：善。

黄帝问于岐伯曰：《胀论》言无问虚实，工在疾泻，近者一下，远者三下。今有其三而不下（三而不下：针刺三刺仍不治愈的意思。三，也可以理解为多次的意思）者，其过焉在？

岐伯对曰：此言陷于肉肓（肓：此处指肌肉间的间隙），而中气穴者也。不中气穴，则气内闭，针不陷肓，则气不行；上越中肉，则卫气相乱，阴阳相逐。其于胀也，当泻不泻，气故不下。三而不下，必更其道，气下乃止。不下复始，可以万全，乌有殆者乎？其于胀也，必审其诊，当泻则泻，当补则补，如鼓应桴，恶有不下者乎？

黄帝说：讲得好。那么能不能再解释得更清楚一点呢？

岐伯说：邪气趁营卫之气循行紊乱时侵入，与真气相合便互相搏结，以致有的存在于血脉，有的存在于五脏，有的存在于六腑，从而形成胀病。

黄帝说：讲得好。

黄帝接着问岐伯说：《胀论》所说的关于胀病的治疗，不论虚实，一律应用泻法针刺，离病位较近的针刺一次，离病位较远的针刺三次。而有的针刺三次后胀病仍不见减轻，是什么原因呢？

岐伯回答说：前面谈到的针刺一次就能治愈，是指针刺时能够深入肌肉的空隙，刺中了气血输注的穴位。如果针刺时没有深入到肌肉的空隙并刺中穴位，就会导致经脉之气不能畅行，邪气闭留在内。如果仅刺入皮肉而未陷肓，则使卫气更加逆乱，阴阳营卫之气相互排斥。治疗胀病，当用针刺泻法而不用，所以上逆之气不能下行。针刺三次后气仍不下行的，就必须调换刺治其他的穴位，使上逆之气得以下行，这样胀病就可消除。如果胀病还没消除，可再换穴位针刺，直至胀气消退为止，这样怎么会出现危重病情呢？而对于那些不是危急的胀病，要采取治本的方法，一定要先慎重诊察其脉象，当泻就泻，当补就补，这样就如同鼓应槌响，病邪哪里有不除的道理啊？

【解要】

本节主要论述了如何通过脉象来判断胀病的发生、病因与病机、胀病所在的部位、胀病的分类，指出对胀病的治疗，无论实证还是虚证，首宜用泻法祛除病邪，然后根据病变所在和证候的虚实进行调治。

# 第三十六节　五癃津液别：五种体液的功能及病理变化

## 【题解】

五，指五液，即津液在人体代谢过程中所化生的汗、溺、唾、泪、髓五种体液；癃，指癃闭，指五液代谢发生障碍后出现闭阻不通的病证；别，判别，辨别。本节重点论述津液同源于水谷，输布全身，分别发挥着不同的功能作用，五类津液即汗、溺、唾、泪、髓代谢发生障碍后可出现闭阻不通的癃证及其生理作用与病理变化，故名为"五癃津液别"。

## 【原文】

黄帝问于岐伯曰：水谷入于口，输于肠胃，其液别为五（五：即后面所说的尿、气、汗、泪、唾液五种液体排泄物），天寒衣薄则为溺与气，天热衣厚则为汗，悲哀气并（并：合）则为泣，中热胃缓则为唾。邪气内逆，则气为之闭塞而不行，不行则为水胀。余知其然也，不知其何由生？愿闻其道。

岐伯曰：水谷皆入于口，其味有五，各注其海（海：指气海、血海、髓海、水谷之海四海，详见"海论"篇。另一说指相应的五脏，可参），津液各走其道。故三焦出气，以温肌肉，充皮肤，为其津；其流而不行者，为液。

## 【译文】

黄帝问岐伯说：水谷从口而入，输送到肠胃里，生成的津液分为五种，如果天气寒冷，穿衣又薄则化为尿和气；天气炎热，穿衣又多则化为汗液；如果悲哀伤心，气合于心，则化为眼泪；中焦热，胃气弛缓则化为唾液。邪气内犯，则正气因之闭塞而不运行，正气不行则生成水胀之病。我知道这些现象，但不知这些现象是如何生成的。我希望了解其中的道理。

岐伯回答说：水谷都从口入，它有五种味道，各归其所喜的五脏，津液也随各自所喜的运道行走，故由三焦输出其气，来温养肌肉，充实皮肤，这就叫"津"；其留而不行的叫"液"。

天暑衣厚则腠理开，故汗出；寒留于分肉之间，聚沫则为痛。天寒则腠理闭，气湿不行，水下流于膀胱，则为溺与气。

五脏六腑，心为之主，耳为之听，目为之候（候：视觉的意思），肺为之相（相：辅佐的意思），肝为之将（将：将才，有谋虑、决断之意），脾为之卫（脾为之卫：脾主肌肉，可以护卫在内的脏腑），肾为之外。故五脏六腑之津液，尽上渗于目。心悲气并则心系急，心系急则肺举，肺举则液上溢。夫心系与肺，不能常举，乍上乍下，故咳而泣出矣。

中热则胃中消谷，消谷则虫上下作，肠胃充郭故胃缓，胃缓则气逆，故唾出。

五谷之津液和合而为膏者，内渗入于骨空（骨空：此处指骨髓藏精髓之处），补益脑髓，而下流于阴股（阴股：阴，阴器；股，大腿、下肢）。阴阳不和，则使液溢而下流于阴，髓液皆减而下，下过度则虚，虚故腰背痛而胫痠。

阴阳气道不通，四海闭塞，三焦不泻，津液不化，水谷并行肠胃之中，别于回肠，留于下焦，不得渗膀胱，则下焦胀，水溢则为水胀，此津液五别之逆顺也。

炎暑之时，穿的衣服过厚，则腠理开张，所以汗就流出来了，如果寒邪羁留于分肉之间，就会使津液凝聚为沫汁而发生疼痛；天寒时腠理闭密，气涩不能从汗孔排泄，向下流于膀胱，就变为小便与气。

在人体的五脏六腑中，心是主宰，耳主听觉，眼主视觉，肺像丞相那样起辅佐作用，肝像将军一样起抵御外侵的作用，脾起卫护作用，肾主骨向外支撑形体。所以，五脏六腑的津液都向上渗入眼睛。心里悲伤，就会使五脏六腑之气都并于心中，引起连心的脉络急紧，连心的脉络急紧就会使肺往上抬，肺上抬就会使津液上溢。心的脉络急紧，而肺不能长久上抬，忽上忽下，因此会引起咳嗽而且流眼泪。

中焦有热，胃中消化谷物过快，肠中寄生虫就会上下蠕动，若水谷使肠胃充廓，则胃的活动弛缓，胃弛缓则气上逆，而为唾液出。

五谷的津液，和合而成为脂膏，向内渗灌于骨孔，上行补益脑髓，向下流于生殖器。如果阴阳失调，会使津液溢出而向下流入阴窍，滋养脑髓的津液就会减少且下流。流泄过度会使身体虚弱，体虚则腰背痛且小腿酸软无力。

如果阴阳气道不通，则四海闭塞，三焦不能输泻，津液不能化生，所受的水谷并聚于肠胃之中，最后别出于回肠，停留在下焦，不能将水分渗入膀胱，则下焦作胀，水液泛溢于外则为水胀。这就是所说的津液分别为五而后运行的正常与反常情况。

【解要】

　　本节主要论述了津液来源于水谷，生成于脾胃，指出了津液的划分及其转化为人体不同代谢产物的过程；津液的病理变化，由于所在部位的不同，其表现的症状和名称也各不相同。另外，简要说明了五脏和耳、目的功能。

# 第三十七节　五阅五使：五官与五脏亲密无间

## 【题解】

　　阅，《说文》云："察也"；五阅，诊断学术语，即观察判辨，从五官的表象来推断五脏的病变。使，出使，支配。五使即面部五气为五脏所使，此指五脏内在变化反映于外表的五种气色。本节主要讲述了人之脏腑疾病可以从五官五色的变化察测出来，故名为"五阅五使"。

## 【原文】

　　黄帝问于岐伯曰：余闻刺有五官（五官：指眼、耳、鼻、舌、唇）五阅，以观五气。五气者，五脏之使（五脏之使：奉令出行叫"使"。五脏之使，说明面部的气色是五脏的外在表现）也，五时之副（副：配合、相应的意思）也。愿闻其五使当安出？

　　岐伯曰：五官者，五脏之阅也。

　　黄帝曰：愿闻其所出，令可为常。

　　岐伯曰：脉出于气口，色见于明堂。五色更出，以应五时，各如其常。经气（经气：在此是指经脉中的邪气）入脏，必当治理。

　　帝曰：善。五色独决于明堂（明堂：古代政府讲明正教的地方叫明堂。此指鼻部，《灵枢·五色》云"明堂者，鼻也"）乎？

## 【译文】

　　黄帝问岐伯说：我听说针刺疗法中有通过观察面部五官反映五脏变化的五种气色来诊断疾病的方法，所谓五气，是指五脏的内在变化反映于体表的现象。五脏之气是由五脏产生和支配的，它的盛衰与春、夏、长夏、秋、冬五季相配合。请问五脏之气是怎样表现在面部的？

　　岐伯回答说：五官是五脏的外部表现。

　　黄帝说：我想听一听五官的表现与五脏之间是如何反映的，以便把它作为诊断的常规。

　　岐伯回答说：五脏脉象通常反映在气口，气色表现在鼻部。五色的交替显现，与五时相对应，且各有一定的规律。由经脉传入内脏而致病，一定要从内脏来治理。

　　黄帝说：好。那么五色的表现仅反映在鼻吗？

岐伯曰：五官已辨，阙庭（阙庭：阙，指眉间。庭，指颜面额部。详见本书"五色"篇）必张，乃立明堂，明堂广大，蕃蔽（蕃蔽：蕃，指颊侧。蔽，指耳门。详见"五色"篇）见外，方壁高基，引垂居外。五色乃治，平博广大，寿中百岁。见此者，刺之必已，如是之人者，血气有余，肌肉坚致，故可苦以针。

黄帝曰：愿闻五官。

岐伯曰：鼻者，肺之官也；目者，肝之官也；口唇者，脾之官也；舌者，心之官也；耳者，肾之官也。

黄帝曰：以官何候？

岐伯曰：以候五脏。故肺病者，喘息鼻张；肝病者，眦青；脾病者，唇黄；心病者，舌卷短，颧赤；肾病者，颧与颜黑。

黄帝曰：五脉安出，五色安见，其常色殆者如何？

岐伯曰：五官不辨，阙庭不张，小其明堂，蕃蔽不见，又埤（埤 bēi：低小的意思）其墙，墙下无基，垂角（垂角：垂，指耳垂珠。角，指耳上角）去外。如是者，虽平常殆，况加疾哉。

岐伯回答说：五官之色已经分明，天庭的部分必定明显，才可以观察鼻部的情况。如果鼻部宽阔高大，颊侧至耳门部肌肉丰满凸起，下颚高厚，耳周肌肉方正，耳垂凸露于外。面部五色表现正常，五官宽阔高起，端正匀称，这样的人就能够活到一百岁。这样的人即使发生疾病，施用针刺也一定能够治愈。因为其气血充足，肌肉坚实，腠理致密，可以急用针刺治疗。

黄帝问：五官与五脏的关系怎样？

岐伯说：鼻是肺的对应器官；眼睛是肝的对应器官；口是脾的对应器官；舌是心的对应器官；耳是肾的对应器官。

黄帝问：由五官可以诊察什么呢？

岐伯回答说：通过五官的表现，可以推断五脏的病变。肺的病变，表现为呼吸喘急，鼻翼扇动；肝的病变，表现为目眦发青；脾的病变，表现为口唇发黄；心的病变，表现为舌体卷曲短缩，两颧发红；肾的病变，表现为两颧和额部发黑。

黄帝问：有的人平时脉象和五色都很正常，但一旦发生疾病就很危重，这是为什么呢？

岐伯回答说：五官功能失常，天庭不开阔，鼻子狭小，颊部和耳门部狭窄不显，肌肉瘦削，耳垂和耳上角向外反出。这样的人，即使平时色脉正常，也是很衰弱的，何况患有疾病呢！

黄帝曰：五色之见于明堂，以观五脏之气，左右高下，各有形乎？

岐伯曰：脏腑之在中也，各以次舍，左右上下，各如其度也。

黄帝说：五色表现于鼻部，据此可以推断五脏之气的内在变化，那么在鼻的左右上下，有一定的反映部位吗？

岐伯说：脏腑在胸腹的里面，且各有一定的位置，所以反映在面部的五色，在面部的左右上下也有一定的位置。

【解要】

本节主要论述了通过观察五官起色变化和诊断五脏疾病的方法。首先阐述了五脏之气与外在五官在生理上是密切联系的，因此从五官的形态可以了解人体的健康状况。再详细叙述五官与五脏之间的关联规律，当五脏发生病变时，外在五官之色可相应发生变化，因此可以作为望诊的依据。

# 第三十八节　逆顺肥瘦：胖瘦者宜用针法

## 【题解】

逆顺，是指经脉循行走向及气血的上下运行通畅与阻碍不通；肥瘦，指人体形的肥壮与瘦小。本节重点论述人体血气脉象直接受体形胖瘦、血气旺衰及年岁的影响，应遵循经脉的走向规律，根据患者气血滑涩、形体肥瘦和年纪老幼来进行针刺治疗，故名为"逆顺肥瘦"。

## 【原文】

黄帝问于岐伯曰：余闻针道于夫子，众多毕悉矣。夫子之道应若失，而据未有坚然（坚然：此处形容病证顽固的样子）者也。夫子之问学熟乎，将审察于物而心生之乎？

岐伯曰：圣人之为道者，上合于天，下合于地，中合于人事。必有明法，以起度数、法式检押（法式检押：法式，方法、方式；押，通"柙"，音"侠"。检押，指规则、规矩而言），乃后可传焉。故匠人不能释尺寸而意短长，废绳墨而起平木也；工人不能置规而为圆，去矩而为方。知用此者，固自然之物，易用之教，逆顺之常也。

## 【译文】

黄帝问岐伯说：我听先生讲授了很多针刺方法，现在都基本掌握了。按照您所教的这些方法去治疗疾病时，往往能够手到病除，几乎没有祛除不了的顽固病证。你的这些知识是继承前辈的呢？还是在实践中仔细观察事物后思考得来的呢？

岐伯说：贤圣认识万物的规律，都讲求符合天地自然与社会人事的变化规律。一定要有明确的法规，来确立度量标准、模式规矩，然后才能传于后世。所以，工匠不能丢掉尺寸而随意定长短，不能放弃绳墨而求平直；工人不能不用圆规而画圆，也不能抛开矩尺而画方形。知道运用这些法则的，就是顺应自然的物理，是通俗易懂的方法，也就是掌握顺逆的规律。

黄帝曰：愿闻自然奈何？

岐伯曰：临深决水，不用功力，而水可竭也；循掘决冲（循掘决冲：循，遵循规矩，有顺序的样子；掘，疑为对"深刺"之法的谦称；决，溃决；冲，冲脉。张志聪言："循掘决冲者，导之来也，此逆顺之行也。"），而经可通也。此言气之滑涩，血之清浊，行之逆顺也。

黄帝曰：愿闻人之白黑肥瘦少长，各有数乎？

岐伯曰：年质壮大，血气充盈，肤革坚固，因加以邪。刺此者，深而留之，此肥人也。广肩腋项，肉薄厚皮而黑色，唇临临然（临临然：此处用来形容口唇肥大的样子），其血黑以浊，其气涩以迟。其为人也，贪于取与。刺此者，深而留之，多益其数也。

黄帝曰：刺瘦人奈何？

岐伯曰：瘦人者，皮薄色少，肉廉廉然（廉廉然：肌肉瘦薄貌），薄唇轻言。其血清气滑，易脱于气，易损于血。刺此者，浅而疾之。

黄帝曰：刺常人奈何？

岐伯曰：视其白黑，各为调之。其端正敦厚者，其血气和调，刺此者，无失常数也。

黄帝说：我想听听应如何适应事物的自然特性。

岐伯说：从深处决堤放水，不用功力，就可以将水放尽；顺着窟窿挖地道，不管地有多坚实，开通小路很容易。用此来说明人身之气有滑有涩，血有清有浊，经脉运行有逆有顺的变化，治疗时应遵循这些规律因势利导。

黄帝说：我想了解一下在针刺时，对人的皮肤黑白、身体胖瘦、身材高矮有何区别？

岐伯说：身体肥壮的成年人，气血充盛，皮肤坚密，感受外邪时，应采取深刺的方法，而且留针时间要长，这种针刺法适宜于肥壮的人。还有一种人，肩腋部宽阔，项部肌肉瘦薄，皮肤粗厚而色黑，口唇肥大，血液发黑而稠浊，气行滞涩缓慢，喜欢贪小便宜，追名逐利，针刺这种人，要深刺而且留针，多增加针刺的次数。

黄帝问：那么怎样针刺瘦人呢？

岐伯说：瘦人的皮肤薄且血色不足，肌肉消瘦，唇薄，说话声音小。这种人血液清稀而气行滑利，气容易散失，血容易消耗。针刺这种人，要浅刺，快速出针。

黄帝问：针刺体形正常的人方法是怎样的呢？

岐伯说：这要辨别他肤色的黑白，并据其品性分别进行调治。如果是端正敦厚的人，因血气调和，针刺时不要违背一般常规的刺法。

黄帝曰：刺壮士真骨（真骨：指坚硬的骨骼）者奈何？

岐伯曰：刺壮士真骨，坚肉缓节监监然（监监然：监监，明察之意。此指审视看得清楚之貌）。此人重则气涩血浊，刺此者，深而留之，多益其数。劲则气滑血清，刺此者，浅而疾之。

黄帝曰：刺婴儿奈何？

岐伯曰：婴儿者，其肉脆血少气弱，刺此者，以毫针，浅刺而疾拔针，日再可也。

黄帝曰：临深决水，奈何？

岐伯曰：血清气滑，疾泻之，则气竭焉。

黄帝曰：循掘决冲，奈何？

岐伯曰：血浊气涩，疾泻之，则经可通也。

黄帝曰：脉行之逆顺，奈何？

岐伯曰：手之三阴，从脏走手；手之三阳，从手走头；足之三阳，从头走足；足之三阴，从足走腹。

黄帝曰：少阴之脉独下行，何也？

岐伯曰：不然。夫冲脉者，五脏六腑之海也，五脏六腑皆禀焉。其上者，出于颃颡，渗诸阳，灌诸精；其下者，注少阴之大络，出于气街，循阴股内廉，

黄帝问：针刺身体强壮、骨骼坚硬的人是怎样的呢？

岐伯说：强壮的人骨骼坚固，肌肉坚实，关节运转自如有力。这类人如果性情稳重，就会气行涩且血混浊。针刺这种人，应深刺且留针，多增加针刺的次数。此人如果性情轻浮好动，就会气滑血清。针刺这种人，应浅刺且急速出针。

黄帝问：针刺婴儿又是怎样的呢？

岐伯说：婴儿的肌肉柔软，血少气弱，针刺时，应当用毫针浅刺而且快速进针，一天针刺两次就够了。

黄帝问：临深决水在针刺上应怎样解释？

岐伯说：血液清稀而气行滑利的人，如果采用疾泻法，就会使其真气耗竭。

黄帝问：循掘决冲在针刺上该怎样解释？

岐伯说：血浊气涩的患者，如果用疾泻的针法，就能使气顺达通畅。

黄帝问：经脉循行的顺逆情况是怎样的？

岐伯说：手三阴经都是从胸部经上肢走向手指；手三阳经都是从手指向上经肩部走向头部；足三阳经都是从头部经躯干和下肢走向足部；足三阴经都是从足部经下肢走向腹部。

黄帝问：唯有足少阴经下行，这是为什么？

岐伯说：不是这样的，那不是足少阴经而是冲脉。冲脉是五脏六腑经脉所汇聚的地方，五脏六腑都禀受冲脉气血的滋养。冲脉上行的部分，在咽上部上面的后鼻道附近出于体表，然后渗入阳经，向阳经灌注精气；

入腘中，伏行骭骨（骭骨：胫骨）内，下至内踝之后属而别；其下者，并于少阴之经，渗三阴；其前者，伏行出跗属，下循跗入大指间，渗诸络而温肌肉（渗诸络而温肌肉：《灵枢》中的"动输"篇为"注诸络以温足胫"，意相近）。故别络结则跗上不动，不动则厥，厥则寒矣。

黄帝曰：何以明之？

岐伯曰：以言导之，切而验之，其非必动，然后仍可明逆顺之行也。

黄帝曰：窘乎哉！圣人之为道也，明于日月，微于毫厘，其非夫子，孰能道之也。

冲脉下行支脉，与足少阴经并行，渗入三阴经；下行支脉的前行支脉，潜行出于外踝接近胫骨与跗骨相连处，再下行循着脚背进入足大趾间，渗入各络脉而滋养肌肉。因此，冲脉在下分出的支络淤结就会使足背上的脉无法跳动，脉不跳动就会导致卫气不行而成厥逆，出现厥逆就会感到寒冷。

黄帝问：怎样辨明经脉气血的顺逆呢？

岐伯说：用言语开导患者，用手切足部脉来验证，若不是足少阴经而是冲脉，必定是跳动的，然后就可以明白足少阴经和冲脉上下行的逆顺关系。

黄帝说：圣贤对这些问题的解答真深刻啊！他们归纳的这些规律，比日月的光辉还明亮，比毫厘之物还细微，若不是先生详解，谁能阐明这样的道理。

**【解要】**

本节重点讨论了应遵循自然规律，因人而异实施针刺治疗的原则。先阐述由于人的年纪大小、形体强弱以及性情的不同，气血的滑涩清浊各异，因此要采取不同的针刺方法；又讲述了十二经脉的走向规律，强调针刺治疗应遵循自身状况的法则；最后讲述了冲脉的循行及其功能特点。

# 第三十九节　血络论：血络奇邪不容忽视

## 【题解】

张志聪言："血络者，外之络脉、孙络，见于皮肤之间，血气有所留积，则失其外内出入之机矣。"简单讲，血络就是表皮层络脉瘀血。本节主要讨论刺血络可能出现的八种现象，并对这些现象产生的原因作了分析，故名为"血络论"。

## 【原文】

黄帝曰：愿闻奇邪（奇邪：特殊的邪气。这里指因络脉不通，外来邪气壅滞不能深入经脉，而发生异常的病变）而不在经者。

岐伯曰：血络（血络：位于机体浅表的细小动、静脉和毛细血管。亦称血脉）是也。

黄帝曰：刺血络而仆者，何也？血出而射者，何也？血少黑而浊者，何也？血出清而半为汁者，何也？发针而肿者，何也？血出若多若少而面色苍苍者，何也？发针而面色不变而烦悗者，何也？多出血而不动摇者，何也？愿闻其故。

## 【译文】

黄帝说：请先生讲解一下那种未侵入经脉的奇邪所致的病变情况。

岐伯说：这是病邪滞于表层络脉导致的病变。

黄帝问：有时刺血络放血时患者昏倒，是什么原因？有时针刺放血其出血呈喷射状是为什么？有时针刺放出的血量少，且色黑质浊是为什么？有时血质清稀且其中一半像清水一样是为什么？有的拔针后针刺的地方肿起是为什么？有的不管出血量或多或少，患者都出现面色苍白是为什么？有的拔针后患者面色不变但感觉心胸烦闷是为什么？有的虽然出血很多但患者没有任何的不适是为什么？我希望能弄清楚这些病理。

岐伯曰：脉气盛而血虚者，刺之则脱气（脱气：此指针刺放血，气随血脱，名脱气），脱气则仆。血气俱盛而阴气多者，其血滑，刺之则射。阳气蓄积，久留而不泻者，其血黑以浊，故不能射。新饮而液渗于络，而未合和于血也，故血出而汁别焉。其不新饮者，身中有水，久则为肿。阴气积于阳，其气因于络，故刺之血未出而气先行，故肿。阴阳之气其新相得而未和合，因而泻之，则阴阳俱脱，表里相离，故脱色而苍苍然。刺之血出多，色不变而烦悗者，刺络而虚经；虚经之属于阴者，阴脱，故烦悗。阴阳相得而合为痹者，此为内溢于经，外注于络，如是者，阴阳俱有余，虽多出血而弗能虚也。

黄帝曰：相（相：观察的意思）之奈何？

岐伯曰：血脉（血脉：此指血脉盛，即邪气亢盛的意思）者，盛坚横以赤，上下无常处，小者如针，大者如筋，刺而泻之，万全也。故无失数矣，失数而反，各如其度。

岐伯回答说：患者的脉气盛但血虚，针刺时就会脱气，气脱人就会昏倒。因为血气虽然俱盛，但经脉中阴气较多，所以它的血行滑利，刺络放血时就会血出如喷。如果患者阳气蓄积于血络之中，长时间不能外泄，血色就会黑而浓厚，不能喷射而出。刚刚喝过水，水液渗入络脉，尚未与血混合时，针刺出的血便清稀。如果不是刚饮过水，那就说明患者体内积有水气，日久便会形成水肿。如果患者阴气积蓄于阳分，滞留在络脉中，因此针刺时血未出而气先行，阴气闭于肉腠则使皮肤发肿。阴阳二气刚刚相合而尚未协调，如果此时用泻法针刺，就会使阴阳耗散，表里相离，因此患者面色无华而呈现苍白色。刺络脉出血过多，虽面色不变而心胸烦闷，这是因为刺络脉放血使经脉空虚，如果阴经空虚，而引起五脏的阴精亏损，就会心胸烦闷。表里的邪气内外相合滞留在体内，就会形成痹证，在内泛滥于经脉，在外渗注到络脉，使得经脉和络脉中都充满邪气，刺络放血时即使出血很多但泻出的大多是邪气，也不会引起虚弱的现象。

黄帝问：如何观察血络呢？

岐伯回答说：血脉盛的，络脉坚硬胀满而色发红，上下没有固定部位，小的像针，大的像筋一样粗，遇到这种情况，施用泻法刺络放血是稳妥的。但施治时，切不可违反针刺的原则，否则，就会导致上述不良后果。

黄帝曰：针入而肉著者，何也？

岐伯曰：热气因于针则针热，热则肉著于针，故坚焉。

黄帝问：进针以后，往往有肌肉紧紧地裹住针身的情况，这是什么原因呢？

岐伯回答说：这是因为机体的热气使针发热，针身发热，就会使肌肉和针裹在一起，出现针在肌肉中坚固而不能转动的情况。

**【解要】**

本节主要阐述了奇邪在络及针刺瘀血脉络时所出现的各种情况及其原因。首先阐述奇邪在络，因放血而产生各种不良反应及其原理，如晕针、血肿、血出而射、血少色黑、血薄色淡、发针而肿、面青胸闷以及滞针等；再介绍刺针后肉著的原理。

## 第四十节　阴阳清浊：清浊之气与脏腑阴阳诸经的关系

### 【题解】

阴阳，即前文中经常提到的阴阳五行；清浊，指人体清气、浊气，也可理解浊气为谷气，清气为天气。古人追求的是阴阳调和，万事以和为最高境界。本篇就是以清浊之气与其内注于脏腑阴阳诸经的关系是否和谐作为衡量标准，来论述人体清气、浊气对人体的影响，以及产生病变的针刺方法。故篇名为"阴阳清浊"。

### 【原文】

黄帝曰：余闻十二经脉，以应十二经水者，其五色（五色：五行学说术语。指青、赤、黄、白、黑五种颜色，与五脏对应，即青属木属肝，赤属火属心，黄属土属脾，白属金属肺，黑属水属肾）各异，清浊不同，人之血气若之（人之血气若一：意为如果所有人的清浊之气都是一样的），应之奈何？

岐伯曰：人之血气，苟能若一，则天下为一矣，恶有乱者乎？

黄帝曰：余问一人，非问天下之众。

岐伯曰：夫一人者，亦有乱气，天下之众，亦有乱人，其合为一耳。

### 【译文】

黄帝说：我听说人体的十二经脉与自然界的十二大河流相对应，水色的青黄赤白黑不一样，清浊也各不相同，而人体内的血气都是一样的，说它和十二经水相应是怎么回事呢？

岐伯说：人体内的清浊之气，如果能够一样的话，那么类比推及天下的一切都可以为一了，哪里还会有变乱的事情发生呢？

黄帝说：我所问的仅是一个人的状况，并不是问天下人啊！

岐伯说：一个人的体内清浊之气常会发生逆乱，类比而知，在天下众人之中，也必有变乱的人，其中的道理都是一样的。

黄帝曰：愿闻人气之清浊。

岐伯曰：受谷者浊，受气者清（受谷者浊，受气者清：此处的浊和清不同于一般说的排泄物和精微物质，这里的浊，指谷物化生的稠厚精气，清为吸入的清新之气）。清者注阴，浊者注阳。浊而清者，上出于咽；清而浊者，则下行。清浊相干，命曰乱气。

黄帝曰：夫阴清而阳浊，浊者有清，清者有浊，清浊别之奈何？

岐伯曰：气之大别，清者上注于肺，浊者下走于胃。胃之清气，上出于口；肺之浊气，下注于经，内积于海。

黄帝曰：诸阳皆浊，何阳浊甚乎？

岐伯曰：手太阳独受阳之浊，手太阴独受阴之清。其清者上走空窍，其浊者下行诸经。诸阴皆清，足太阴独受其浊（诸阴皆清，足太阴独受其浊：五脏属阴，此阴处指五脏，一般说五脏都应该接受清气，但五脏中脾主水谷运化，所以唯独足太阴脾经能接受浊气）。

黄帝曰：治之奈何？

岐伯曰：清者其气滑，浊者

黄帝说：那么就请先生讲一讲人体内之气的清浊是怎样来区分的。

岐伯说：人所受谷物化生的气是浊的，所受空气化生之气是清的。清气注入阴分，浊气注入阳分。但水谷浊气之中化生的清气可上升于咽喉，清气之中化生的浊气可以下行。如果清气与浊气互相混淆，不能分别而行，升降失却其常，这就叫"乱气"。

黄帝问：所谓阴清而阳浊，浊气之中有清气，清气之中有浊气，究竟清气与浊气怎样来分辨呢？

岐伯说：清浊之气的大致区别是，清气是先向上注入肺脏的，浊气是先向下行而走入胃腑的。胃腑的浊气所化生的清气，可以上升于口。肺脏的清气所化生的浊气，又能下注于经脉，内积于气海。

黄帝问：所有阳经都是浊的，哪一经的浊气为最多呢？

岐伯说：所有阳经中以手太阳经的浊气最多，因其独受诸阳经的浊气；所有阴经中以手太阴经的清气为最甚，因其独受诸阴经的清气。大体上说，清气上走于空窍，浊气下行于诸经。而在诸阴经中都是清气，只有足太阴经独受阴经的浊气，是为清中之浊。

黄帝问：对清浊之气异常的刺法怎样呢？

岐伯说：一般情况下，受清气的都比较

其气涩，此气之常也。故刺阴者，深而留之；刺阳者，浅而疾之；清浊相干者，以数调（清浊相干者，以数调：干，干扰、影响。意为如果清浊之气互相干扰而升降失常，就应根据当时的具体情况采取与之相适应的针刺方法）之也。

滑利，受浊气的都比较滞涩，这是清浊之气的正常表现。所以刺阴经时要深刺而留针；而刺阳经时则要浅刺而快出针。如果清浊之气互相干扰紊乱，那就要根据具体情况，采取与之相适应的针刺方法。

**【解要】**

本节论述人体中清浊之气的产生、辨别方法、在体内变化、与脏腑阴阳经脉的关系。首先讲解人体的精气由于来源的不同而分清浊两部分，而清浊之气与经脉的阴阳属性有特殊关系；再阐释由于清浊之气混乱发生的病变，以及在刺法上有深浅疾徐的不同。

# 第四十一节　阴阳系日月：人体阴阳应与自然阴阳保持和谐

## 【题解】

阴阳，既指人体的阴阳，即人体的12经络属性，又指自然界的阴阳和人体与日月星辰相对应的阴阳。本节主要将人身的阴阳与日月阴阳相对应，论述人体同自然界的关系，以及对病变提出针刺要点，强调人与自然要保持和谐统一，故名为"阴阳系日月"。

## 【原文】

黄帝曰：余闻天为阳，地为阴，日为阳，月为阴，其合之于人，奈何？

岐伯曰：腰以上为天，腰以下为地，故天为阳，地为阴。故足之十二经脉，以应十二月，月生于水（月生于水：张介宾言：月为阴精，故月生于水。此句是说明月为阴的属性），故在下者为阴；手之十指，以应十日，日主火，故在上者为阳。

黄帝曰：合之于脉，奈何？

岐伯曰：寅者，正月之生阳（生阳：生理学名词。指五脏相生而传，得其生气）也，主左足之少阳；未者，六月，主右足之少阳。卯者，二月，主左足之太阳；午

## 【译文】

黄帝问：我听说天为阳，地为阴，日为阳，月为阴，它们与人体相对应的关系是怎样的呢？

岐伯回答说：对人体而言，腰以上称为天，腰以下称为地，所以腰以上属天属阳，腰以下属地属阴。足的十二经脉在下，可与地支的十二个月份相对应，月生水，属阴，所以在下的部位属阴；手的十指在上，可与天干的十日相对应，日生于火，属阳，所以与十日相对应的上肢经脉属阳。

黄帝问：这十二个月和十日与足部十二条经脉配合起来是怎样的呢？

岐伯答道：寅纪正月，此时阳气初生，主身体左侧下肢的足少阳胆经；未纪六月，主身体右侧下肢的足少阳胆经。卯纪二月，主左足的太阳经；午纪五月，主右足的太阳经。辰纪三月，主左足的阳明经；巳纪四月，

者，五月，主右足之太阳。辰者，三月，主左足之阳明；巳者，四月，主右足之阳明。此两阳合明，故曰阳明。申者，七月之生阴也，主右足之少阴；丑者，十二月，主左足之少阴；酉者，八月，主右足之太阴；子者，十一月，主左足之太阴；戌者，九月，主右足之厥阴；亥者，十月，主左足之厥阴。此两阴交尽，故曰厥阴。

甲主左手之少阳，己主右手之少阳。乙主左手之太阳，戊主右手之太阳。丙主左手之阳明，丁主右手之阳明。此两火并合，故为阳明。庚主右手之少阴，癸主左手之少阴。辛主右手之太阴，壬主左手之太阴。

故足之阳者，阴中之少阳也；足之阴者，阴中之太阴也。手之阳者，阳中之太阳也；手之阴者，阳中之少阴也。腰以上者为阳，腰以下者为阴。

其于五藏也，心为阳中之太阳，肺为阳中之少阴，肝为阴中之少阳，脾为阴中之至阴，肾为阴中之太阴。

黄帝曰：以治之，奈何？

主右足的阳明经。三四月间，是自然界阳气旺盛的阶段，它介于主少阳、太阳的正月二月和主太阳、少阳的五月六月之间，而为两阳合明，所以叫阳明。申纪七月，自然阴气渐生，主右足的少阴经；丑纪十二月，主左足的少阴经；酉纪八月，主右足的太阴经；子纪十一月，主身体左侧下肢的足太阴脾经。戌纪九月，主身体右侧下肢的足厥阴肝经。亥纪十月，主身体左侧下肢的足厥阴肝经。九十两月，是自然界阴气旺盛的阶段，介于两阴的中间，为阴气交会的时间，因此称为厥阴。

甲日主左手的少阳经，己日主右手的少阳经。乙日主左手的太阳经，戊日主右手的太阳经。丙日主左手的阳明经，丁日主右手的阳明经。十天干按五行归类，丙丁都属火，丙日和丁日是两火合明，因此称为阳明。庚日主右手的少阴经，癸日主左手的少阴经。辛日主右手的太阴经，壬日主左手的太阴经。

人体腰以上为阳，腰以下为阴，所以位于下肢的足三阳经，为阴中的少阳，阳气相对微弱；位于下肢的足三阴经，是阴中的太阴，阴气最盛。位于上肢的阳经，是阳中的太阳，阳气最盛；位于上肢的阴经，是阳中的少阴，阴气微弱。总而言之，腰部以上的就称为阳，腰部以下的就称为阴。

把这个划分阴阳的方法用于五脏，心、肺位于膈膜以上，所以心是阳中的太阳，肺是阳中的少阴。肝、脾、肾位于膈膜以下，所以肝是阴中的少阳，脾是阴中的至阴，肾是阴中的太阴。

黄帝问：怎样把经脉与十二个月的阴阳相配规律运用到针刺之中呢？

岐伯曰：正月、二月、三月，人气（人气：人体的正气）在左，无刺左足之阳；四月、五月、六月，人气在右，无刺右足之阳；七月、八月、九月，人气在右，无刺右足之阴；十月、十一月、十二月，人气在左，无刺左足之阴。

黄帝曰：五行以东方为甲乙木王春，春者，苍色，主肝。肝者，足厥阴也。今乃以甲为左手之少阳，不合于数，何也？

岐伯曰：此天地之阴阳也，非四时五行之以次行也。且夫阴阳者，有名而无形，故数之可十，离之可百，散之可千，推之可万，此之谓也。

岐伯答道：正月、二月、三月，分主左足的少阳、太阳、阳明经，说明此时人的阳气偏重在左，所以不宜针刺左足的三阳经；四月、五月、六月，分主右足的阳明、太阳、少阳经，说明此时人的阳气偏重在右，所以不宜针刺右足的三阳经；七月、八月和九月，人体的阴气分别偏重于身体右侧下肢的足少阴肾经、足太阴脾经和足厥阴肝经，所以不宜针刺右足的三阴经；十月、十一月和十二月，人体的阴气分别偏重于身体左侧下肢的足厥阴肝经、足太阴脾经和足少阴肾经，所以不宜针刺左足的三阴经。

黄帝问：在五行归类中，方位上的东方和天干中的甲、乙，同属于木，木气旺于春季，为青色，主肝脏。而肝的经脉是足厥阴经。现在你却以甲日作为左手的少阳经，与五行配天干的规律不符，这是为什么？

岐伯答道：这个问题，只是根据自然界阴阳变化的规律来配合天干地支的，用来说明十二经脉的阴阳属性，而不是按照四季的次序和五行属性来配合天干地支的。另外，阴阳是一个抽象概念，而不是指某一种具体事物，所以它的运用非常广泛，同一个阴阳可指一种事物，也可指一类事物，数之可十，分之可百，散之可千，推之可万。出现上述情况，就是这个意思。

## 【解要】

本节主要从人体与自然界对应的角度，论述了人体的上部和下部，左右手足之经与日、月、天干、地支相对应的阴阳属性及相互关系；指出了针刺的禁忌，并提醒医者，在做针刺治疗时，既要考虑具体的病证，又要因时制宜，要注意在十二个月中，都不宜针刺与它相配合的经脉。

# 第四十二节　病传：病邪在脏腑间的传变

## 【题解】

病传，即疾病在人体脏器的传变。本节主要阐述邪气由外入内逐步侵袭到脏器的过程，揭示在五脏之病皆死于所不胜之时这一规律，根据五行相克的关系来阐明疾病在脏腑之间传变方式，并指出了不同传变对疾病预后的影响。因重点阐述病邪在内脏间传变，故名为"病传"。

## 【原文】

黄帝曰：余受九针于夫子，而私览于诸方，或有导引行气（行气：气功术语。为一种练习呼吸方法。意有多解，此指引导人体正气运行），乔摩、灸、熨、刺、焫、饮药。之一者可独守耶，将尽行之乎？

岐伯曰：诸方者，众人之方也，非一人之所尽行也。

黄帝曰：此乃所谓守一勿失，万物毕者也。今余已闻阴阳之要，虚实之理，倾移（倾移：由阴阳气血盛衰导致疾病的机理）之过，可治之属。愿闻病之变化，淫传绝败（淫传绝败：浸淫传变而致正气败坏竭绝）而不可治者，可得闻乎？

## 【译文】

黄帝问：我从先生这里学习了九针的基本理论，自己又阅读了一些方书，诸如导引行气、按摩、灸、熨、针刺、火针及服药等疗法。在运用这些疗法治病时，是只采取其中的一种坚持下去，还是同时各种方法都使用呢？

岐伯回答说：您所提到的各种疗法，是适应治疗众人的不同疾病的，不是某一个患者都需要使用到。

黄帝说：这就是说要坚守一个总的原则，并以此为指导，各种复杂的病情都会得到适当的治疗了。现在我已经基本掌握了阴阳的要点，虚实的理论，因失于调护而造成的疾病，以及治愈疾病的各种方法。我希望了解疾病的变化过程和方式，以及病邪传递致使脏气败绝而不易救治的情况，你能讲给我听吗？

岐伯曰：要乎哉问！道，昭乎其如日醒，窘乎其如夜瞑（初瞑：在黑夜中闭上眼睛，意为毫无察觉）。能被而服之，神与俱成。毕将服之，神自得之。生神之理，可著于竹帛，不可传于子孙。

黄帝曰：何谓日醒？

岐伯曰：明于阴阳，如惑之解，如醉之醒。

黄帝曰：何谓夜瞑？

岐伯曰：瘖乎其无声，漠乎其无形，折毛发理，正气横倾，淫邪泮衍（泮 pàn 衍：扩散蔓延），血脉传溜，大气（大气：此指自然界弥漫的邪气）入藏，腹痛下淫。可以致死，不可以致生。

黄帝曰：大气入藏，奈何？

岐伯曰：病先发于心，一日而之肺，三日而之肝，五日而之脾。三日不已，死。冬夜半，夏日中。

病先发于肺，三日而之肝，一日而之脾，五日而之胃。十日不已，死。冬日入，夏日出。

岐伯说：这是个至关重要的问题。如果弄懂了这些医学道理，明白了它就像白天一样头脑清醒；如果弄不明白就像在黑夜中闭上眼睛，什么都难以察觉。因此，不但要接受和掌握这些道理，还要按照它在诊治病患中实际运用，全神贯注地体验和探索，达到完全理解的境地，而在实际应用的过程中，也就会抓住要领，融会贯通，得心应手。这些神妙的医理，应当记录在竹帛上传于后世，不应据为私有，仅传给自己的子孙。

黄帝问：什么是像白天一样清楚呢？

岐伯说：明白了阴阳的道理，就如同解开了疑惑，也好像醉酒之后清醒过来。

黄帝问：什么是像夜晚睡觉一样昏昧？

岐伯说：病邪侵入人体后所引起的内部变化，悄无声息，寂无形迹，看不见、摸不着，就像在黑夜闭上眼睛一样，什么都看不见，常在不知不觉之中出现了毛发毁折、腠理开泄多汗，若正气大伤，而邪气弥漫，就会经过血脉传到内脏，引起腹痛，脏腑功能逆乱，一旦到了病邪盛正气虚的严重阶段，就无法救治了。

黄帝问：亢盛的病邪侵入脏腑后，会发生怎样的病变？

岐伯说：病邪入脏，如果疾病先发生在心，仅一天就会传染到肺，三天就会传染到肝，五天就会传染到脾。如再过三天不愈，就会死亡。冬天多半会死于半夜，夏天则死于中午。

如果邪气先侵入肺而发病，只需三天就会传染到肝，再一天就传染到脾，五天就传染到胃。如再过十天不愈，就会死亡。冬天一般会死在日落的时候，夏天则死在日出的时候。

病先发于肝，三日而之脾，五日而之胃，三日而之肾。三日不已，死。冬日入，夏早食。

病先发于脾，一日而之胃，二日而之肾，三日而之膀胱。十日不已，死。冬人定，夏晏食（冬人定，夏晏食：人定，古代的戌时，即晚上七点到九点的时候，此时正是人们夜晚刚入睡的时间；晏食，指吃晚饭，时辰为酉时，即下午五点到七点之间）。

病先发于胃，五日而之肾，三日而之膀胱，五日而上之心。二日不已，死。冬夜半，夏日昳（昳dié：午后未时，即下午一点到三点之间）。

病先发于肾，三日而之膀胱，三日而上之心，三日而之小肠。三日不已，死。冬大晨，夏晏晡。

病先发于膀胱，五日而之肾，一日而之小肠，一日而之心。二日不已，死。冬鸡鸣，夏下晡（下晡：即下午一点到三点）。

诸病以次相传，如是者，皆有死期，不可刺也！间一脏及二三四脏者，乃可刺也。

如果邪气先侵入肝而发病，三天后就传染到脾，五天就传染到胃，再三天就传染到肾。如再过三天不愈，必将死亡。冬天多半会死在日落的时候，夏天则死在吃早餐的时候。

如果邪气先侵入脾而发病，过一天就传染到胃，两天就传染到肾，三天就传染到膀胱。如再过十天不愈，必将死亡。冬天多半会死在夜晚，晚上七点到九点的时候，夏天则死在吃晚饭的前后。

如果邪气先侵入胃而发病，五天后就会传染到肾，再过三天就向下传染到膀胱，再五天就会向上传染到心。如再过两天不愈，必将死亡。冬天大致会死在半夜，夏天则死在午后。

如果邪气先侵入肾而发病，过三天就会向下传染到膀胱，再过三天会向上传染到心，还会传染到小肠。如再过三天不愈，必将死亡。冬天大约死在天亮的时候，夏天则死在黄昏的时候。

如果邪气先侵入膀胱而发病，过五天就会传染到肾，再一天就会传染到小肠，再一天还会传染到心。如再过两天不愈，必将死亡。冬天大约死在鸡鸣时分，夏天则死在午后。

以上脏腑疾病的发生与病变，都依五行相克的次序相传，且都有一定的死期，所以不可用针刺治疗！如果疾病传变次序是间隔一脏相传的，或间隔二、三、四脏的，则可以用针刺治。

【解要】

　　本节主要论述了疾病在内脏传变的过程和方式，以及病邪传变致使脏气败绝而不易救治的情况。首先介绍病邪侵袭人体至五脏的传变情况；其次运用五行相克的次序和脏腑表里关系，阐述五脏病候的传变，如在一定时间没有终止，其预后必然不良；最后指出有些疾病的治疗，有可刺和不可刺的区别。

# 第四十三节　淫邪发梦：邪气客于脏腑而致病

**【题解】**

　　淫邪，泛指各种致病的亢盛邪气；发梦，指受邪致病后引发的梦象。本节重点讨论过盛的淫邪之气客居于脏腑而致病的机理和表现，而这些表现是以梦境呈现出来的，故名为"淫邪发梦"。

**【原文】**

　　黄帝曰：愿闻淫邪泮衍（泮衍：扩散蔓延之意），奈何？

　　岐伯曰：正邪从外袭内，而未有定舍，反淫于藏，不得定处，与营卫俱行，而与魂魄飞扬，使人卧不得安而喜梦。气淫于腑，则有余于外，不足于内；气淫于藏则有余于内，不足于外。

　　黄帝曰：有余不足，有形乎？

　　岐伯曰：阴气盛，则梦涉大水而恐惧；阳气盛，则梦大火而燔焫（燔焫 fán ruò：指用火针、温针加热以刺激体表局部的疗法）；阴阳俱盛则梦相杀。上盛，则梦飞，下盛，则梦堕；甚饥，则梦取，其

**【译文】**

　　黄帝对岐伯说：我想了解淫之气邪蔓延体内会是怎么样的？

　　岐伯回答说：邪气从外侵袭体内，没有固定的侵犯部位和途径，直到邪气侵入内脏，也没有固定的部位，而是与营卫之气一起流行运转，伴随着魂魄飞扬，使人睡卧不安而常常做梦。如果邪气侵犯六腑，就会使在外的阳气过盛而在里的阴气不足；如果邪气侵犯五脏，就会使在里的阴气过盛而在外的阳气不足。

　　黄帝问：阴阳二气的有余不足有什么表现吗？

　　岐伯说：如果阴气亢盛，就会梦见渡涉大水而感到恐惧；而阳气亢盛，则会梦见大火在身体周围烧灼的景象；阴气和阳气都亢盛，会梦见相互持械厮杀。人体上部邪气亢盛，会梦见身体在天空飞腾；身体下部气盛，就会梦到向下坠落。过于饥饿就会梦到四处

饱，则梦予。肝气盛，则梦怒；肺气盛，则梦恐惧、哭泣；心气盛，则梦善笑；脾气盛，则梦歌乐，身体重不举；肾气盛，则梦腰脊两解不属。凡此十二盛者，至而泻之，立已。

厥气客于心，则梦见丘山烟火；客于肺，则梦飞扬，见金铁之奇物；客于肝，则梦山林树木；客于脾，则梦见丘陵大泽，坏屋风雨；客于肾，则梦临渊，没居水中；客于膀胱，则梦游行；客于胃，则梦饮食；客于大肠，则梦田野；客于小肠，则梦聚邑（聚邑：人群聚集的地方）冲衢；客于胆，则梦斗讼自刳（自刳kū：自杀或自戕）；客于阴器，则梦接内（接内：指性爱行为）；客于项，则梦斩首；客于胫，则梦行走而不能前，及居深地窌（窌jiào：即地窖）苑中；客于股肱，则梦礼节拜起；客于胞脏（脏zhí：即直肠），则梦溲便。凡此十五不足者，至而补之，立已也。

索取东西；过饱的时候，会梦见给予别人东西。如果肝气亢盛，就会做愤怒的梦；肺气亢盛，会做恐惧、哭泣的梦；心气亢盛，会梦见令人发笑的事情；脾气亢盛，会梦见歌唱奏乐或身体沉重不能举动；肾气亢盛，会梦见腰脊分离而不相连接。凡是呈现以上这十二种气盛梦境的，都可以判断病邪所在，分别使用针刺泻法，很快就能痊愈。

由于正气虚弱而邪气侵入于心，就会梦见野外山丘烟火弥漫；邪气侵入肺，就会梦见飞扬升腾，或看到金石类坚硬奇怪的东西；邪气入肝，会梦见山林树木；邪气侵入脾，就会梦见丘陵和巨大的湖泊湿地，或风雨毁坏房屋；邪气侵入肾，会梦见站在深渊的边沿或浸泡在水中；邪气侵入膀胱，就会梦见游荡不定；邪气侵入胃，就会梦见吃喝；邪气侵入大肠，就会梦见田野；邪气侵入小肠，会梦见许多人聚集在广场或要塞；邪气侵入胆，就会梦见与人打官司和争斗或自杀；邪气侵袭到生殖器，会梦见与人性交；邪气侵入脖颈，就会梦见杀头；邪气侵袭到小腿，梦见想走路而不能前行，或被困在地窖、苑囿中；邪气侵入大腿，就会梦见在行礼跪拜；邪气侵袭到尿道和直肠，会梦见解大便、小便。上述十五种梦境皆因正气不足而邪气侵袭，分别运用针刺补法，马上就能痊愈。

【解要】

本节论述了邪气趁人体脏腑的虚弱而侵入脏腑，使魂魄不安而成梦的机理，列举了十二盛和十五不足引发的种种梦境，说明因各脏腑的盛衰，邪气侵入部位的不同，出现不同的梦境。虽这些梦境与实际病理变化不完全相符，但多梦是一种病态，应该引起临床医师注意，或可作为临床诊断某一脏腑病变的一种思路。

# 第四十四节　顺气一日分为四时：脏气邪气一日四时之变

## 【题解】

顺，即顺应，与逆相对；气，此指阳气。一日分为四时，即把一日的阴阳变化与春、夏、秋、冬四季的阴阳变化相对应。意为治疗疾病要顺应一日中四时的阴阳变化。本节重点讨论人体五脏之气如何顺应一日四时之变，故名为"顺气一日分为四时"。

## 【原文】

黄帝曰：夫百病之所始生者，必起于燥湿、寒暑、风雨、阴阳、喜怒（喜怒：此泛指七情过度）、饮食、居处。气合而有形（气合而有形：气相合、相聚集而产生某种形状。此指邪气侵入后的脉证），得脏而有名，余知其然也。夫百病者，多以旦慧昼安，夕加夜甚，何也？

岐伯曰：四时之气使然。

黄帝曰：愿闻四时之气。

岐伯曰：春生夏长，秋收冬藏，是气之常也，人亦应之。以一日分为四时，朝则为春，日中为夏，日入为秋，夜半为冬。朝则人气始生，病气衰，故旦慧；日中人气长，长则胜邪，故安；

## 【译文】

黄帝说：各种疾病在发生之初，大多由于燥湿寒暑风雨等外邪侵袭，或者是房事过度、喜怒过甚等情志刺激，以及饮食起居失常所致。邪气合而入体后，就会有脉症显现，邪气入脏，就会引起名称不同的疾病，我已经知道这些情况了。而各种疾病，患者大多是早晨感觉神气清爽，白天安静，傍晚病情加重，夜间最严重，这是什么道理呢？

岐伯说：这是受四季气候的影响而造成的。

黄帝说：我想听听你讲关于四季之气的问题。

岐伯说：春天生发，夏天成长，秋天收敛，冬天闭藏，这是四季气候变化的一般规律，人体也与之相应。将一天分为四时，早晨就像春天，中午就像夏天，傍晚就像秋天，半夜就像冬天。早晨人体正气开始上升，病气衰落，所以患者早晨神气清爽；中午人体

·200·

夕则人气始衰，邪气始生，故加；夜半人气入藏，邪气独居于身，故甚也。

黄帝曰：其时有反者（时有反者：指病情的轻重变化与前面所说的旦慧、昼安、夕加、夜甚不相符）何也？

岐伯曰：是不应四时之气，脏独主其病者，是必以脏气之所不胜时者甚，以其所胜时者起也。

黄帝曰：治之奈何？

岐伯曰：顺天之时，而病可与期。顺者为工，逆者为粗。

黄帝曰：善，余闻刺有五变，以主五输，愿闻其数。

岐伯曰：人有五脏，五脏有五变，五变有五输，故五五二十五输，以应五时（五时：春、夏、秋、冬、季夏也，又解为与五行相对应）。

黄帝曰：愿闻五变。

岐伯曰：肝为牡脏（牡脏：牡，雄性的意思，牡脏，即为阳脏。后文中之"牝"，指雌性，"牝脏"即为阴脏），其色青，其时春，其日甲乙，其音角，其味酸；心为

正气成长至盛，正气盛就会胜过邪气，所以白天患者安静；傍晚人体正气开始衰落，邪气开始生长，所以病情加重；半夜人的阳气闭藏于内脏，只有邪气处于身外，所以病就加重。

黄帝问：疾病变化时常与早晨、午时、傍晚、深夜的情况不合，这是为什么？

岐伯说：这是疾病变化不和四时之气相应，某一内脏单独决定了病情的缘故。这样的疾病，必定在受病内脏被时日所克的时候就加重，若受病内脏能克制时日的时候病就减轻好转。

黄帝问：应怎样进行治疗呢？

岐伯说：治疗时，顺应自然界时日的五行属性的变化加以治疗，疾病就可望治愈。能这样诊治，就是高明的医生，相反，就是低劣的医生。

黄帝说：讲得好。我听说针刺之法中有根据五种不同病变以决定井、荥、输、经、合五腧穴的，请讲一讲其中的道理。

岐伯说：人的五脏，各有相应的色、时、日、音、味的五种变化，各种变化都有井、荥、输、经、合五种腧穴分别与之相应，五五相乘，便有二十五个腧穴，又分别与五季相应。

黄帝说：我想要了解五脏的五种变化。

岐伯说：肝属木，为阴中之少阳，是阳脏，在色为青，在时为春，在日为甲乙，在音为角，在味为酸；心属火，为阳中之太阳，是阳脏，在五色里为赤，在五时里为夏，在日为丙丁，在五音中为徵，在五味中为苦；脾属土，为阴中之至阴，是阴脏，在色为黄，在时为长夏，

牡脏，其色赤，其时夏，其日丙丁，其音徵，其味苦；脾为牝脏，其色黄，其时长夏，其日戊己，其音宫，其味甘；肺为牝脏，其色白，其时秋，其日庚辛，其音商（其音商：在《甲乙经》中，此句被移至"其色白"后，以与心、肝、脾、肾脏的内容顺序相合），其味辛；肾为牝脏，其色黑，其时冬，其日壬癸，其音羽，其味咸。是为五变。

黄帝曰：以主五输奈何？

岐伯曰：脏主冬，冬刺井；色主春，春刺荥；时主夏，夏刺输；音主长夏，长夏刺经；味主秋，秋刺合。是谓五变，以主五输。

黄帝曰：诸原安和，以致六输？

岐伯曰：原独不应五时，以经合之，以应其数，故六六三十六输。

黄帝曰：何谓脏主冬，时主夏，音主长夏，味主秋，色主春？愿闻其故。

岐伯曰：病在脏者，取之井；病变于色者，取之荥；病时间时甚者，取之输；病变于音者，取之

在日为戊己，在音为宫，在味为甘；肺属金，为阳中之少阴，是阴脏，在五色中为白，在五时中为秋，在日为庚辛，在五音中为商，在五味为辛；肾属水，为阴中之太阴，是阴脏，在色为黑，在时为冬，在日为壬癸，在音为羽，在味为咸。以上就是与五脏相应的五变。

黄帝问：五脏的五变所主的五个输穴是怎样的呢？

岐伯说：五脏主冬，冬季针刺五脏的井穴；五色主春，春季针刺五脏的荥穴；五时主夏，夏季针刺五脏的输穴；五音主长夏，长夏时节针刺五脏的经穴；五味主秋，秋季针刺五脏的合穴。这便是五变分主五输的情况。

黄帝问：如何与各个原穴配合，才能将井、荥、输、经、合、原都配合好，而成为六输呢？

岐伯说：只要原穴不与五时相配合，而把它归在经穴之中，便会形成以五时六输相对之数，因此有六六三十六个输穴。

黄帝问：什么叫脏主冬，时主夏，音主长夏，味主秋，色主春？我想了解其中的道理。

岐伯说：如果病邪侵入五脏较深，治疗时应刺井穴；如果疾病变化显现在面色的，刺治时应取荥穴；病情时轻时重的，

经；经满而血者，病在胃，及以饮食不节得病者，取之于合，故命曰味主合。是谓五变也。

刺治时应取输穴；疾病影响到声音发生变化的，刺治时应取经穴；经脉盛满而有瘀血，病在阳明胃，以及因饮食不节引起的疾病，刺治时都应取合穴，所以说味主合穴。这就是五变的针治法则。

【解要】

　　本节主要论述了一年四季（时）、一日四时的变化对人体之气的影响。先以一日分为四时，讲解人体阳气活动的情况，邪正之气的斗争，说明一日之中，疾病有旦慧、昼安、夕加、夜甚的不同表现；再阐述因不应四时之气，脏独主其病，故其轻重变化，决定于各脏气与邪气的盛衰，凡脏气不胜邪气则病甚，脏气胜邪气则病轻，强调在治疗上必须适应时令，不可违逆；最后分别讲解五脏、五变、五输的内容，以及五脏与色、时、音、

# 第四十五节 外揣："司外揣内"的刺治之法

【题解】

外，从外面；揣，揣摩或推测。这里是指通过患者外部的声、色变化，来揣测判断患者内脏的病变情况。本节主要讨论了用针之道和疾病诊断治疗的理论依据。因这个依据是通过人体五音五色等外表的变化推测出来的，即"司外揣内"，故名为"外揣"。

【原文】

黄帝曰：余闻九针九篇，余亲受其词，颇得其意。夫九针者，始于一而终于九，然未得其要道也。夫九针者，小之则无内（小之则无内：形容精妙得不能再精妙了），大之则无外（大之则无外：意思是大得不能再大了），深不可为下，高不可为盖。恍惚无穷，流溢无极。余知其合于天道、人事、四时之变也。然余愿杂之毫毛（毫毛：即皮毛，人体皮肤上的细小汗毛。此为繁杂、细微之意），浑束为一，可乎？

岐伯曰：明乎哉问也！非独针道焉，夫治国亦然。

黄帝曰：余愿闻针道，非国事也。

岐伯曰：夫治国者，夫惟道

【译文】

黄帝说：我读过关于九针的九篇论述，又亲自验证了这一精妙的理论，深受其益。九针从第一针开始，到第九针终止，都蕴含了许多深刻的道理，但我还只知其然而不知其所以然，没能完全掌握它的要领。九针之道，精微宏大，包罗万象，高深玄妙。我知道九针运用是与天道、人事、四季的变化相顺应的，我想把这复杂如牛毛的论述归纳成一个纲领，不知是否可行？

岐伯说：您的这个问题真高明啊！不仅针刺的道理如此，就是治理国家，也应如此。

黄帝说：我只是想知道针刺方面的纲要，而不是谈论国事。

岐伯说：治国与针刺道理一样，治理国

焉。非道，何可小大深浅，杂合而为一乎？

黄帝曰：愿卒闻之。

岐伯曰：日与月焉，水与镜焉，鼓与响焉。夫日月之明，不失其影；水镜之察，不失其形；鼓响之应，不后其声。动摇则应和，尽得其情。

黄帝曰：窘（窘：此为深奥难测之意）乎哉！昭昭之明不可蔽。其不可蔽，不失阴阳（阴阳：这里的阴阳指自然界的规律）也。合而察之，切而验之，见而得之，若清水明镜之不失其形也。五音不彰，五色不明，五脏波荡，若是则内外相袭（相袭：相互影响），若鼓之应桴，响之应声，影之似形。故远者司外揣内，近者司内揣外。是谓阴阳之极，天地之盖。请藏之灵兰之室，弗敢使泄也。

家，应该有个总的纲领，如果没有纲领，怎么可能把大小深浅不一的事务杂合而融为一体呢？

黄帝说：希望您详尽地讲述一下。

岐伯说：这个道理可用日和月、水和镜、鼓和响来作比喻。日月发出光亮，马上能映出物体的影子；水和镜子的明净，能照出物体的形态；击鼓时会发出响声，声音和击鼓的动作几乎是同时发生的。凡形影、声响是相应和的，懂得了这些，便可以完全掌握针刺的纲要了。

黄帝说：这真是个深奥难测的问题！但其中的道理像日月的光明一样不可遮蔽。它之所以不可遮蔽，是因为不与自然界的规律相违背的缘故。诊病时，要综合患者各种情况来观察，用切诊来验证，用望诊掌握病症的表现，就会像清水明镜照应物体不会失去物体形状一样准确地诊断疾病。如果人的五音不响亮，五色不鲜明，就说明五脏的功能有了异常变动，像这样就是内外相互联系的表现，就如同鼓与鼓槌相应和，击鼓和鼓发出的响声相应，影子和形体相随一样。所以，通过观察患者声音气色可以推知内脏之气变化，也就可测知内脏的变化；检查出内脏的变化，也就知晓了显现于外表的症状。这就是所谓的掌握阴阳变化的高深理论，天地之大，无不包纳在阴阳变化之中。请把这些道理归纳成纲要，珍藏在灵兰之室，别让它散失了。

【解要】

本节主要从人与天地自然相对应的角度，阐述了"司外揣内"的道理。首先解释为什么使用针刺治病，其疗效如以日月照物而生影、水镜鉴人而现形、桴击鼓而有声的道理；再阐释如何通过人外在的声、色进行揣测，了解内脏的病变，并将这一医理作为诊断和治疗的纲领，融会贯通。

# 第四十六节　五变：五种实证的发病机理与变化

## 【题解】

　　五变，前面已有"五变"释义，即以五脏对应色、时、日、音、味在一日之内的变化来说明，本节与前一节不同的是以五种不同质的树木遇到五种气候异常变化时的表现为例，对应风、痹、消瘅、寒热、积聚五种实证来阐释的，即论述五种具体病证的发病机理与变化，故名为"五变"。

## 【原文】

　　黄帝问于少俞曰：余闻百疾之始期也，必生于风雨寒暑，循毫毛而入腠理，或复还，或留止，或为风肿汗出（风肿汗出：这里指以水肿、汗出为主要表现的风水病），或为消瘅（消瘅：病证，即消渴病），或为寒热，或为留痹（留痹：指长期不愈的痹病），或为积聚（积聚：病证。因正气亏虚、脏腑失和、气滞、血瘀、痰浊蕴结于腹，引发腹内结块，或胀或痛）。奇邪淫溢，不可胜数，愿闻其故。夫同时得病，或病此，或病彼，意者天之为人生风乎，何其异也？

　　少俞曰：夫天之生风者，非以私百姓也。其行公平正直，犯者得

## 【译文】

　　黄帝问少俞道：我听说人体疾病的开始，一般都是由风、雨、寒、暑而引起的，邪气沿着毫毛而侵入腠理间，有的能够传变复出，有的则滞留在体内某个部位，或发为风肿汗出，或发为消瘅，或发为寒热，或留而为痹，或成为积聚病。因时令反常而浸淫泛滥于人体的病邪，引起的病不可胜数，我想了解其中的缘故。另外，有许多人同时得病，有的患这种病，有的患另一种病，我想是不是自然界对各种人的影响各有不同呢，否则，何以病变有种种区别呢？

　　少俞说：自然界产生的风邪，不是专为某个人生成的，它对任何人都是不偏不

之，避者得无殆，非求人而人自犯之。

黄帝曰：一时遇风，同时得病，其病各异，愿闻其故。

少俞曰：善乎哉问！请论以比匠人。匠人磨斧斤，砺刀削，斫（斫 zhuó：砍伐之意）材木。木之阴阳，尚有坚脆。坚者不入，脆者皮弛，至其交节，而缺斤斧焉。夫一木之中，坚脆不同，坚者则刚，脆者易伤。况其材木之不同，皮之厚薄，汁之多少，而各异耶。夫木之早花先生叶者，遇春霜烈风，则花落而叶萎。久曝大旱，则脆木薄皮者，枝条汁少而叶萎。久阴淫雨，则薄皮多汁者，皮溃而漉。卒风暴起，则刚脆之木，枝折杌（杌 wù：张介宾言：木之无枝者也。此指树干）伤。秋霜疾风，则刚脆之木，根摇而叶落。凡此五者，各有所伤，况于人乎!

黄帝曰：以人应木奈何？

少俞答曰：木之所伤也，皆伤其枝。枝之刚脆而坚，未成伤也。人之有常病也，亦因其骨节

倚的，触犯它的人就会得病，能够防避它就能不受危害，不是风邪找人，而是人们自己触犯了邪气而发病的。

黄帝说：很多人在同一时间遭遇到邪气，又同时患了病，可是他们的病情各不相同，希望听你讲讲其中的缘由。

少俞说：您的这个问题提得很好！请让我用匠人伐木的比喻来说明吧。匠人磨砺刀斧用来砍削木材。因为木的阴阳面有坚脆的不同，坚实处刀斧就不容易砍入，脆弱处因外皮松弛而容易砍裂，若遇到有节的地方，甚至会把刀斧的锋口都砍缺了。即使一根木材中，还有坚硬和脆薄的不同，坚硬处刚强，脆薄处易被损伤，更何况不同的木材，树皮的厚薄不同，树汁的多少也不同。一般树木花开得早而先生叶子的，如遇到春霜或大风，花就会落而叶枯萎。如遇到久晒和大旱，松脆薄皮的树木，就会因为枝条汁液少而导致树叶枯萎。如逢长期阴雨连绵，薄皮多汁的树木，就会树皮溃烂渗水。如果突然起了暴风，木质刚脆的树木，干枝就会折伤。如果秋天下霜而又有剧烈的风，木质刚脆的树木，根部就会摇动而叶子坠落。以上这五种不同的情况，各有其损伤的原因及程度的不同，何况人呢?

黄帝问：把人与树木的变化相应来比喻，又是怎样的呢?

少俞说：一般而言，树木受伤，都是伤其树枝。凡树枝刚脆而坚实的，就不会受伤了。而人体容易患病，也是因为骨节、皮肤、

皮肤腠理之不坚固者，邪之所舍也，故常为病也。

黄帝曰：人之善病风厥（风厥：以汗出不止为主要表现）漉汗者，何以候之？

少俞答曰：肉不坚，腠理疏，则善病风。

黄帝曰：何以候肉之不坚也？

少俞答曰：䐃肉不坚，而无分理。理者粗理，粗理而皮不致者，腠理疏。此言其浑然者。

黄帝曰：人之善病消瘅者，何以候之？

少俞答曰：五藏皆柔弱者，善病消瘅。

黄帝曰：何以知五藏之柔弱也？

少俞答曰：夫柔弱者，必有刚强，刚强多怒，柔者易伤也。

黄帝曰：何以候柔弱之与刚强？

少俞答曰：此人薄皮肤而目坚固以深者，长冲直扬，其心刚，刚则多怒，怒则气上逆，胸中蓄积，血气逆留，䏏（kuān）皮充肌，血脉不行，转而为热，热则消肌肤，故为消瘅。此言其人暴刚而肌肉弱者也。

黄帝曰：人之善病寒热者，何以候之？

腠理的不坚实，容易被邪气侵犯而羁留，所以容易发病。

黄帝问：很多人容易患风气厥逆而汗出不止的疾病，应该怎样诊察呢？

少俞说：一般肌肉松弛，腠理疏松，就容易被风邪侵袭而致病。

黄帝问：凭什么特征来诊断肌肉不坚实呢？

少俞说：一般而言，肌肉隆起处不坚实，又没有皮肤的纹理，就表明肌肉不坚实；皮肤粗疏而且不细密，就表明腠理疏松。这只是说大致如此吧。

黄帝问：很多人容易患消瘅病，应该怎样诊察呢？

少俞说：五脏都柔弱的人，易患消瘅。

黄帝问：怎样知道五脏是柔弱的呢？

少俞说：通常讲，五脏柔弱的人，必定心性刚强，心性刚强则多怒，所以五脏柔弱的人因情志变化大容易受到损伤。

黄帝说：怎样诊察五脏柔弱与心性刚强呢？

少俞说：这种人，皮肤薄，但目光坚定锐利，眼睛深陷眼眶中，眉长且直。这种人性情刚强，很容易发怒，发怒就会使气上逆，而积蓄在胸中，血与气运行失常而停留，充胀于肌肉皮肤之间，使血脉不得畅流而生郁热，热则消耗津液使肌肉皮肤消瘦，而成为消瘅。这些是说那些性情刚强暴烈而肌肉柔弱的人的情况。

黄帝问：很多人容易患寒热病，应该怎样诊察呢？

少俞答曰：小骨弱肉者，善病寒热。

黄帝曰：何以候骨之小大，肉之坚脆，色之不一也？

少俞答曰：颧骨者，骨之本也。颧大则骨大，颧小则骨小。皮肤薄而其肉无䐃，其臂懦懦然（懦懦然：形容柔弱无力的样子），其地色炲（tái）然，不与其天同色，污然独异，此其候也。然臂薄者，其髓不满，故善病寒热也。

黄帝曰：何以候人之善病痹者？

少俞答曰：粗理而肉不坚者，善病痹。

黄帝曰：痹之高下有处乎？

少俞答曰：欲知其高下者，各视其部。

黄帝曰：人之善病肠中积聚者，何以候之？

少俞答曰：皮肤薄而不泽，肉不坚而淖泽（淖泽：形容湿润的样子），如此则肠胃恶，恶则邪气留止，积聚乃伤。脾胃之间，寒温不次，邪气稍至，稸（稸：疑为"蓄"）积留止，大聚乃起。

黄帝曰：余闻病形，已知之矣，愿闻其时。

少俞答曰：先立其年，以知

少俞说：一般骨骼细小，肌肉脆弱的人，就容易患寒热病。

黄帝问：应该怎样诊察骨骼的大小、肌肉的坚脆、气色的不同呢？

少俞说：人的面部颧骨，是全身骨骼的根本。颧骨大则全身骨骼也大，颧骨小则全身骨骼也小。皮肤薄且肌肉没有隆起的，其手臂柔弱无力，下颏部位呈黑色，与面部天庭色泽不同，与面部其他部位的色泽也不同，这就是骨骼小肌肉柔弱的人的特征。臂部肌肉薄弱，其骨髓必不充实，所以，这种人也易患寒热病。

黄帝问：怎样诊察容易患痹病的呢？

少俞说：人的腠理粗疏而肌肉不坚实，就比较容易患痹病。

黄帝问：痹病的部位，上下有固定的地方吗？

少俞说：如果想知道痹病部位的高下，必须观察五脏的分布状况。

黄帝问：很多人容易患肠中积聚，应该怎样诊察呢？

少俞说：皮肤薄而没有光泽，肌肉不坚实而且微觉湿润，这样的人肠胃功能差。所以邪气容易在肠胃中停留而成积聚，伤及脾胃的正常功能。脾胃之间，由于饮食的冷热不当，邪气稍有侵入，就会蓄积滞留，形成严重的积聚病。

黄帝说：有关这几类病的情况，我已经知道了，还想听听疾病与时令的关系。

少俞答道：想明白二者的关系首先要确

其时。时高则起，时下则殆。虽不陷下，当年有冲通（冲通：指年运之气与人体不相适应），其病必起，是谓因形而生病。五变之纪也。

定某一年的气候变化规律，然后再掌握各个时节的气候变化情况。如果气候对人的疾病有利，病情就会好转；如果气候对人的疾病不利，病情就会加重转危。有的时候虽然不是一年中气候变化剧烈的时节，但因为年运的抵消，疾病也会发作。这就是由于每个人的体质不同而发生各种疾病的概况，也是五变的总纲要。

**【解要】**

　　本节主要论述了人的体质和发病的关系。首先通过剖析刀斧砍伐树木和自然界风、霜、旱、雨等气候变化作用于不同质地树木的表现，说明了疾病的形成不仅同外在因素有关，而且同人的体质关系更为密切；再阐释由于人的皮肤、肌肉、腠理、骨骼、五脏等坚固和脆弱的差异，易发疾病则各有不同，并以风、痹、消瘅、寒热、积聚五种疾病为例，说明各自的发病机理和诊候方法。

# 第四十七节　本脏：精血气神乃生命之本

## 【题解】

本，指草木的根，此为以脏腑为根本之意；脏，指五脏六腑。本节进一步强调人体发病与否关键是看体质的强弱，提出五脏为本，特别指出人体外在组织的强弱，也是渊源于内在的脏腑。脏腑功能正常，人体才正常，疾病的发生也是以脏腑功能失常为其根本，故名为"本脏"。

## 【原文】

黄帝问于岐伯曰：人之血气精神者，所以奉生而周于性命者也。经脉者，所以行血气而营阴阳，濡筋骨，利关节者也；卫气者，所以温分肉，充皮肤，肥腠理，司开阖者也；志意（志意：生理学名词。指精神意识活动中有关控制和适应的能力）者，所以御精神，收魂魄（魂魄：指人的精和神的灵气），适寒温，和喜怒者也。是故血和则经脉流行，营复阴阳，筋骨劲强，关节清利矣。卫气和则分肉解利，皮肤调柔，腠理致密矣。志意和则精神专直，魂魄不散，悔怒不起，五脏不受邪矣。寒温和则六腑化谷，风痹不作，经脉通利，肢节得安矣。此人之常平

## 【译文】

黄帝问岐伯说：人体的血、气、精、神，是供养身体的物质和维持生命的根本。人的经脉可以通行气血而转输到人体内外的脏腑、组织和器官，滋润筋骨，保持关节运动滑利；人的卫气可以温养肌肉，滋养皮肤，调养腠理，掌控汗孔的正常开合；人的志意，可以统领精神活动，收摄精气神，调节人体机能以适应寒暑变化，调和喜怒情绪。因此，只要人的血液调和，就能够在经脉中正常运行，从而使营养遍及全身内外阴阳，筋骨强劲，关节润滑灵敏。人的卫气功能正常，就会使肌肉舒展滑润，皮肤柔软光润，腠理致密。人的意志调和，就会精神集中、思维敏捷、魂魄守身而不散，怨恨愤怒不致发作，使五脏的功能正常而免受邪气的侵袭。如果人能对气候、饮食的寒温很好地调节、适应，就会使六腑传化水谷的功能正常，气血来源充

也。五脏者，所以藏精神血气魂魄者也；六腑者，所以化水谷而行津液者也。此人之所以具受于天也，无愚智贤不肖，无以相倚也。然有其独尽天寿，而无邪僻之病，百年不衰，虽犯风雨卒寒大暑，犹有弗能害也；有其不离屏蔽室内，无怵惕（怵惕：怵，恐；惕，惊）之恐，然犹不免于病，何也？愿闻其故。

岐伯对曰：窘乎哉问也！五脏者，所以参天地，副阴阳，而连四时，化五节者也。五脏者，固有大小、高下、坚脆、端正、偏倾者；六腑亦有大小、长短、厚薄、结直、缓急。凡此二十五者，各不同，或善或恶，或吉或凶。请言其方。

心小则安，邪弗能伤，易伤以忧；心大则忧不能伤，易伤于邪。心高则满于肺中，悗而善忘，难开以言；心下则脏外（外：疏，引申为疏散、涣散），易伤于寒，易恐以言。心坚则脏安守固，心脆则善病消瘅热中。心端正则和利难

足，经脉运行通利，就不会发生风痹病，肢体关节保持正常活动，这样人体的生理状态就是正常的。五脏，是蕴藏精、神、血、气、魂、魄的；六腑，是消化水谷而输送化成的津液到全身去的。五脏和六腑的功能，都是人体受先天所赐，不论是愚笨或聪明的，好人或坏人，机理都不会有不同。但是，有的人能够享尽自然所赋予的寿命，不会因邪气侵袭而发生严重疾病，即使年纪很大了也没有衰老的表现，即使遇到暴风骤雨、寒冷、酷热等气候变化的影响，也不会伤及他的生命根本；有的人虽不离开遮蔽严密的居室，也没有受到惊恐和情志刺激，却不能避免患上疾病，这是为什么呢？我想知道其中的缘由。

岐伯回答说：您的这个问题让我感到为难啊！五脏与大自然相应，与阴阳相合，与四时相通，与五个季节（此处指春、夏、长夏、秋、冬）的五行变化相适应。五脏，本身固然有体积大小、位置高低、本质坚脆、位置偏正等区别；六腑，本身也有大小、长短、厚薄、曲直、缓急的不同。一般说五脏六腑所具有的这二十五种差别，情况各不相同，有的良、有的恶、有的吉、有的凶，请允许我一一阐述它们的道理吧。

人的心脏小的，功能正常，通常会神气安定收敛，外邪不易伤害，但容易受到忧愁等情志变化的伤害；心脏大的，忧愁就不能损伤到它，但容易被外邪所伤。人的心脏位置偏高的，肺气易壅满，胸中烦闷不舒而健忘，难以用语言来开导；心脏位置低的，脏气就会涣散，易为寒邪所伤，也容易被言语恐吓。人的心脏坚实的，就会神气安定、内守且坚固；心脏脆弱的，容易患消

伤；心偏倾则操持不一，无守司（守司：职责、职守）也。

肺小则少饮，不病喘喝；肺大则多饮，善病胸痹、喉痹、逆气。肺高则上气肩息咳；肺下则居贲迫肺，善胁下痛。肺坚则不病咳上气；肺脆则苦病消瘅易伤。肺端正则和利难伤；肺偏倾则胸偏痛也。

肝小则脏安，无胁下之病；肝大则逼胃迫咽，迫咽则苦膈中，且胁下痛。肝高则上支贲切，胁悗，为息贲；肝下则逼胃，胁下空，胁下空则易受邪。肝坚则脏安难伤；肝脆则善病消瘅易伤。肝端正则和利难伤；肝偏倾则胁下痛也。

脾小则脏安，难伤于邪也；脾大则苦凑䏚而痛，不能疾行。脾高则䏚引季胁而痛；脾下则下加于大肠，下加于大肠则脏苦受邪。脾坚则脏安难伤；脾脆则善病消瘅易伤。脾

瘅之类的内热病。人的心脏端正的，脏气调和通利，邪气难以损伤；心脏偏斜的，神气就会不定，因而处理事务不能专一，不能尽职守则。

人的肺脏小的，饮水就少，邪气很少停留，不易患喘息病；肺脏大的，饮水就多，邪气易于停留，易患胸痹、喉痹和气逆等病。人的肺脏位置偏高的，邪气易上逆而抬肩喘息、咳嗽；肺脏位置偏低的，肺体就会紧挤膈膜，致肺的气血不通，所以常发生胁下疼痛。人的肺脏坚实的，不易患咳嗽、气逆等病；肺脏脆弱的，容易被外邪伤害，就会患上消瘅之类的病。人的肺脏端正的，肺气调和通利，邪气难以伤害；肺脏偏斜的，偏斜处的胸胁就会疼痛。

人的肝脏小的，功能活动正常，不容易发生胁下的病痛；肝脏大的，就会压迫胃脘并牵连咽部，造成食不下的膈中证，而且胁下疼痛。人的肝脏位置偏高的，向上支撑膈膜，紧贴着胁部，常形成息贲病；肝脏位置偏低的，就会压迫胃脘，造成胁下空虚，胁下空虚就易受外邪侵扰。人的肝脏坚实的，功能活动正常而邪气难以伤害；肝脏脆弱的，则容易被外邪所伤，患消瘅之类的病。人的肝脏端正的，肝气调和通畅，邪气难以伤害；肝脏位置偏斜的，常会胁下疼痛。

人的脾脏小的，功能活动正常，脏气安定，不容易被邪气损伤；脾脏大的，胁上空软处常疼痛，快步行走较困难。人的脾脏位置偏高的，充塞胁下空软处，牵引季胁疼痛；脾脏位置偏低的，向下压于大肠之上，便容易感受邪气。脾脏坚实的，功能活动正常而邪气难以伤害；人的脾

端正则和利难伤；脾偏倾则善满善胀也。

肾小则脏安难伤；肾大则善病腰痛，不可以俯仰，易伤以邪。肾高则苦背膂痛，不可以俯仰；肾下则腰尻痛，不可以俯仰，为狐疝。肾坚则不病腰背痛；肾脆则善病消瘅易伤。肾端正则和利难伤；肾偏倾则苦腰尻痛也。凡此二十五变者，人之所苦常病。

黄帝曰：何以知其然也？

岐伯曰：赤色小理者心小，粗理者心大。无髑骬（hé yú）者，心高；髑骬小、短、举者，心下。髑骬长者，心下坚；髑骬弱小以薄者，心脆。髑骬直下不举者，心端正；髑骬倚一方者，心偏倾也。

白色小理者，肺小；粗理者，肺大。巨肩反膺陷喉者，肺高；合腋张胁者，肺下。好肩背厚者，肺坚；肩背薄者，肺脆。背膺厚者，肺端正；胁偏疏者，肺偏倾也。

脏脆弱的，容易患消瘅之类的病。脾脏端正的，脾气调和通利，邪气难以伤害。脾脏偏斜的，容易患满胀之病。

人的肾脏小的，功能活动正常，脏气安定，不易被邪气伤害；肾脏大的，易被外邪所伤，患腰痛病而不能前俯后仰。人的肾脏位置偏高，常脊背疼痛而不能前俯后仰；肾脏位置低，就会腰尻部疼痛，不能前俯后仰，容易患狐疝气之类的病。人的肾脏坚实的，不会发生腰背疼痛之类的疾病；肾脏脆弱的，容易患消瘅病。人的肾脏端正的，肾气调和通利，邪气难以伤害；肾脏偏斜的，会发生腰尻疼痛。以上二十五种病变，是由于五脏的大小、坚脆、高低、斜正等因素造成的，是人体经常发生的病变。

黄帝问：怎样才能判辨五脏的大小、坚脆等情况呢？

岐伯回答说：如果皮肤色红、纹理致密，心脏就较小；纹理粗糙者，心脏则大。胸骨剑突不明显的人，心脏的位置一般偏高；胸骨剑突短小高起的人，心脏位置会偏低。胸骨剑突长的人，心脏多坚实；胸骨剑突瘦小而薄的人，心脏脆弱。胸骨剑突挺直向下而不突起的人，心脏端正；胸骨剑突歪斜的人，心脏偏斜。

如果皮肤呈白色，纹理致密，肺脏就小；纹理粗糙的人，肺脏则大。两肩宽厚高大，胸膺突出而咽喉下陷的人，肺脏位置偏高；两腋窄紧，胁部张开的人，肺脏位置偏低。肩部匀称，背部厚实的人，肺脏坚实；肩背瘦薄的人，肺脏脆弱。胸背宽厚的人，肺脏端正；胁部肋骨两侧疏密不匀称的人，肺脏偏倾。

青色小理者，肝小；粗理者，肝大。广胸反骹（qiāo）者，肝高；合胁兔骹者，肝下。胸胁好者，肝坚；胁骨弱者，肝脆。膺腹好相得者，肝端正；胁骨偏举者，肝偏倾也。

黄色小理者，脾小；粗理者，脾大。揭唇者，脾高；唇下纵者，脾下。唇坚者，脾坚；唇大而不坚者，脾脆。唇上下好者，脾端正；唇偏举者，脾偏倾也。

黑色小理者，肾小；粗理者，肾大。高耳者，肾高；耳后陷者，肾下。耳坚者，肾坚；耳薄不坚者，肾脆。耳好前居牙车者，肾端正；耳偏高者，肾偏倾也。凡此诸变者，持则安，减则病也。

黄帝曰：善。然非余之所问也。愿闻人之有不可病者，至尽天寿，虽有深忧大恐，怵惕之志，犹不能感也，甚寒大热，不能伤也；其有不离屏蔽室内，又无怵惕之恐，然不免于病者，何也？愿闻其故。

皮肤呈青色，纹理致密的人，肝脏就小；纹理粗糙的人，肝脏就大。胸部宽阔，肋骨向外突起的人，肝脏位置偏高；肋骨紧缩内收的人，肝脏位置偏低。胸胁匀称的人，肝脏坚实；胁部肋骨软弱者，肝脏脆弱。胸部腹部健壮匀称的人，肝脏端正；肋骨偏斜突起的人，肝脏偏倾。

皮肤呈黄色，纹理致密的人，脾脏就小；纹理粗糙的人，脾脏就大。嘴唇上翻的人，脾脏位置高；嘴唇下垂的人，脾脏位置低。口唇坚实的人，脾脏坚实；口唇大而松弛的人，脾脏脆弱。嘴唇上下端正匀称的人，脾脏端正；嘴唇偏斜上耸的人，脾脏偏斜。

皮肤呈黑色，纹理致密的人，肾脏就小；纹理粗糙的人，肾脏就大。两耳高的人，肾脏位置高；两耳向后下陷的人，肾脏位置低。耳坚厚实的人，肾脏坚实；耳瘦薄而不坚实的人，肾脏脆弱。耳端正匀称，位于两侧颊车之前的人，肾脏端正；一侧耳偏高的人，肾脏偏斜。以上各种变化，注意调养，就可以保持正常，人体就会健康无恙。如果不注意调养，便会致使五脏受损，身体容易患病。

黄帝说：讲得好。但这些还不是我要问的内容，我还想知道很多人从来不生病，而且可以尽享很长的寿命，即便受到忧愁、恐惧、惊吓等强烈的情绪刺激，也不能使他五脏虚弱，寒冬酷暑的外邪也不会伤害其五脏；很多人不离开掩蔽严密的居室，也未曾受过惊恐等情绪刺激，却仍不能避免生病，我想知道这是什么原因呢？

岐伯曰：五脏六腑，邪之舍也，请言其故。五脏皆小者，少病，苦燋心，大愁忧；五脏皆大者，缓于事，难使以忧。五脏皆高者，好高举措；五脏皆下者，好出人下。五脏皆坚者，无病；五脏皆脆者，不离于病。五脏皆端正者，和利得人心；五脏皆偏倾者，邪心而善盗，不可以为人，卒反复言语也。

黄帝曰：愿闻六腑之应。

岐伯答曰：肺合大肠，大肠者，皮其应；心合小肠，小肠者，脉其应；肝合胆，胆者，筋其应；脾合胃，胃者，肉其应；肾合三焦膀胱，三焦膀胱者，腠理毫毛其应。

黄帝曰：应之奈何？

岐伯曰：肺应皮。皮厚者大肠厚，皮薄者大肠薄。皮缓，腹裹大者大肠大而长。皮急者大肠急而短。皮滑者大肠直，皮肉不相离者大肠结。

心应脉。皮厚者脉厚，脉

岐伯回答说：人的五脏六腑是邪气比较容易侵袭的部位，请允许我再详细地谈谈其中的道理。通常五脏都小的人，受外邪侵袭较少，不容易患病，但是容易心情焦虑，多愁善感；五脏都大的人，做事从容不迫，有条不紊，很难使他忧愁。五脏位置都偏高的人，心高气傲，不愿脚踏实地；五脏位置都偏低的人，意志软弱，甘居人下。五脏都坚实的人，不会发生疾病；五脏都脆弱的人，平常很容易生病。五脏位置都端正的人，性情温和柔顺，为人公正，办事深得人心；五脏都偏斜的，心怀邪念，多使阴谋，不能公平办事，前言后语不一致甚至达到言而无信的地步。

黄帝说：我想听听六腑与身体其他部位相对应的情况。

岐伯答道：人的肺与大肠表里之气相合，大肠与表皮相应；心与小肠表里之气相合，小肠与脉相应；肝与胆表里之气相合，胆与筋相应；脾与胃表里之气相合，胃与肉相应；肾与三焦、膀胱表里之气相合，三焦、膀胱与腠理、毫毛相应。

黄帝问：如何观察判断五脏六腑与身体其他部位的相应关系呢？

岐伯答道：人的肺与皮肤相应，又与大肠表里之气相合。皮肤厚实的人，大肠就厚。皮肤薄软的人，大肠也薄。皮肤松弛，腹围大的人，大肠也松弛且长；皮肤绷紧的人，大肠相应也紧缩且短。皮肤滑润的人，大肠相应很通顺。皮肤焦枯干燥的人，大肠相应干结滞涩。

人的心与脉相应，又与小肠表里之气相合。

厚者小肠厚；皮薄者脉薄，脉薄者小肠薄；皮缓者脉缓，脉缓者小肠大而长；皮薄而脉冲小者，小肠小而短。诸阳经脉皆多纡屈者小肠结。

脾应肉。肉䐃坚大者胃厚，肉䐃幺者胃薄。肉䐃小而幺者胃不坚；肉䐃不称身者胃下，胃下者下管约不利。肉䐃不坚者胃缓，肉䐃无小裹累（小裹累：指数不清的小颗粒）者胃急。肉䐃多少裹累者胃结，胃结者上管约不利也。

肝应爪。爪厚色黄者胆厚，爪薄色红者胆薄。爪坚色青者胆急，爪濡色赤者胆缓。爪直色白无约者胆直，爪恶色黑多纹者胆结也。

肾应骨，密理厚皮者，三焦膀胱厚；粗理薄皮者，三焦膀胱薄。疏腠理者，三焦膀胱缓；皮急而无毫毛者，三焦膀胱急。毫毛美而粗者，三焦膀胱直；稀毫毛者，三焦膀胱结也。

皮肤厚的人，脉也厚；脉厚的人，小肠也就厚。皮肤薄的人，脉也薄，小肠相应也薄。皮肤松弛的人，脉就纵缓，其小肠相应粗大且长。皮肤薄而脉弱小的人，小肠就短小。凡是阳经经脉多弯曲的人，小肠相应干结滞涩纡曲。

人的脾与肌肉相应，与胃表里之气相合。高隆的肌肉坚实而大的人，胃相应就厚；高隆的肌肉瘦薄的人，胃也就薄。高隆的肌肉瘦弱的人，胃相应不坚实；高隆的肌肉与身体其他部位不协调的人，胃的位置相应偏低，胃体偏低则胃下口不能正常约束，食物不能顺利通过。高隆的肌肉不坚实的人，胃体就相应松弛。高隆的肌肉周围没有数不清小颗粒的人，胃体相应紧缩。高隆的肌肉周围有颗粒累累相连的人，胃相应滞涩多皱，胃滞涩多皱则胃上口不能正常约束，就会饮食困难。

人的肝与指甲相应，与胆表里之气相合。指甲厚而色黄的人，胆就厚。指甲薄而色为淡红的人，胆则薄。指甲坚硬而色青的人，胆紧缩；指甲润泽而色红的人，胆就松懈。指甲平直、色白无纹的人，胆气就和畅；指甲畸形、色黑多纹的人，胆则干结滞涩紧缩。

人的肾与骨骼相应，与膀胱、三焦表里之气相合。纹理细密、皮肤厚的人，三焦、膀胱相应就厚；纹理粗糙、皮肤薄的人，三焦、膀胱相应就薄。腠理疏松的人，三焦、膀胱就相应松弛；皮肤紧绷而无毫毛的人，三焦、膀胱相应就紧缩。毫毛润泽而粗的人，三焦、膀胱调畅；毫毛稀疏的，三焦、膀胱就干结滞涩。

黄帝曰：厚薄美恶皆有形，愿闻其所病。

黄帝说：五脏六腑的厚薄、好坏等都有各自的外在表现，我想知道它们怎样发生病变。

岐伯答曰：视其外应，以知其内脏，则知所病矣。

岐伯说：只能通过观察各脏腑外应的皮肉筋骨脉气等，来分析内在脏腑的状况，推断各脏腑是否发生病变。

【解要】

本节主要论述了人体的血、气、精、神，是为身体提供能量和维持生命的物质，阐述了五脏的小、大、高、下、坚、脆、正、偏等八种生理差异及各自的多发病，具体阐释了五脏、六腑与外在皮肉筋骨等组织器官之间的生理病理联系。

# 第四十八节　禁服：针刺应遵循的原则和禁忌

## 【题解】

禁，禁诫；服，服从。本节是黄帝向雷公传授针灸治疗疾病的高深知识：针刺治疗五脏六腑之病不仅要寻经取穴，还要结合卫气虚实情况进行调治，强调固护正气的重要意义，提出针刺"禁诫"。在传授前，割臂歃血盟誓，足见这些禁诫是何等重要。

## 【原文】

雷公问于黄帝曰：细子得受业，通于《九针》六十篇，旦暮勤服之，近者编绝，久者简垢，然尚讽诵弗置，未尽解于意矣。《外揣》言浑束为一，未知所谓也。夫大则无外，小则无内，大小无极，高下无度，束之奈何？士之才力，或有厚薄，智虑（智虑：智慧和思考判断能力）褊浅（褊 biǎn 浅：狭隘肤浅），不能博大深奥，自强于学若细子（细子：谦称，俗称小子），细子恐其散于后世，绝于子孙，敢问约之奈何？

## 【译文】

雷公问黄帝说：我接受了您所传授的《九针》六十篇以后，每天早晚孜孜不倦地学习。那些年代久远的简册，翻看得编丝都断了，年代较近的简册，翻看得竹简都磨损污旧了，但我仍然诵读不止。尽管如此，对其中的许多要领还是没完全弄明白。比如，在《外揣》篇中读到"浑束为一"，不知这句话是什么意思。既然九针的道理，大到不能再大，细到不可再细，已经非常全面完整到了无法度量的境地，大大小小都深不可测，如何归纳总结它呢？况且人的智力才学有高低的不同，有的人智慧过人、思维敏捷，有的人见识浅薄，天性愚钝，又不能像我一样刻苦努力地学习，那就更不可能掌握九针这些深奥的原理了。如此，我担心九针这一医术内容流散，子孙后代不能传承下去，请问，我该如何把其中的精要概括起来呢？

黄帝曰：善乎哉问也！此先师之所禁，坐私传之也，割臂歃血（歃血：即盟者以血涂口旁）之盟也，子若欲得之，何不斋乎？

雷公再拜而起曰：请闻命。于是也，乃斋宿二日，而请曰：敢问今日正阳，细子愿以受盟。

黄帝乃与俱入斋室，割臂歃血，黄帝亲祝，曰：今日正阳，歃血传方，有敢背此言者，反受其殃。

雷公再拜曰：细子受之。黄帝乃左握其手，右授之书，曰：慎之慎之，吾为子言之。

凡刺之理，经脉为始，营其所行，知其度量；内刺五藏，外刺六府；审察卫气，为百病母；调其虚实，虚实乃止；泻其血络，血尽不殆矣。

雷公曰：此皆细子之所以通，未知其所约也。

黄帝曰：夫约方（约方：此指将诊断与治疗方法，提纲挈领地加以归纳）者，犹约囊也，囊满而弗约，则输泄；方成弗约，则神弗与俱。

黄帝说：你的问题提得很好。这些内容正是先师再三告诫的，不能随便轻易地传授给别人，不能传给那种谋取私利的人，必须经过割臂歃血的盟誓才能传授。你如果真心想得到它，为什么不至诚地斋戒呢？

雷公拜了拜起来说：请让我按照您教导的去做。于是雷公很虔诚地斋戒二天，然后来向黄帝请求说：在今天中午的时候，我愿受业盟誓。

黄帝和雷公一起进入斋室，举行割臂歃血仪式。黄帝亲自祝祷说：今日正午，经过割臂歃血的盟誓传授九针精要，如有谁敢违背此誓言的，必定遭受灾祸。

雷公又拜说：我诚心接受盟戒。黄帝于是用左手握着雷公的手，右手将书交给雷公，并且说：一定要谨慎再谨慎呀，我现在给你讲九针的道理。

大凡针刺，首先要掌握经脉，运用经脉的循行规律，了解经脉的长度及其中气血的数量。病在内的，针刺五脏所属的经脉，病在外的，针刺六腑所属的经脉，审察卫气变化，因为邪从卫气而入是百病的根源。如果能调治其虚实，病变就会停止。如病在血络，就再针刺血络泻血，恶血、邪气排尽，疾病就会消除。

雷公说：您说的这些原则我已经明白，可是不知道怎么把这些归纳起来掌握其要领。

黄帝说：归纳理论，掌握方法就如同扎住口袋一样，口袋装满了而没有扎住袋口，袋中之物就会向外泄漏；方法使用了而没有归纳整理，就不能适时而用，不能掌握其中的精要，更无法达到出神入化的地步。

·220·

雷公曰：愿为下材者，弗满而约之。

黄帝曰：未满而约之以为工，不可以为天下师。

雷公曰：愿闻为工。

黄帝曰：寸口主中，人迎主外，两者相应，俱往俱来，若引绳大小齐等。春夏人迎微大，秋冬寸口微大，如是者名曰平人。

人迎大一倍于寸口，病在足少阳，一倍而躁，在手少阳；人迎二倍，病在足太阳，二倍而躁，病在手太阳；人迎三倍，病在足阳明，三倍而躁，病在手阳明。盛则为热，虚则为寒，紧则为痛痹，代则乍甚乍间。盛则泻之，虚则补之；紧痛则取之分肉，代则取血络，且饮药；陷下则灸之，不盛不虚，以经取之，名曰经刺。人迎四倍者，且大且数，名曰溢阳，溢阳为格，死不治。必审按其本末，察其寒热，以验其脏腑之病。

雷公问：那些甘愿作下等人才的人，不求甚解，没全部掌握就加以归纳，又会怎样呢？

黄帝说：没有全部掌握医学理论和方法，却概括出简明的方法，这仅可称为是一般的医生，而不可以成为天下医师的导师。

雷公说：我想听听做一般医生应知道的禁忌。

黄帝说：寸口脉象可反映体内五脏之气的变化，人迎脉象是六腑之气在外的反映，二者反映的脏腑气表里相应，同来同往，就像二人共同牵引一绳索的两头，这边牵引，绳动，那边牵引，绳也动。春季夏季，人迎脉象微大，秋季冬季寸口脉象微大，脉象如此者，可看作是正常无病的人。

人迎脉比寸口脉的脉象盛大一倍，是病在足少阳经，盛大一倍且躁动不匀的，是病在手少阳经。人迎比寸口脉的脉象盛大二倍，是病在足太阳经，盛大二倍且躁动不匀静的，是病在手太阳经；人迎脉比寸口脉的脉象盛大三倍，是病在足阳明经，盛大三倍而躁动不匀静的，是病在手阳明经。人迎脉盛，表明阳气内盛为热；人迎脉虚，表明阳气内虚，阴乘为寒；人迎脉紧，表明有痛痹症；脉代则病忽轻忽重。脉盛就用泻法，脉虚就用补法；脉紧就取分肉间穴位针刺，脉代就取血络针刺，并且同时服药；脉陷下不见就用灸法，脉不盛也不虚就用平常的方法治疗，这叫"经刺"。人迎脉比寸口脉的脉象盛大四倍，盛大的同时而且疾速，为阳气外溢，叫"溢阳脉"。溢阳是阳气被阴气格拒于外的现象，属于死证而不能救治。针刺疾病必须审察疾病的整个过程，详细察验人迎、寸口内外脉象，观察病的寒热，以辨别五脏六腑的具体病变。

寸口大于人迎一倍，病在足厥阴；一倍而躁，在手心主。寸口二倍，病在足少阴；二倍而躁，在手少阴。寸口三倍，病在足太阴；三倍而躁，在手太阴。盛则胀满、寒中、食不化；虚则热中、出糜（出糜：粪便中有糜烂未化的食物）、少气、溺色变；紧则痛痹；代则乍痛乍止。盛则泻之，虚则补之。紧则先刺而后灸之，代则取血络而后调之。陷下则徒灸之。陷下者，脉血结于中，中有著血（著血：脉管中有瘀血附着），血寒，故宜灸之。不盛不虚，以经取之。寸口四倍者，名曰内关，内关者，且大且数，死不治。必审察其本末之寒温，以验其藏府之病。

通其营输，乃可传于大数（大数：指治疗大法）。大数曰：盛则徒泻之，虚则徒补之。紧则灸刺且饮药。陷下则徒灸之。不盛不虚，以经取之。所谓经治者，饮药，亦曰灸刺。脉急则引，脉大以弱，则欲安静，用力无劳也。

寸口脉象大于人迎脉象一倍，表明病在足厥阴经；寸口脉象大一倍而急躁的，病在手厥阴经。寸口脉比人迎脉的脉象盛大二倍，病在足少阴经；盛大二倍且躁动不匀静的，是病在手少阴经。寸口脉比人迎脉的脉象盛大三倍，病在足太阴经；盛大三倍而且躁动不安的，病在手太阴经。寸口脉主阴，盛大为阴气过盛，病症为胀满、寒滞中焦、食物不消化；寸口脉虚弱，病为热中、拉稀如烂粥、气短、小便色黄；寸口脉紧，表明有痛痹证；寸口脉代，则病痛忽痛忽止。寸口脉盛大用泻法，脉虚用补法。脉紧者先施针刺后用灸法，脉代者在血络放血，然后用药物调治。脉陷下不起的只采用灸法。寸口脉下陷，为血凝于脉，脉中有瘀血留着，这是因为血脉中有寒邪，所以应当施用灸法。脉不盛不虚，可按平常的方法治疗。寸口脉象大于人迎脉的四倍，名叫"内关"。内关之脉象，大且快，是不治的死证。针刺治病一定先要审察内外脉象和病症寒温，并要通晓经脉的运行和输注，才能进一步确诊脏腑的病变情况。

掌握了经脉循行和输注的情况，才可以传授针灸治疗的大法。针灸治病的最紧要的法则是：脉盛的只采用泻法，脉虚的只采用补法，脉紧的则灸法、刺法和汤药并用。脉陷下不见就只用灸法，脉不盛不虚就按常规治疗。所谓根据经脉治疗，就是服药，也可用针刺或灸法。脉急促的采用导引法，脉粗大而无力的，要安静调养，即便需要用力也不要过于劳累。

**【解要】**

　　本节是黄帝向雷公传授针刺治疗的高深知识，首先阐述了只有掌握经脉的循行规律及其与卫气的关系，方可实施针刺；其次指出通过人迎、寸口的脉象变化来推测经脉、脏腑的病变，以及对疾病虚实、寒热性质的判断，来确定补泻原则，然后再施用灸、刺、药物等不同的治疗方法。

# 第四十九节　五色：面部五色望诊密码

## 【题解】

五色，此指面部青、赤、黄、白、黑五种色泽。本篇主论面部望诊，即面部的各部位以及每个部位的颜色在诊断上的意义，通过观察面部五种颜色的变化来诊断疾病，故篇名为"五色"。

## 【原文】

雷公问于黄帝曰：五色独决于明堂 (明堂：泛指面部，此处指鼻子) 乎？小子 (小子：自谦之词) 未知其所谓也。

黄帝曰：明堂者，鼻也；阙者，眉间也；庭者，颜也；蕃者，颊侧也；蔽者，耳门也。其间欲方大，去之十步，皆见于外。如是者寿，必中百岁。

雷公曰：五官之辨奈何？

黄帝曰：明堂骨高以起，平以直。五藏次于中央，六府挟其两侧。首面上于阙庭，王宫在于下极 (王宫在于下极：张介宾注：下极居两目之中，心之部也，心为君主，故曰王宫)。五藏安于胸中，真色以致，病色不见。明堂润泽以清。五官恶得无辨乎？

## 【译文】

雷公问黄帝说：青、赤、黄、白、黑五种气色的变化，是仅仅反映在明堂这个部位吗？我不知道其中的含义。

黄帝回答说：明堂就是鼻；阙，是两眉之间的部位；庭，是前额部；蕃，是两颊的外侧；蔽是耳门。如果观察到某人的这些部位都方正开阔，距离十步之外，也可看得非常清晰。像这样的人，一定会长命百岁。

雷公问：如何辨别面部五官的表象呢？

黄帝回答说：鼻骨高而隆起，鼻梁平且直。五脏的部位依次反映在鼻部中央，六腑则反映在挟持鼻部两侧的部位。眉间、颜额在上，反映头面情况，两眼之间在下，反映心脏这个王宫的情况。胸腹中的五脏安定平和，五脏真气所化生的五色，正常地反映到面部，不出现异常的色泽。鼻部的色泽也明润。这样，五官的病色，怎么会辨别不出来呢？

雷公曰：其不辨者，可得闻乎？

黄帝曰：五色之见也，各出其色部。部骨陷者，必不免于病矣。其色部乘袭（乘袭：趁虚侵袭）者，虽病甚，不死矣。

雷公曰：官五色奈何？

黄帝曰：青黑为痛，黄赤为热，白为寒。是谓五官。

雷公曰：病之益甚，与其方衰，如何？

黄帝曰：外内皆在焉。切其脉口滑小紧以沉者，病益甚，在中；人迎气大紧以浮者，其病益甚，在外。其脉口浮滑者，病日进；人迎沉而滑者，病日损。其脉口滑以沉者，病日进，在内；其人迎脉滑盛以浮者，其病日进，在外。脉之浮沉及人迎与寸口气小大等者，病易已。病之在脏，沉而大者，易已，小为逆；病在腑，浮而大者，其病易已。人迎盛坚者，伤于寒；气口盛坚者，伤于食。

雷公曰：以色言病之间甚，奈何？

黄帝曰：其色粗以明，沉夭者为甚。其色上行者，病益甚，其色下行，如云彻散者，

雷公问：您能给我讲讲不观察五官诊察疾病的情况吗？

黄帝回答说：五脏各自的病色，会显现在各自固定的部位。如果在某个部位出现色泽隐晦如陷骨中的，就可断定是发生了疾病。如果五色出现的部位，有彼此相生的现象，即使病情很重也不会死亡。

雷公问：五色各主什么呢？

黄帝说：青、黑色主痛，黄、赤色主热，白色主寒。这就是五色所主。

雷公问：如何判断疾病是在逐渐加重，还是在减轻呢？

黄帝说：外腑内脏的疾病的加重和将衰都在脉象上显现。切按患者的脉口，脉现滑、小、紧且沉的，其病日益加重，病在五脏；人迎脉气出现大、紧且浮的，其病日益加重，病在六腑。脉口脉象浮滑的，病情日趋严重；人迎脉象沉而滑的，病情日渐减轻。脉口脉象滑且沉的，疾病日益严重，病在五脏；人迎脉象滑盛且浮的，疾病日益严重，病在六腑。如果脉象或浮或沉，且人迎和寸口脉的大小相等，病就容易好。疾病发生在五脏，如果脉象沉而大，为正气充足，疾病就容易治愈，如果脉象细小，是正气不足，疾病就难以治愈；疾病发生在六腑，若脉象浮大，为正气充足，疾病就容易治愈。人迎脉盛大坚实，主感受寒邪的外感病。气口脉象盛而坚的，表明有饮食不节的内伤病。

雷公问：如何根据面部的色泽变化来判断疾病的轻重呢？

黄帝说：如果患者面部气色略为明亮润泽，病轻；患者面部气色沉滞晦暗，病重。病色从下向上蔓延，病情就逐渐加重；病色从上向下，像

病方已。五色各有藏部（藏部：脏部，指五色所主的脏腑部位），有外部，有内部也。色从外部走内部者，其病从外走内；其色从内走外者，其病从内走外。病生于内者，先治其阴，后治其阳。反者益甚。其病生于阳者，先治其外，后治其内。反者益甚。其脉滑大以代而长者，病从外来。目有所见，志有所恶，此阳气之并也，可变而已。

雷公曰：小子闻风者，百病之始也；厥逆者，寒湿之起也。别之奈何？

黄帝曰：常候阙中，薄泽为风，冲浊为痹，在地为厥。此其常也。各以其色言其病。

雷公曰：人不病卒死，何以知之？

黄帝曰：大气（大气：即大邪之气，指非常厉害的病邪）入于脏腑者，不病而卒死矣。

雷公曰：病小愈而卒死者，何以知之？

云雾消散一样逐渐消退的，疾病将要痊愈。五种病色的表现，均与脏腑所主的相应部位有关，有的反映在鼻两侧，即外部，是六腑的病色；有的反映在鼻中央，即内部，是五脏的病色。如果病色的变化是从外部开始，逐渐发展到内部，则疾病的发生，是从六腑开始，而逐渐影响到五脏；病色的变化从内部开始，逐渐发展到外部，疾病则是从五脏开始，逐渐影响到六腑。如果疾病由五脏影响到六腑，应当首先治疗五脏，然后治疗六腑。违背这个原则疾病就会加重。如果疾病是由六腑而影响到五脏，就应当首先治疗六腑，然后治疗五脏。违背这个原则，疾病也会加重。如果脉象滑大或是长脉，为邪气从外侵袭人体。表现为目有所见的幻觉和有厌恶感的精神异常，则是由于阳邪侵入阳分而阳气过盛引起的，治疗时应根据前面所述的原则灵活变通，疾病才能痊愈。

雷公问：我听说风邪是百病的起因；而厥痹之病，是寒湿之气引起的。从面色上如何分辨？

黄帝回答说：一般通过观察两眉间的色泽来区分，色泽浮露润泽是风邪引起的变化，沉滞晦浊主痹证，若色泽沉滞晦浊出现在面的下部，则主厥证。这是一般规律。总之要根据各部位的色泽来诊断疾病。

雷公问：有的人没显现什么病象却突然死亡，怎样预知呢？

黄帝回答说：因为剧烈的邪气趁人体正气虚弱之时侵入脏腑，所以没有明显的疾病征象就突然死亡。

雷公问：病稍微好转，而患者却突然死亡，怎样可以预知呢？

黄帝曰：赤色出两颧，大如母指者，病虽小愈，必卒死。黑色出于庭，大如母指，必不病而卒死。

雷公再拜曰：善哉！其死有期乎？

黄帝曰：察色以言其时。

雷公曰：善乎！愿卒闻之。

黄帝曰：庭者，首面也；阙上者，咽喉也；阙中者，肺也；下极者，心也；直下者，肝也；肝左者，胆也；下者，脾也；方上者，胃也；中央者，大肠也；挟大肠者，肾也；当肾者，脐也；面王以上者，小肠也；面王以下者，膀胱、子处也；颧者，肩也；颧后者，臂也；臂下者，手也；目内眦上者，膺乳也；挟绳而上者，背也；循牙车以下者，股也；中央者，膝也；膝以下者，胫也；当胫以下者，足也；巨分（巨分：为上下牙床大分处）者，股里也；巨屈（巨屈：在颊下的曲骨部）者，膝膑也。此五藏六府肢节之部也，各有部

黄帝回答说：如果两颧出现拇指大小的赤色，即使疾病稍微好转，仍然会突然死亡。天庭出现拇指大小的黑色，虽然没有明显疾病症状，也会突然死亡。

雷公拜了拜说：讲得好啊！这类病死亡时间可以预知吗？

黄帝回答说：一般通过观察病色出现在面部的变化，就可以推测死亡的时间。

雷公说：好啊！我希望全面地掌握观察的方法。

黄帝说：天庭反映头面的状况；眉心之上，反映咽喉的状况；两眉之间，反映肺脏的状况；两眼之间，反映心脏的状况；两眼之间直下的鼻柱，反映肝脏的状况；鼻柱左侧与颧骨间的部位，反映胆的状况；鼻头反映脾的状况；鼻翼反映胃的状况；面颊的中央部位，反映大肠的状况；挟大肠所主部位的外侧，反映肾的状况；在肾脏所属颊部的下方，反映脐的状况；鼻头的外侧上方，反映小肠的状况；鼻头下方的人中沟，反映膀胱和子宫的状况；两颧反映肩部的状况；两颧的外侧反映臂的状况；臂所主部位的下方，反映手的状况；眼内角上方，反映胸部和两乳的状况；挟两颊外方的耳边部位，反映背部状况；沿牙床颊车穴以下部位，反映大腿状况；两牙床中央部位，反映膝部状况；膝部以下的部位反映小腿的状况；小腿以下的部位反映足部的状况；嘴旁大纹处，反映大腿内侧的状况；颊下曲骨部位，反映膝盖骨的状况。以上是与五脏六腑肢体相应的面部各部位，各有各自的范围。治疗时，阴衰而阳盛的，用补阴法来调和；阳衰而阴盛的，用助阳法来调和。只要先仔细察明各部位所显现的色泽再施治，每次诊治都会十分恰当。左右是阴阳

分。有部分，用阴和阳，用阳和阴。当明部分，万举万当。能别左右，是谓大道。男女异位，故曰阴阳。审察泽夭，谓之良工。

沉浊为内，浮泽为外。黄赤为风，青黑为痛，白为寒。黄而膏润为脓，赤甚者为血。痛甚为挛，寒甚为皮不仁。五色各见其部，察其浮沉，以知浅深。察其泽夭，以观成败。察其散抟（抟 tuán：聚结不散），以知远近。视色上下，以知病处。积神于心，以知往今。故相气不微，不知是非。属意勿去，乃知新故。色明不粗，沉夭为甚，不明不泽，其病不甚。其色散，驹驹然，未有聚；其病散而气痛，聚未成也。

肾乘心，心先病，肾为应。色皆如是。

男子色在于面王，为小腹痛，下为卵痛。其圜（yuán）

升降的道路，是辨别阴阳盛衰的重要规律。男子和女子面部色泽上下移动的诊断意义是不同的，男子左为逆右为顺，女子右为逆左为顺，这是因为男女阴阳属性不同，所以必须了解阴阳的规律。在色诊的运用上，除了明确人体各部与面部相应位置的关系外，还要审察面部色泽的荣润与晦暗，才能称其为高明的医生。

一般来讲，面色沉滞晦暗，是在里在五脏的疾病。面色浅浮有光泽，是在外在六腑的疾病。黄色和赤色主风病，青色和黑色主痛证，白色主寒证。在疮疡等外科疾病中，局部色泽黄润，软如脂膏者，是成脓的表现；局部颜色深红，是血淤未成脓的表现。疼痛剧烈的，可以形成肢体拘挛，如果寒邪很严重，可出现皮肤麻痹。五种病色各自显现在脏腑肢节所属的面部部位上，观察色的沉浮，可以知道病邪的深浅。观察病色的润泽或晦暗，可以知道病情的轻重。观察病色的离散或聚集，可以知道病期的长短。观察病色的上下，可以知道病的部位。全神贯注，心中明了，可以知道病的过去和现在。如果不仔细观察色泽的变化，就会连正常和异常都不能分辨清楚。只有专心地分析研究，才能知道新病、旧病及其发展变化的规律。面色不呈现应有的明润，却见沉滞枯槁，则病情严重。面色虽然不明润光泽，但是没有沉滞枯槁现象的，病情不重。色散漫不聚的，病邪也会逐渐消散，不会积聚成病变。

肾脏的邪气侵犯心脏，是因为心先患虚证，肾脏的邪气才乘虚侵入心脏，此时肾所主的黑色会出现在心所主面部两目间的部位上。均可以依次类推。

男子的病色显现在鼻头上，病发为小腹疼痛，向下牵连睾丸疼痛。如果病色显现在人中水

直为茎痛。高为本，下为首。狐疝瘨阴之属也。

女子在于面王，为膀胱、子处之病。散为痛，抟为聚，方员左右，各如其色形。其随而下至胅为淫（至胅 zhī 为淫：胅，疑为"脈"之形误，"脣"的异形字。淫，白淫）。有润如膏状，为暴食不洁。

左为左，右为右。其色有邪，聚散而不端。面色所指者也。色者，青、黑、赤、白、黄，皆端满（端满：端正盈满的意思）有别乡（别乡：指别的部位）。别乡赤者，其色赤，大如榆荚，在面王为不日。其色上锐，首空上向，下锐下向，在左右如法。以五色命藏，青为肝，赤为心，白为肺，黄为脾，黑为肾。肝合筋，心合脉，肺合皮，脾合肉，肾合骨也。

沟处，就会发生阴茎疼痛。病色在人中水沟的上半部，阴茎根部作痛；病色在人中水沟的下半部，阴茎头部作痛，这是狐疝和瘨阴一类的病。

女子病色出现在鼻头上，主膀胱和子宫的病变。病色散漫不收者，是气滞引起的疼痛。病色积聚不散，是血液凝结而形成积聚。积聚的表现，有的是方，有的是圆，有的在左边，有的在右边，都和病色的表象相一致，病色若随之下移到唇部，则表明患有白淫、带下污浊等病变。如果面色润滑如脂，则表明暴饮暴食，或是吃了不干净的食物。

面部色泽的异常变化与体内疾病发生的部位是一致的，病色出现在左侧，就表明左侧有病；病色出现在右侧，就表明右侧有病。如面部有病色，或聚或散而不正的，一如面色所指，就可知道发病的脏腑。气色，就是指青、黑、赤、白、黄五色，它们都应端正充盈地显现在所属的部位上。异常情况下，色泽会发生变化，如赤色没有出现在心所主的部位而出现在面王部位上，像榆荚一样大小，不用多久，就会发生病变。病色的形状，上部呈尖锐状的，表明头面部正气虚弱，邪气有向上发展的趋势。下部呈尖锐状的，则身体下部正气虚弱，邪气有向下发展的趋势。左侧或右侧呈尖锐状，与上部和下部的诊断意义一致。五色和五脏相对应的关系是，青为肝色，赤为心色，白为肺色，黄为脾色，黑为肾色。五脏又同外在组织相合，肝同筋相合，心同脉相合，肺同皮相合，脾同肉相合，肾同骨相合。

【解要】

本节主要论述了五官面色表现与五脏六腑病证的对应关系，提出了五色主病的重要学术观点；论述了黑色出于庭、赤色出两颧且大如拇指等两种不治之病象，以及在疾病预后诊断上的价值；介绍了颜面各部的名称和根据五色部位来辨别病位的深浅、病程的长短，判断病证性质与病邪的传变情况。

# 第五十节 论勇：勇怯与脏器及气机强弱的关系

## 【题解】

勇，即有胆量，敢做，源于肝胆之气。中医学认为，人的勇怯与内脏器官及气机强弱有内在联系。本节主要从医学的角度谈"勇"，即论述勇敢与怯懦的表现、脏腑的相应变化，及其在诊断和治疗上的意义，故名为"论勇"。

## 【原文】

黄帝问于少俞曰：有人于此，并行并立，其年之长少等也，衣之厚薄均也，卒然遇烈风暴雨，或病或不病，或皆病，或皆不病，其故何也？

少俞曰：帝问何急？

黄帝曰：愿尽闻之。

少俞曰：春温风，夏阳风，秋凉风，冬寒风。凡此四时之风者，其所病各不同形。

黄帝曰：四时之风，患者如何？

少俞曰：黄色薄皮弱肉者，不胜春之虚风；白色薄皮弱肉者，不胜夏之虚风；青（青：《甲乙经》作"温"）色薄皮弱肉者，不胜秋之虚风；赤色

## 【译文】

黄帝问少俞说：假如有一群人，他们的行为举止一样，同行同立，年龄大小一致，穿的衣服的厚薄也相同，可突然遭遇狂风暴雨，结果有的人生病，有的人不生病，有一部分人都生病，有一部分人都不生病，这是为什么呢？

少俞回答说：您想先了解哪方面的情况呢？

黄帝说：我想全面了解这些道理。

少俞说：春季吹的是温风，夏季是热风，秋季是凉风，冬季是寒风。因为四季感受不同的风邪，所引起的疾病是各不相同的。

黄帝问：四季不同的风邪分别侵袭人体，患者感受风邪会有什么区别呢？

少俞回答说：面色发黄、皮肤薄、肌肉柔弱的人，脾气不足，经受不住春季温风的侵袭；面色发白、皮肤薄、肌肉柔弱的人，肺气不足，经受不住夏季热风的侵袭；面色发青、皮肤薄、肌肉柔弱的人，肝气不足，经受不住秋季凉风

·230·

薄皮弱肉者，不胜冬之虚风也。

黄帝曰：黑色不病乎？

少俞曰：黑色而皮厚肉坚，固不伤于四时之风。其皮薄而肉不坚，色不一者（色不一者：肤色经常变化而没有一定的人），长夏至而有虚风者，病矣。其皮厚而肌肉坚者，长夏至而有虚风，不病矣。其皮厚而肌肉坚者，必重感于寒，外内皆然，乃病。

黄帝曰：善。

黄帝曰：夫人之忍痛与不忍痛，非勇怯之分也。夫勇士之不忍痛者，见难则前，见病则止；夫怯士之忍痛者，闻难则恐，遇痛不动。夫勇士之忍痛者见难不恐，遇痛不动；夫怯士之不忍痛者，见难与痛，目转而盻（目转而盻 xī：目转，系指因惊恐而头晕眼花。盻，恨视，怒视），恐不能言，失气惊，颜色变化，乍死乍生。余见其然也，不知其何由，愿闻其故。

少俞曰：夫忍痛与不忍痛者，皮肤之薄厚，肌肉之坚脆缓急之分也，非勇怯之谓也。

黄帝曰：愿闻勇怯之所由然。

的侵袭。面色发红、皮肤薄、肌肉柔弱的人，心气不足，经受不住冬季寒风的侵袭。

黄帝问：面色发黑的人，就不会受风邪侵袭而发生疾病吗？

少俞说：面色黑而皮肤厚、肌肉坚实的人，肾气充盛，当然不会遭受风邪的侵袭。肤色发黑，但皮薄而肌肉不坚实、肤色不一的人，到了长夏时节，遇到反常的邪风，也会生病的。皮厚且肌肉坚实的人，到了长夏时节，即使遇到反常的邪风，也不会生病。但是皮厚且肌肉坚实的人，如果外感于风，内感于寒，内外俱伤，也会生病。

黄帝说：讲得好。

黄帝接着说：人体能否忍受疼痛，并不是单从性格勇敢与怯懦来区分。有些勇敢而不能忍耐疼痛的人，遇到危难时可以挺身向前，可是感到疼痛时就会退缩不前；有些怯懦而能忍耐疼痛者，听到危难的事情就惊恐不安，遇到疼痛却能忍受而不动摇。勇士中能够忍受疼痛的人，遇到危难而不惊恐，遇到身体疼痛也毫不畏惧动摇；而怯懦又不能忍受疼痛的人，遇到危难和身体疼痛，头昏目眩，恐惧得说不出话来，惊悸失气，脸色大变，吓得死去活来。我见到过这种情况，但不知这是什么原因导致的，我想了解其中的道理。

少俞说：能否忍耐疼痛，是根据皮肤的厚与薄、肌肉的坚实与脆弱，以及纵缓与紧密的不同来区分，而不是根据性格的勇敢和怯懦来区分。

黄帝说：我希望能了解人体性格的勇敢和怯懦，是以什么形式表现出来的。

少俞曰：勇士者，目深以固，长衡（衡：指眉）直扬，三焦理横，其心端直，其肝大以坚，其胆满以傍，怒则气盛而胸张，肝举而胆横，眦裂而目扬，毛起而面苍，此勇士之由然者也。

黄帝曰：愿闻怯士之所由然。

少俞曰：怯士者，目大而不减，阴阳相失，三焦理纵，䯒骬短而小，肝系缓，其胆不满而纵，肠胃挺（肠胃挺：肠胃不强健，少曲折而挺直），胁下空，虽方大怒，气不能满其胸，肝肺虽举，气衰复下，故不能久怒，此怯士之所由然者也。

黄帝曰：怯士之得酒，怒不避勇士者，何藏使然？

少俞曰：酒者，水谷之精，熟谷之液也，其气慓悍，其入于胃中，则胃胀，气上逆，满于胸中，肝浮胆横。当是之时，固比于勇士，气衰则悔。与勇士同类，不知避之，名曰酒悖（酒悖：由于酒而出现的反常表现）也。

少俞说：一般而言，勇敢的人两目凹陷而目光坚定，眉毛竖起而长直，皮肤肌肉的纹理是横向的，心脏端正而向下垂直，肝脏大而坚实，胆囊充盈而增大。发怒时，就会气盛和胸廓扩张，肝脏上举，胆囊横生，眼眶欲裂，目光直射，毛发竖起，面色发青，这都是勇敢的人的内在因素和外在表现。

黄帝问：那些性格怯懦的人有什么样的表现呢？

少俞回答说：怯懦的人眼睛大而不深陷，目光惊慌不定，三焦皮肤的纹理纵生，胸骨剑突短而小，肝脏缓纵，胆囊不满而胆汁少，肠胃挺直，胁下空虚，虽然正当大怒之时，怒气不能充满其胸腔，肝、肺虽然上举，但坚持不久，气衰即随之落下，所以不能长时间地发怒，这就是怯懦的人性格的内在因素和外在表现。

黄帝又问：怯懦的人如果喝了酒，愤怒起来与勇士相差不了多少，这是哪个脏器的作用使他这样的呢？

少俞回答说：酒是从水谷中提取的精华，谷物酿造而成的液体，其性迅猛滑利。酒入胃中，就会使胃发胀，气向上逆，充满胸腔，也使得肝脏上浮，胆囊横生。饮酒后，他的行为当然与勇敢的人相同，但是等到酒醒烈气散尽后，他就会感到懊悔。这种人的表现虽然与勇士非常相似，但不是有意识地按照勇士的行为去做的，而是酒在体内起了刺激作用，因此称为酒悖。

**【解要】**

本节主要阐述了人的勇敢和怯懦在诊断和治疗上的应用。首先阐释人在同一环境中生病与否，其关键决定于体质的强弱；其次论述勇与怯的根本是在于内脏生理功能强弱的不同，尤其取决于肝胆的坚或脆；最后以饮酒为例讲述了酒对人的性格与行为的影响。

# 第五十一节 背腧：以背腧穴治脏腑之疾

## 【题解】

腧，一般指井、荥、输、经、合"五腧穴"。背腧，指脏腑之气输注于背部的一些特定穴位。当脏腑有病时其相应背腧穴往往出现异常反应，如敏感、压痛等，而刺灸这些穴位，就能治疗其相应脏腑的病变。本节就是论述这一机理和腧穴的位置及取穴方法，故名为"背腧"。

## 【原文】

黄帝问于岐伯曰：愿闻五脏之腧，出于背者。

岐伯曰：胸中大腧在杼骨（杼骨：即第一椎骨）之端，肺腧在三焦（三焦：此特指第三脊椎。以此类推）之间，心腧在五焦之间，膈腧在七焦之间，肝腧在九焦之间，脾腧在十一焦之间，肾腧在十四焦之间，皆挟脊相去（相去：前面各穴在椎骨旁都各有一个，同名两个穴位之间的距离就叫相去）三寸所，则欲得而验之，按其处，应在中而痛解，乃其腧也。灸之则可，刺之则不可。气盛则泻之，虚则补之。以火补者，毋吹其火，须自灭也；以火泻之，疾吹其火，传其艾，须其火灭也。

## 【译文】

黄帝问岐伯说：我想了解五脏腧穴在背部的部位。

岐伯说：胸中的大腧在项后第一椎骨下的两边，肺腧在第三椎骨下的两边，心腧在第五椎骨下的两边，膈腧在第七椎骨下的两边，肝腧在第九椎骨下的两边，脾腧在第十一椎骨下的两边，肾腧在第十四椎骨下的两边。这些腧穴都是在脊柱两旁彼此相距三寸。要确定、检验这些穴位，可用手按压腧穴处，如患者有酸、麻、胀、痛的感觉，或患者原有的疼痛得到缓解，就说明正是腧穴的所在部位。用腧穴治病，可以使用灸法，不可妄用针刺。邪气盛的就用泻法，正气虚的就用补法。用艾火补的时候，不要吹艾火，要让艾火自然燃烧直到熄灭；用艾火行泻时，要急吹艾火使其燃烧旺盛，然后加上艾条再灸，使它急燃而迅速熄灭。

【解要】

　　本节主要论述了人体背部五脏腧穴的位置及取穴技巧。先说明五脏背腧的位置以及取穴的验证方法；再阐释治疗上取背腧穴时，在补、泻方法上是宜灸而禁针的，并介绍了具体灸法。

# 第五十二节 卫气：十二经脉标本、六腑气街皆与卫气关联

## 【题解】

卫气，前面"本脏"一节也有诠释，即"温分肉、充皮肤、肥腠理、司开合者也"，也就是皮肤的屏障防卫机能。本节在阐述十二经脉的标本、六腑气街与卫气关系的基础上，说明营气和卫气的生成、运行部位，论述上下虚实的治法，以及治疗上取其穴位时应用毫针的手法，故名为"卫气"。

## 【原文】

黄帝曰：五脏者，所以藏精神魂魄者也；六腑者，所以受水谷而行化物者也。其气（气：这里的气指的是饮食化生的精微之气）内于五脏，而外络肢节。其浮气（浮气：循行于浅表部位之气）之不循经者，为卫气；其精气之行于经者，为营气。阴阳相随，外内相贯，如环之无端，亭亭淳淳（亭亭淳淳：形容营气卫气在体内流行长远，无边无际）乎，孰能穷（穷：此为彻底弄明白的意思）之。然其分别阴阳，皆有标本虚实所离之处。能别阴阳十二经者，知病之所生；候虚实之所在者，能得病之高下；知六腑之气街者；能知解结绍（绍：继

## 【译文】

黄帝说：人的五脏是贮藏精神魂魄的器官，六腑是接纳和传化食物的器官。由饮食所化生的精微之气，在内进入五脏，在外则行于分肉、经络、肢节。其中流于浅表、不循经脉而行的浮气，叫卫气；其中精气在经脉之中运行的，叫营气。营卫之气阴阳相随，内外相互贯通，像圆环似的无头无尾，不停息地浑然流动，不能穷尽。但在分别阴阳属性时，都有标本、虚实、所离之处。因此，能辨别阴阳十二经脉，便可了解疾病发生的原因；能诊察虚实所在之处，便可寻找出发病部位在上还是在下；能知道六腑之气往来的通道，在诊断和治疗上，就像会解开绳结、开放门户一样，方便自

承，即连续、通达之意）于门户；能知虚石（石：通实）之坚软者，知补泻之所在；能知六经标本者，可以无惑于天下。

岐伯曰：博哉圣帝之论！臣请尽意悉言之。足太阳之本，在跟以上五寸中，标在两络（两络：指目内眦外的睛明穴，左右各一，故称为"两络"）命门。命门者，目也。足少阳之本，在窍阴（窍阴：即第四足趾外侧的窍阴穴）之间，标在窗笼之前。窗笼者，耳也。足少阴之本，在内踝下上三寸，标在背腧与舌下两脉也。足厥阴之本，在行间上五寸所，标在背腧也。足阳明之本，在厉兑，标在人迎颊挟颃颡也。足太阴之本，在中封前上四寸之中，标在背腧与舌本也。

手太阳之本，在外踝之后，标在命门之上一寸也。手少阳之本，在小指次指之间上二寸，标在耳后上角下外眦也。手阳明之本，在肘骨（肘骨：马元台："当是曲池穴。"）中，上至别阳，标在颜下合钳上也。手太阴之本，在寸口之中，标在腋内动（腋内动：指天府穴）也。手少阴之本，在锐骨之端（锐骨之端：指神门穴），标在背腧也。手心主之本，在掌后两筋

如；能了解疾病虚实的程度和对治疗的反应，就知道哪里该补，哪里该泻；能知手足六经的标部和本部，便可对世上各种疾病了然于胸。

岐伯说：您谈论的理论真是博大精深啊！现在请让我来紧接着你的论述，更详尽地谈一谈。足太阳膀胱经的本部，在足跟以上五寸（由外踝下的地平面算起）中的跗阳穴；标部，在两目的睛明穴。命门，指眼。足少阳经脉之本，在窍阴穴之间，其标在窗笼之前的听宫穴。窗笼，指耳。足少阴肾经的本部（内踝之下一寸，再由此向上三寸），在内踝下三寸的复溜、交信穴；标部，在背部的肾腧穴，与舌下两脉的廉泉穴。足厥阴肝经之本，在行间穴上五寸处的中封穴；其标在背部肝腧穴。足阳明胃经的本部，在足次趾端的厉兑穴；标部，在颊下结喉两旁的人迎穴。足太阴经脉之本，在中封穴前方向上四寸处的三阴交穴；标部，在背部的脾腧与舌根部。

手太阳小肠经的本部，在手外踝之后的养老穴；其标在命门的睛明穴之上一寸处。手少阳三焦经的本部，在手无名指之间的液门穴；其标在耳后上角的角孙穴与下外眦的丝竹空穴。手阳明大肠经之本，在肘骨之中的曲池穴，上至臂臑穴处；其标在颊下一寸，人迎之后，扶突之上。手太阴肺之本，在寸口中的太渊穴；其标在腋内动脉，就是腋下三寸的天府穴处。手少阴心经的本部，在掌后锐骨之端的神门穴；其标在背部的心腧穴。手厥阴心包经的本部，在掌后两筋之间二寸

之间二寸中，标在腋下三寸也。凡候此者，下虚则厥，下盛则热；上虚则眩，上盛则热痛。故实者绝而止之，虚者引而起之。

请言气街：胸气有街，腹气有街，头气有街，胫气有街。故气在头者，止之于脑；气在胸者，止之膺（膺：指胸部两侧肌肉隆起处）与背腧；气在腹者，止之背腧，与冲脉于脐左右之动脉者。气在胫者，止之于气街，与承山踝上以下。取此者用毫针，必先按而在久应于手，乃刺而予之。所治者，头痛眩仆，腹痛中满暴胀，及有新积。痛可移者，易已也；积不痛，难已也。

内的内关穴；其标在腋下三寸的天池穴处。观察这十二经脉标本虚实的病变，一般在下部的为本，下虚则元阳衰于下而为厥逆，下盛则阳气盛于下而为热痛；在上部为标，上虚则清阳不升而为眩晕，上盛则阳盛于上而为热痛。对实证，就应泻除邪气以制止其发展；对虚证，就应导引正气而使之充实。

再让我来谈谈各部的气机通道：胸、腹、头、胫之气，各有所聚所行的道路。在头部运行的气，其气聚于脑的百会穴；在胸部运行的气，其气聚于胸前两膺与背部肺腧穴；在腹部运行的气，其气聚于背部的脾腧穴与冲脉，以及肚脐左右动脉的肓腧、天枢等穴；在胫部运行的气，其气聚于气冲穴与承山穴及足踝上下处。一般而言，刺这些穴位都要用毫针，操作时，必须用手先在穴位上作较长时间的按压，使气到达针刺的部位，然后用毫针刺之以补泻。刺各部气街的穴位能治疗头痛、眩晕、中风跌仆、腹痛、中满、腹部突然胀满，及新得的积聚。积聚病中，疼痛而按压时移动的，比较容易治愈；如果积聚处不痛，则难以治愈。

**【解要】**

本节主要论述了人体十二经脉标本所在的部位，按五脏六腑的功能来说明营气、卫气的功能和循行路径，及其与某些穴位的关系，简述上下虚实的治法，并说明四街的部位，以及治疗上取其穴位和毫针的刺法。

# 第五十三节　论痛：针灸疗法要依体质而异

## 【题解】

痛，此不是指病本身造成的疼痛，而是指针灸治疗引起的痛。本节论述了因人体的素质不同，在治疗上有能否耐受针石、灸火之痛和耐受毒药的区别，提出因人制宜的观点，主要是针对人体对针刺灸火的耐痛问题，所以名为"论痛"。

## 【原文】

黄帝问于少俞曰：筋骨之强弱，肌肉之坚脆，皮肤之厚薄，腠理之疏密，各不同，其于针石火焫之痛何如？肠胃之厚薄坚脆亦不等，其于毒药（毒药：中药学名词。此泛指各种药物）何如？愿尽闻之。

少俞曰：人之骨强、筋弱、肉缓、皮肤厚者耐痛，其于针石之痛，火焫亦然。

黄帝曰：其耐火焫者，何以知之？

少俞答曰：加以黑色而美骨（美骨：此指骨骼强壮的人）者，耐火焫。

黄帝曰：其不耐针石之痛者，何以知之？

## 【译文】

黄帝问少俞说：人的筋骨有强壮有软弱的不同，肌肉有坚实与脆弱的区别，皮肤有厚有薄，腠理有疏有密，他们对针石刺砭、艾火烧灼引起的疼痛，感觉是怎样的呢？另外，人的肠胃的厚薄、坚脆也不一样，他们对药物的耐受力又是怎样的呢？请你详细地讲一讲。

少俞说：骨骼强健、筋柔肉缓、皮肤厚实的人，能忍受疼痛，对针石刺砭、艾火烧灼引起的疼痛，其忍耐程度是相同的。

黄帝问：怎样才能知道有人能耐受火灼引起的疼痛呢？

少俞回答说：除以上所说体健的人以外，还有肤色黑而且骨骼壮硕的人。

黄帝问：怎么知道哪些人不能耐受针刺所致的疼痛呢？

少俞曰：坚肉薄皮者，不耐针石之痛，于火焫亦然。

黄帝曰：人之病，或同时而伤，或易已，或难已，其故何如？

少俞曰：同时而伤，其身多热者易已，多寒者难已。

黄帝曰：人之胜毒（胜毒：胜，耐受；毒，药物；胜毒，耐受药物的意思），何以知之？

少俞曰：胃厚、色黑、大骨（大骨：指骨骼强壮）及肥者，皆胜毒；故其瘦而薄胃者，皆不胜毒也。

少俞说：肌肉坚实、皮肤薄的人不能忍耐针石的刺痛，这种人对艾火的灸烧也同样不能忍耐。

黄帝问：体质相同的人同时患病，有的容易痊愈，有的则难以痊愈，又是什么原因呢？

少俞说：身体多热、阳气较盛的人，容易痊愈；身体多寒、阳气较虚的人，难以痊愈。

黄帝问：那么，怎样判断人对药物耐受力的强弱呢？

少俞说：胃厚、色黑、骨大、肉肥的人能禁受毒性药物；形体消瘦而胃功能薄弱的人，对药物的耐受力就弱。

【解要】

本节主要阐述了由于人体体质不同，对于针刺、艾灸、药物的耐受力也不同，指出治疗疾病要因人制宜。先论述人体的肌肉、筋骨、皮肤、腠理和肠胃有坚实与脆弱、厚与薄、粗疏与致密等不同，肠胃有厚薄肥瘦的不同，耐受针石、火烧之痛和耐受毒药必有区别；再说明疾病痊愈的难易，疾病属性与体质有密切的关系。

# 第五十四节　天年：寿命长短取决于天

　　天年，是指天赋的年寿，即自然寿命。本节论述了人生百岁的生长、发育、衰老、死亡的过程，提出五脏血气的盛衰与寿夭有密切关系，阐发了先天禀赋强弱、神气盛衰决定能否尽终天年的理论，故名为"天年"。

【原文】

　　黄帝问于岐伯曰：愿闻人之始生，何气筑为基，何立而为楯（楯 shǔn：护栏，在此意为捍卫），何失而死？何得而生？

　　岐伯曰：以母为基，以父为楯（以母为基，以父为楯：指人体胚胎的形成，以母血为基础，父精做遮蔽与捍卫，阴阳互用，促使其发育成长）。失神（神：此指一切生物其生命力的综合表现）者死，得神者生也。

　　黄帝曰：何者为神？

　　岐伯曰：血气已和，营卫已通，五脏已成，神气舍心，魂魄毕具，乃成为人。

　　黄帝曰：人之寿夭各不同，或夭或寿，或卒死，或病久，愿闻其道。

　　岐伯曰：五脏坚固，血脉和调，

【译文】

　　黄帝问岐伯说：我希望能了解一下人在生命开始时，是以什么作为基础的？又以什么作为外卫保障的？失去什么就死？得到什么就能生存呢？

　　岐伯回答说：是以母亲的血为基础，以父亲的精为外卫，由父精母血结合而产生神气（生灵之气），失神则死，得神则生。

　　黄帝问：那什么是神呢？

　　岐伯说：当人体的血气调和，营气卫气的运行通畅，五脏形成之后，生灵之气居藏于心中，魂魄俱备，便成为人。

　　黄帝说：人的寿命长短各不相同，有的中途夭亡，有的年老长寿，有的猝然死亡，有的久病缠身，我想听听其中的道理。

　　岐伯说：如果五脏强健，血脉调和，

肌肉解利（肌肉解利：解，通、达。指肌肉分理之间滑润，气行通达无滞），皮肤致密。营卫之行，不失其常。呼吸微徐，气以度行（气以度行：指气机按正常规律运行）。六腑化谷，津液布扬。各如其常，故能长久。

黄帝曰：人之寿百岁而死，何以致之？

岐伯曰：使道隧以长，基墙高以方。通调营卫，三部三里（三部三里：指面部的额头、鼻梁、下颌三处隆起的地方）起。骨高肉满，百岁乃得终。

黄帝曰：其气之盛衰，以至其死，可得闻乎？

岐伯曰：人生十岁，五脏始定，血气已通，其气在下（其气在下：气，指人体生长的气，藏于肾，自下而升。人生十岁，此气刚开始兴盛，是生长发育的开始，所以说其气在下），故好走（走：跑跳）。二十岁，血气始盛，肌肉方长，故好趋（趋：快步行走）。三十岁，五脏大定，肌肉坚固，血脉盛满，故好步（步：缓步行走）。四十岁，五脏六腑十二经脉，皆大盛以平定。腠理始疏，荣华颓落，发颇斑白，平盛不摇，故好坐。五十岁，肝气始衰，肝叶始薄，胆汁始减，目始不明。六十岁，心气始衰，苦忧悲，血气懈惰，故好卧。

肌肉之间滑润，皮肤紧致细密。营卫的运行保持正常而无错乱，呼吸平和舒缓，不粗不急，全身之气有规律地运行，六腑也能正常地消化饮食，使精微、津液能敷布周身，以营养人体。如果以上各方面都能正常活动，寿命就能够长久。

黄帝问：有的人可活到百岁才死，什么样的人能如此长寿呢？

岐伯说：长寿的人，鼻孔深而且长，鼻的部位高大方正，能通调营卫之气及三焦、三里的脉气，鼻骨高起而鼻肉丰满，这种壮健的形体，便是能活到百岁而终其天年的象征。

黄帝问：人的生灵之气由盛而衰，以及从生到死这一过程的情况，可以讲给我听吗？

岐伯说：人生长到十岁的时候，五脏六腑开始发育到一定的健全程度，血气的运行畅通，他的经气还在身体下部，所以喜欢跑跳。人到二十岁，血气进一步充盛，肌肉也更加发达，所以喜欢快步行走。人到三十岁，五脏完全发育成熟，肌肉坚固，血脉盛满，所以喜欢缓步行走。人到四十岁，五脏六腑及十二经脉，全都十分旺盛而且平和稳定，腠理开始疏松，美好的颜容逐渐衰老，头发略见斑白，这个年岁的人，像一池子满而不荡动的静水，所以喜欢安坐。人到五十岁，肝气开始衰退，肝叶薄弱，胆汁也减少，所以两眼开始昏花。人到六十岁，心气开始衰退，常被忧愁、悲伤所苦，血气运行迟缓，所以喜欢躺卧。

七十岁，脾气虚，皮肤枯。八十岁，肺气衰，魄离，故言善误。九十岁，肾气焦，四脏经脉空虚。百岁，五脏皆虚，神气皆去，形骸独居而终矣。

黄帝曰：其不能终寿而死者，何如？

岐伯曰：其五脏皆不坚，使道不长，空外以张，喘息暴疾。又卑基墙，薄脉少血，其肉不石。数中风寒，血气虚，脉不通。真邪相攻，乱而相引（乱而相引：真气衰败，功能紊乱，非独不能驱邪外出，反招邪气内入）。故中寿而尽也。

人到七十岁，脾气虚弱，皮肤干枯。人到八十岁时，肺气衰退，魂魄离散，所以言语经常颠倒错乱。人到九十岁，肾气也要枯竭了，其他四脏经脉的血气也都空虚了。到了百岁，五脏全部空虚，神气俱都散去，这时，就只有形体独存而终其天年了。

黄帝问：有人不能活到自然寿命就死亡了，这是为什么呢？

岐伯说：不能享受天年的人，是因为他的五脏功能不坚固，人中沟不长，鼻孔向外张开着，平时呼吸急促，鼻梁骨骼低矮，脉小血少，肌肉不坚实，常常被风寒等外邪侵袭，血气更虚，血脉不通利。真气、邪气在体内相互攻击，致使体内血气失常，导致邪气深入，所以他活到一半岁数就死了。

【解要】

本节主要论述了人尽享天年的必要条件，从胚胎的生长发育过程，到形神具备，系统地叙述了人类生长至死亡过程的一般规律和人体不同年龄阶段的生理特点，说明人生不能终享天年的根本原因是五脏的坚与不坚，而在五脏中，尤其强调先天之本肾气的作用。

# 第五十五节  逆顺：血气逆顺刺法总则

## 【题解】

逆顺，指人体气血运行反常与正常，既指气行的逆顺，又可理解为对疾病的顺证与逆证所施针刺的顺逆。本篇主要论述人体之气有逆顺之证，针刺方法亦有逆顺之别，故篇名为"逆顺"。

## 【原文】

黄帝问于伯高曰：余闻气有逆顺，脉有盛衰，刺有大约（大约：主要的法则），可得闻乎？

伯高曰：气之逆顺者，所以应天地阴阳、四时、五行也；脉之盛衰者，所以候血气之虚实有余不足也。刺之大约者，必明知病之可刺，与其未可刺，与其已不可刺也。

黄帝曰：候之奈何？

伯高曰：《兵法》曰：无迎逢逢（péng）之气，无击堂堂之阵。《刺法》曰：无刺熇熇之热，无刺漉漉之汗，无刺浑浑之脉（无刺熇熇之热，无刺漉漉之汗，无刺浑浑之脉：熇，

## 【译文】

黄帝问伯高说：我听说人体气血运行有逆有顺，脉有盛有衰，针刺方法有总的原则，可以讲给我听听吗？

伯高回答说：气行的逆顺与自然界的阴阳变化、四时及五行规律相对应。脉的盛衰，可以用以诊察血气的虚实及其有余、不足等情况。针刺的大法是，一定要清楚了解哪些病可以针刺，哪些病一时还不可以针刺，哪些病已经到了不可以施行针刺的程度。

黄帝问：如何判断疾病是否适宜运用刺法呢？

伯高回答说：《兵法》上说，作战时当敌人攻势迅猛的时候，不要抵挡其攻击，对敌人盛大整齐的阵势，也不能贸然进攻。《刺法》说：不要刺热太盛的患者，不要刺大汗淋漓的患者，不要刺脉象

hè，为高热炽盛之意。即患者热势炽盛之时，不可立即针刺。漉漉之汗，湿貌，形容大汗不止。浑浑之脉，患者脉搏急速。其意可类推)，**无刺病与脉相逆者。**

**黄帝曰：候其可刺，奈何？**

**伯高曰：上工**（上工，医术上等、技术精湛的），**刺其未生者也；其次，刺其未盛者也；其次，刺其已衰者也。下工，刺其方袭者也；与其形之盛者也；与其病之与脉相逆者也。故曰：方其盛也，勿敢毁伤，刺其已衰，事必大昌。故曰：上工治未病，不治已病。此之谓也。**

浊乱的患者，不要刺病的外部表现与脉象相反的患者。

黄帝问：怎样诊察可以针刺的时机呢？

伯高回答说：首先，医术精湛的医生，会在疾病尚未表现于外时就给予针治；其次，会在疾病初期，邪气尚未亢盛的时候，施用刺法；再次，会在病势已经衰退时给予针治。技术低劣的医生，则在邪气亢盛，或表现的病情很严重，或病情与脉象不相符的情况下进行针刺。所以，古医经上说：病势正盛的时候，不可施以针刺；等到病势已经衰退，再予针治，一定会有很好的疗效。古医经上还说：高明的医生，在没有发生疾病的时候就进行防治，而不是等疾病发露于外才去治疗。就是这个道理。

【解要】

　　本节阐述了人体气血运行有逆顺，脉气有盛衰和气血发生逆乱之时，针刺要遵循根本原则，并且说明了不能运用刺法的具体表现，以及运用刺法的时机，提出了早期诊断、早期治疗的原则。

# 第五十六节　五味：五味与五脏配属关系与治病禁忌

## 【题解】

五味，即辛、酸、甘、苦、咸。药物因为味不同，作用便不相同。本节主要论述了五味与五脏的配属关系及五脏病的五味宜忌，以及五味调养五脏的方法，故名为"五味"。

## 【原文】

黄帝曰：愿闻谷气有五味，其入五脏，分别奈何？

伯高曰：胃者，五脏六腑之海也，水谷皆入于胃，五脏六腑，皆禀气于胃。五味各走其所喜，谷味酸，先走肝，谷味苦，先走心，谷味甘，先走脾，谷味辛，先走肺，谷味咸，先走肾。谷气津液已行，营卫大通，乃化糟粕，以次传下。

黄帝曰：营卫之行奈何？

伯高曰：谷始入于胃，其精微者，先出于胃之两焦，以溉五脏。别出两行，营卫之道。其大气（大气：指宗气）之抟

## 【译文】

黄帝问：五谷有酸、苦、甘、辛、咸五种味道，食物进入人体后，五味在五脏中是怎样传化的？

伯高回答说：胃像是五脏六腑所需营养汇聚于其中的大海，水谷全都进入胃中，五脏六腑都从它那里接受水谷所化的精微之气。食物的五味分别进入各自所喜欢的脏器，酸味的食物首先进入肝，苦味的食物首先进入心，甘味的食物首先进入脾，辛味的食物首先进入肺，咸味的食物首先进入肾。谷气精华——津液已在体内运行，营卫之气也就大为通畅而周流全身，余下的部分化成糟粕，自上而下依次传化而排出体外。

黄帝问：营卫之气的运行是怎样的呢？

伯高说：谷物起初入于胃中，精微部分从胃出来而分别到达上焦和中焦，以营养五脏。另外又分两路而行，这就是营、卫之气的道路。又有宗气积贮胸中，叫气海（宗气），宗气不像

而不行者，积于胸中，命曰气海（气海：人体部位名。有上下之分。膻中为上气海，是宗气所聚之处）。出于肺，循喉咽，故呼则出，吸则入。天地之精气，其大数常出三入一，故谷不入，半日则气衰，一日则气少矣。

营气、卫气一样周流全身，而主要是积聚在胸中。宗气源出于肺，沿着咽喉上行，呼则出，吸则入，保证人体正常的呼吸运动。自然界为人类提供的营养物质，只有食物和空气进入人体后分别形成宗气、营气和卫气、糟粕三个部分，才能维持生命活动。所以，人如果半日不进水谷，就会感到气衰，一日不进水谷，就会感到气短。

黄帝曰：谷之五味，可得闻乎？

黄帝说：谷物的五味，可以讲给我听吗？

伯高曰：请尽言之。五谷：秔（秔米：秔，为"粳"之异体字，秔米即粳米）米甘，麻酸，大豆咸，麦苦，黄黍辛。五果：枣甘，李酸，栗咸，杏苦，桃辛。五畜：牛甘，犬酸，猪咸，羊苦，鸡辛。五菜：葵甘，韭酸，藿咸，薤（薤xiè：俗称野蒜，可食）苦，葱辛。

伯高说：请让我详细地讲述这些情况。五谷之中，粳米味甘，芝麻味酸，大豆味咸，小麦味苦，黄黍味辛。五果之中，枣子味甘，李子味酸，栗子味咸，杏子味苦，桃子味辛。五畜之中，牛肉味甘，狗肉味酸，猪肉味咸，羊肉味苦，鸡肉味辛。五菜之中，葵菜味甘，韭菜味酸，豆叶味咸，薤白味苦，葱味辛。

五色：黄色宜甘，青色宜酸，黑色宜咸，赤色宜苦，白色宜辛。凡此五者，各有所宜。

五色：由五色来决定五味的适应情况。黄色适宜甜味，青色适宜酸味，黑色适宜咸味，红色适宜苦味，白色适宜辣味。这五色所适宜的五味，分别代表五脏病变所选用的适宜食物。

五宜：所言五色者，脾病者，宜食粳米饭，牛肉枣葵；心病者，宜食麦，羊肉杏薤；肾病者，宜食大豆黄卷，猪肉栗藿；肝病者，宜食麻，犬肉李韭；肺病者，宜食黄黍，鸡肉桃葱。

五宜：所谓五宜是指脾脏有病的，宜食用粳米饭、牛肉、枣、葵菜；心脏有病的，宜食用麦、羊肉、杏、薤白；肾脏有病的，宜食用大豆、猪肉、栗子、豆叶；肝脏有病的，宜食用芝麻、狗肉、李子、韭菜；肺脏有病的，宜食用黄黍、鸡肉、桃、葱。

五禁：肝病禁辛，心病禁咸，脾病禁酸，肾病禁甘，肺病禁苦。

肝色青，宜食甘，粳米饭、牛肉、枣、葵皆甘。心色赤，宜食酸，犬肉、麻、李、韭皆酸。脾黄色，宜食咸，大豆、豕肉、栗、藿皆咸。肺色白，宜食苦，麦、羊肉、杏、薤皆苦。肾色黑，宜食辛，黄黍、鸡肉、桃、葱皆辛。

五禁：即五脏病变的禁忌。肝脏病变禁忌辛味，心脏病变禁忌咸味，脾脏病变禁忌酸味，肾脏病变禁忌甘味，肺脏病变禁忌苦味。

肝脏病变面色青，肝病苦急，宜食甜味食物以缓急，如粳米饭、牛肉，枣、葵菜都是甜味食物。心脏病变面色赤，心病苦缓，宜食酸味食物以收敛之，如狗肉、芝麻，李子、韭菜都是酸味食物。脾脏病变面色黄，宜食咸味食物，如大豆、猪肉、栗子、豆叶都是咸味食物。肺脏病变面色白，苦气上逆，宜食苦味食物以泻之，如麦、羊肉、杏、野蒜都是苦味食物。肾脏病变面色黑，宜食辛味食物以润泽之，如黄米、鸡肉、桃、葱都是辛味的。

【解要】

　　本节主要论述了饮食五味及其进入人体后与五脏的对应关系和营气、卫气的运行，指出食物中的五谷、五果、五畜、五菜也分别具有五种味道，对五脏各有其相应的作用，同时论述了五味在病理方面也各有宜忌。

# 第五十七节　水胀：肿胀病证鉴别与刺法

## 【题解】

水，水肿；胀，此指胸腹胀满。本节主要对水胀、肤胀、鼓胀、肠覃、石瘕等病证进行鉴别，分别论述了这些病证的病因、病机和治疗方法。因这些都属于水胀病证，故名为"水胀"。

## 【原文】

黄帝问于岐伯曰：水与肤胀、鼓胀、肠覃（覃 xùn：依附肠道而生长的肿块）、石瘕（jiǎ）、石水，何以别之？

岐伯答曰：水始起也，目窠（目窠 kē：此指眼睑）上微肿，如新卧起之状，其颈脉动（颈脉动：颈脉，指喉结旁的人迎脉。颈脉动，是因水温内停，内犯血脉，脉中水气涌动，所以可见颈脉异常明显的搏动），时咳，阴股间寒，足胫瘇（瘇 zhǒng：通"肿"，浮肿），腹乃大，其水已成矣，以手按其腹，随手而起，如裹水之状，此其候也。

黄帝曰：肤胀，何以候之？

岐伯曰：肤胀者，寒气客于皮肤之间，鼚鼚然（鼚 kōng 鼚然：鼚，原文为生造字，指喤喤如鼓声）不坚，腹大，身尽肿，皮厚，按其腹窅（窅 yǎo：原文为生造字，下陷的意思）而不起，腹色不变。此其候也。

## 【译文】

黄帝问岐伯说：用什么方法可以辨别水胀与肤胀、鼓胀、肠覃、石瘕、石水等呢？

岐伯回答说：患者水胀初起，下眼睑微肿，就像刚刚睡醒时的样子，颈部动脉搏动明显，时常咳嗽，两大腿内侧感到寒冷，足胫部出现肿胀，腹部胀大，这时水胀病就已形成了。如果用手按压患者的腹部，放手后即随手而起，不留凹陷，就像按压充水的皮袋子一样。这就是水胀病。

黄帝问：肤胀病应怎样诊断呢？

岐伯说：所谓肤胀病，主要是由寒邪侵入皮肤形成的。寒气滞留于腹中，腹部胀大，叩击时发出像鼓样的声音，触感空而不坚硬，患者全身浮肿，皮肤较厚，按压患者腹部，放手后深陷不起，腹部的肤色无异常变化。这就是肤胀。

黄帝曰：鼓胀何如？

岐伯曰：腹胀，身皆大，大与肤胀等，色苍黄，腹筋起（腹筋起：筋，做脉。指腹壁有脉络显现）。此其候也。

黄帝曰：肠覃何如？

岐伯曰：寒气客于肠外，与卫气相搏，气不得荣，因有所系，癖而内著，恶气乃起，瘜（xī）肉乃生。其始生也，大如鸡卵，稍以益大，至其成，如怀子之状，久者离岁，按之则坚，推之则移，月事以时下，此其候也。

黄帝曰：石瘕（石瘕：因寒邪侵袭，使瘀血停留于子宫的一种病）何如？

岐伯曰：石瘕生于胞中，寒气客于子门，子门闭塞，气不得通，恶血当泻不泻，衃以留止，日以益大，状如怀子，月事不以时下。皆生于女子，可导而下。

黄帝曰：肤胀、鼓胀，可刺邪？

岐伯曰：先泻其胀之血络，后调其经，刺去其血络也。

黄帝问：鼓胀病是怎样的呢？

岐伯说：患者腹部鼓胀，全身肿大，与肤胀相同，皮肤呈青黄色，腹部青筋暴起。这就是鼓胀病。

黄帝问：肠覃病是怎样的呢？

岐伯说：肠覃病是寒气滞留于肠外，与卫气相搏，正气不能荣旺，因而有所系结，积聚成癖而附着于内，于是恶气乘机而起，瘜肉随之而生。刚开始时，就像鸡蛋一样大小，此后逐渐长大，疾病一旦形成，患者就像怀孕一样，病程长的可达数年，用手按压则很坚硬，推动时可移动，但月经仍然按时到潮，这就是肠覃。

黄帝说：石瘕病是怎样的呢？

岐伯说：石瘕病生在子宫内，寒邪侵犯，留滞在子宫颈口，使宫颈闭塞，气血凝滞不通。经血不能正常排泄，便凝结成块而留滞于宫内，而且一天比一天增大，样子像是怀了胎儿，月经也不能按时来潮。得这种病的都是妇女，可用通利的方法将凝聚的污血去除。

黄帝说：肤胀与鼓胀可以用针刺治疗吗？

岐伯说：治疗时先用针刺泻有瘀血的脉络，然后调理其经脉，但应以针刺血络去除污血为主。

**【解要】**

　　本节重点讨论了对水胀、肤胀、鼓胀、肠覃、石瘕等病的临床诊断的鉴别，并且分别论述了这些病的病因、病机，对肠覃和石瘕等病指出了治疗原则，对肤胀和鼓胀说明了针刺的方法。

# 第五十八节　贼风：新旧风邪加害引发疾病

## 【题解】

贼，与邪同义；风，指四季气候风气，风气太过称为贼风邪气。贼风邪气侵袭人体会令人发病。本节主要讨论贼风邪气加害于人使人发病的方式和治疗疾病的机理，故名为"贼风"。

## 【原文】

黄帝曰：夫子言贼风邪气伤人也，令人病焉。今有其不离屏蔽，不出空穴(空穴：穴，巢穴。上古之人穴居野处，故称之)之中，卒然病者，非不离贼风邪气，其故何也？

岐伯曰：此皆尝有所伤于湿气，藏于血脉之中，分肉之间，久留而不去；若有所堕坠，恶血在内而不去。卒然喜怒不节，饮食不适，寒温不时，腠理闭而不通。其开而遇风寒，则血气凝结，与故邪相袭，则为寒痹。其有热则汗出，汗出则受风。虽不遇贼风邪气，必有因加而发焉。

## 【译文】

黄帝问岐伯说：你经常讲到，人发生疾病都是因为贼风侵袭人体引起的，可是有的人不离开屏帐遮蔽得很严密的地方，不走出居室，没有遭受贼风邪气的侵袭，却突然生病了，这是什么原因呢？

岐伯回答说：这种情况的形成，一般是因为之前曾受到邪气的伤害而没有察觉的缘故。或曾经被湿邪伤害，湿邪侵袭人体后，藏伏在血脉和分肉中，长期不能消散；或是曾受过跌碰摔倒之类的损伤，恶血在体内不能消散。或大喜大怒而情绪活动不能节制；或饮食、衣着不随节令改变，导致腠理闭塞而不通畅；或是腠理开放时而恰好遭遇风寒，使血气凝结，新受风寒与原先隐伏体内的湿邪之气交互作用，便会形成寒痹。由于这些因素影响使体内有热，则会身体出汗，在出汗时就容易感受风邪。因此，即使不遇贼风邪气，也会由于旧因加新因，使人发生疾病。

黄帝曰：今夫子之所言者，皆患者之所自知也。其毋所遇邪气，又毋怵惕（怵惕：警惕戒惧）之所志，卒然而病者，其故何也？唯有因鬼神之事乎？

岐伯曰：此亦有故邪留而未发，因而志有所恶，及有所慕，血气内乱，两气相搏。其所从来者微，视之不见，听而不闻，故似鬼神。

黄帝曰：其祝（祝：祝由，是古代治疗疾病所使用的一种精神疗法）而已者，其故何也？

岐伯曰：先巫者，因知百病之胜，先知其病之所从生者，可祝而已也。

黄帝问：你讲的这些情况，都是患者自己所知道的。那些既感觉不到有邪气侵袭，又没有惊恐等情志的过度刺激，却突然发病的，这是什么原因呢？是因为有鬼神作祟吗？

岐伯说：这也是因为先有宿邪滞留体内，尚未发作，又由于心中有所憎恶与有所爱慕的事，因而血气内乱不和，新病与宿邪相搏，所以突然发病。因为发病的缘由隐微不显，既看不见，又听不到，所以就好像鬼神作祟一样。

黄帝问：这些疾病既然不是鬼神作祟，为什么能用祝由的方法治愈呢？

岐伯说：古代的巫医，原本知道百病相克相胜的道理，又先了解了疾病发生的原因，因此再用祝由的方法就可把疾病治愈。

【解要】

　　本节主要论述了人体在没有遭受贼风邪气侵袭的时候突然发病的原因，除了新旧邪气加害外，情志有所恶和所慕也是导致发病的原因，并强调虽然有时邪气侵袭人体不易察觉，但是疾病的发生绝不是鬼神等因素所导致，并扼要介绍了用祝由的方法治疗疾病的机理。

# 第五十九节　卫气失常：皮肉、气血、筋骨病变刺法

## 【题解】

　　卫气，张志聪言：阳明水谷之悍气也。常，指卫气所出所主之常所，失常即有沉浮、深浅、太过与不及等不正常情况。本节主要论述卫气失常留滞胸腹之内的症状和有所当刺之处，及有不可刺之时，故名为"卫气失常"。

## 【原文】

　　黄帝曰：卫气之留于腹中，稽（xù）积不行，菀蕴（菀蕴：即郁结不通之意）不得常（常：正常、平常的意思）所，使人支胁胃中满，喘呼逆息者，何以去之？

　　伯高曰：其气积于胸中者，上取之；积于腹中者，下取之；上下皆满者，傍取之。

　　黄帝曰：取之奈何？

　　伯高对曰：积于上（上：相对于腹而言，胸为上），泻人迎、天突、喉中；积于下者，泻三里与气街；上下皆满者，上下取之，与季胁之下一寸；重者，鸡足取（鸡足取：一种针刺手法）之。诊视其

## 【译文】

　　黄帝问：卫气滞留在腹内，蓄积聚藏而运转失常，无法到达它平常周流循行的地方，使人产生胸胁、胃脘胀满、喘息气逆等症状，用什么方法来治疗这些疾病呢？

　　伯高说：气郁不畅，积聚在胸中的，就取上部的腧穴治疗；积聚在腹中的，就取下部的腧穴治疗；胸部、腹部都气结胀满，取上下及旁近的穴位治疗。

　　黄帝问：选取哪些穴位刺治呢？

　　伯高回答说：卫气郁积在胸中，当泻足阳明胃经的人迎穴，任脉的天突穴和廉泉穴；卫气聚积在腹部的，针泻三里穴、气街穴；胸部、腹部都气结胀满的，刺治在上的人迎穴、天突穴、喉中，在下的三里穴、气街穴，以及中部季胁下一寸处的章门穴；胀满严重

脉，大而弦急，及绝不至者，及腹皮急甚者，不可刺也。

黄帝曰：善。

黄帝问于伯高曰：何以知皮肉、气血、筋骨之病也？

伯高曰：色起两眉薄泽者，病在皮；唇色青黄赤白黑者，病在肌肉；营气濡然（濡然：濡，湿润的意思；濡然，形容皮肤多汗而非常湿润的样子）者，病在血气；目色青黄赤白黑者，病在筋；耳焦枯受尘垢者，病在骨。

黄帝曰：病形何如，取之奈何？

伯高曰：夫百病变化，不可胜数，然皮有部（皮有部：指皮有一定的部署），肉有柱（肉有柱：上下肢肌肉坚厚隆起，有支柱作用，所以称为肉有柱），血气有输，骨有属（骨有属：属，指关节部位。因为两骨相接的部位都是关节，所以称为骨有属）。

黄帝曰：愿闻其故。

伯高曰：皮之部，输于四末；肉之柱，有臂胫诸阳，分肉之间，与足少阴分间；血气之输，输于诸络，气血留居，则盛而起；筋部无阴无阳，无左无右，候病所在；骨之属者，骨空之所以受液，而益脑髓者也。

的，则用鸡足针法，就近取上中下各穴刺治。如果患者的脉大而弦急，或脉绝不至以及腹皮绷急紧张，就不能用针刺治疗。

黄帝说：讲得好。

黄帝接着问伯高说：应该如何诊察皮肉、气血、筋骨的病变呢？

伯高说：病色出现在两眉间而且缺乏光泽的，病在皮肤；唇色发青、发黄、发赤、发白或发黑的，病在肌肉；营气外泄，皮肤汗多而湿的，病在血脉；目色呈现青、黄、赤、白、黑的，病在筋；耳干枯、多耳垢的，则病变在骨。

黄帝问：疾病的表现及变化是怎样的呢？应当如何治疗？

伯高说：很多疾病的变化，无法一一列举。然而皮有皮部分区，肉有结块突起之处，血气有所输注，骨骼有所连属。

黄帝说：我想听听其中的缘由。

伯高说：皮之分部，在四肢末端的浅表部位；肉之柱，在上肢的臂、下肢的胫，手足六阳经肌肉隆起之处，以及足少阴经循行路线上的肌肉丰厚之处；血气之输，在诸经的络穴，当血气留滞时，则络脉壅胀而隆起；病在筋部的，则无分其阴阳左右，只需候察疾病所在部位而加以针治。病在骨的，当取治骨的连属处，即骨节的间隙，它们是接受髓液而补益脑髓的。

黄帝曰：取之奈何？

伯高曰：夫病变化，浮沉深浅，不可胜穷，各在其处，病间（间：清浅的意思）者浅之，甚者深之，间者小（小：这里是取穴少的意思）之，甚者众之。随变而调气，故曰上工。

黄帝问于伯高曰：人之肥瘦大小寒温（寒温：指两种不同的体质），有老壮少小，别之奈何？

伯高对曰：人年五十已上为老，三十已上为壮，十八已上为少，六岁已上为小。

黄帝曰：何以度知其肥瘦？

伯高曰：人有肥、有膏（膏：指肌肉松懈的一类人）、有肉（肉：指脂肪肥厚的胖人）。

黄帝曰：别此奈何？

伯高曰：䐃肉坚，皮满者，肥；䐃肉不坚，皮缓者，膏；皮肉不相离者，肉。

黄帝曰：身之寒温，何如？

伯高：膏者其肉淖；而粗理者身寒，细理者身热。脂（脂：疑为"肥"，指肌肉肥厚、健壮的人）者其肉坚，细理者热，粗理者寒。

黄帝曰：其肥瘦大小，奈何？

黄帝问：应当怎样进行治疗呢？

伯高说：由于疾病的变化，或浮或沉，或深或浅，不可穷尽，基本的原则应根据发病的部位和病情进行针刺，病轻的浅刺，病重的深刺，病轻的用针要少，病重的用针要多。能随着病情的变化而调治经气，且治疗得当，才是医术高明的医生。

黄帝问：人的体态有肥瘦，身形有大小，体表有寒温，而且年龄有老、壮、少、小，怎样才能区分呢？

伯高回答说：人的年龄到五十岁以上的称为老，三十岁以上的称为壮，十八岁以上的称为少，六岁以上的则称为小。

黄帝问：用什么标准来衡量人体的肥与瘦呢？

伯高说：人的体态有肥型、膏型、肉型的不同。

黄帝问：应当怎样区分人的肥、膏、肉三种类型呢？

伯高说：肉丰厚坚实，皮肤丰满的为肥型；肉不坚实，皮肤松弛的，属膏型；皮肉紧连不相分离的，属肉型。

黄帝问：人的身体有寒有温，怎样区分呢？

伯高说：膏型的人肌肉特别湿润，皮肤腠理粗糙，身体多寒；皮肤腠理细腻，身体多热。脂［肥］型的人肌肉坚实，纹理细密的身热；皮肤腠理粗疏的，身体多寒。

黄帝问：体态肥瘦、身形大小是怎样区别的呢？

伯高曰：膏者，多气而皮纵缓，故能纵腹垂腴。肉者，身体容大。脂者，其身收小。

黄帝曰：三者之气血多少，何如？

伯高曰：膏者多气，多气者热，热者耐寒。肉者多血则充形，充形则平。脂者，其血清，气滑少，故不能大。此别于众人者也。

黄帝曰：众人奈何？

伯高曰：众人皮肉脂膏不能相加（不能相加：匀称的意思）也，血与气不能相多，故其形不小不大，各自称其身，命曰众人。

黄帝曰：善。治之奈何？

伯高曰：必先别其三形，血之多少，气之清浊，而后调之，治无失常经。是故膏人，纵腹垂腴；肉人者，上下容大；脂人者，虽脂不能大者。

伯高说：膏型的人阳气充足，皮肤宽缓，所以腹肌松弛，肚囊下垂；而肉型的人，身体宽大；脂［肥］型的人，肌肉坚实而身形较小。

黄帝问：这三种类型的人的气血多少有什么差别呢？

伯高说：膏型的人多气，多气的身热，身热的就耐寒；肉型的人，阴血偏盛，能充养肌肉形体，气质平和；脂［肥］型的人血清，气滑而少，所以身形不大。这就是脂［肥］、膏、肉三种人气血多少的大概情况，与一般人有所不同。

黄帝说：一般人的情况是如何的呢？

伯高说：体态身形正常的人，其皮、肉、脂、膏都比较均匀，血与气也能保持平衡，没有偏多的情况，所以其身形不大不小，很匀称，这就是一般人的大概情况。

黄帝说：讲得好。那么，当这三种人生病时，应当如何进行治疗呢？

伯高说：首先必须分清这三种不同类型的人的气血多少以及气的清浊，然后再加以调治，再根据具体情况用常法治疗。在此还要重述一下，膏型的人形体宽肥腹肉下垂；肉型的人身体上下都很宽大；脂［肥］型的人的脂肪虽然很多，但体型大。

**【解要】**

　　本节主要论述了人体卫气失常可能造成的病变及治疗。先说明卫气失常后产生的病变和针刺治法，然后阐述了在诊断皮、肉、气血、筋、骨等病变时要注意人体特征的变化，最后指出肥、膏、肉三种不同体质人的气血多少的差异与体型之不同。

## 第六十节　玉版：针刺的顺逆、各脉忌宜

**【题解】**

　　玉，珍贵石料，此用来比喻文中所阐述的内容非常重要。版，刻写、记录方式。玉版就是将重要的内容刻写到玉石上。本节论述针是治病的重要工具，一些特殊疑难疾病都可针刺治疗。同时，指出针刺讲逆顺，要注意刺各经脉忌宜，这些都像珍宝一样重要，故名为"玉版"。

**【原文】**

　　黄帝曰：余以小针为细物也，夫子乃言上合之于天，下合之于地，中合之于人，余以为过针之意矣，愿闻其故。

　　岐伯曰：何物大于针乎？夫大于针者，惟五兵（五兵：此指五种兵器）者焉。五兵者，死之备也，非生之具也。且夫人者，天地之镇（天地之镇：镇，即最重要之意。这句话的意思是天地间最重要的）也，其不可不参乎？夫治民者，亦惟针焉。夫针之与五兵，其孰小乎？

　　黄帝曰：病之生时，有喜怒不测，饮食不节，阴气不足，阳气有余，营气不行，乃发为痈疽。阴阳不通，两热相搏，乃化

**【译文】**

　　黄帝对岐伯说：我认为针具是一套极其细小的东西，你却说它上合于天，下合于地，中合于人，我认为这夸大了针的作用，请你讲一讲其中的道理。

　　岐伯说：天下万物有什么比针更大的呢？对人的生命而言，比针大的，有刀、剑、矛、矢、戟这五种兵器。但兵器是为杀人而准备的，不是治病救人的工具。而人是天地间最可宝贵的，其重要性怎可不能与天地相比拟参合呢？治疗百姓的疾病，针是不可缺少的。那么，针与各种兵器相比，究竟哪个小呢？

　　黄帝说：人的疾病初发时，是由喜怒无常、饮食不节引起的，导致阴气不足，阳气有余，营气运行不畅，营气瘀滞不畅与阳热互结而发为痈疽。由于阴阳之气不能畅通，

为脓，小针能取之乎？

岐伯曰：圣人不能使化者，为之，邪不可留也。故两军相当（两军相当：当，面对面。比喻正邪二气如两支军队一样对峙），旗帜相望，白刃陈于中野者，此非一日之谋也。能使其民，令行禁止，卒无白刃之难者，非一日之教也，须史之得也。夫至使身被痈疽之病，脓血之聚者，不亦离道远乎？夫痈疽之生，脓血之成也，不从天下，不从地出，积微（积微：从细微处累积）之所生也。故圣人自治于未有形也，愚者遭其已成也。

黄帝曰：其已形，不予遭，脓已成，不予见，为之奈何？

岐伯曰：脓已成，十死一生，故圣人弗使已成，而明为良方，著之竹帛，使能者踵（踵：脚后跟，此为继承的意思）而传之后世，无有终时者，为其不予遭也。

黄帝曰：其已有脓血，不以小针治乎？

岐伯曰：以小治小者，其功小；以大治大者，其功大；以小治大者，多害。故其已成

而邪热结聚逼迫，于是化而为脓，像这样的病，能用小针刺治吗？

岐伯说：圣人不能使邪气消失自化，就会及早进行治疗并使痈疽不至于化脓，不让邪气长久地留滞在人体内。因为两军对阵，旗帜相望，锋锐的兵器排列在原野，这局面不是一时一日谋划而成的。能使臣民做到有令必行，有禁必止；能使兵卒们勇往直前，冲锋陷阵，不怕牺牲，也并不是一天就能教化出来和短时间内所能得到的结果。养身如同治国，身体已经患上痈疽，以至脓血积聚，这时再用小针治疗，这不是离开养生之道太远了吗？冰冻三尺，非一日之寒。痈疽的发生，脓血的形成，不是从天上掉下来的，也不是从地下钻出来的，而是细微的病因累积而成。所以高明的医生，在痈疽没有形成之前，就进行预防；愚笨的医生不知道养生防病，治疗的都是痈疽已经形成的患者。

黄帝问：痈疽已经形成，而未予重视；已经化脓，却没有发现，这该如何治疗呢？

岐伯说：痈疽脓已形成的，一般来说是九死一生的。所以高明的医生能早期诊断，及时治疗，不使痈疽形成化脓，并且研制出有效的药方，把它书写在竹帛上，让有志于钻研医术的人继承、传播于后世，使它永不失传，正是为了不让人们遭受痈疽病的痛苦啊！

黄帝问：既然痈疽已经化脓之后，就会危及生命，那么可以用小针导流放脓吗？

岐伯说：用小针刺治小痈疽，功效小；用大针刺治大痈疽，功效大；如果用小针刺治大痈疽，多有伤害。所以，已成脓血的，只有取用

脓血者，其唯砭石铍锋之所取也。

黄帝曰：多害者，其不可全乎？

岐伯曰：其在逆顺焉。

黄帝曰：愿闻逆顺。

岐伯曰：以为伤者，其白眼青黑眼小，是一逆也；内药而呕者，是二逆也；腹痛渴甚，是三逆也；肩项中不便，是四逆也；音嘶色脱（音嘶色脱：有两种说法，一种认为心主言，心合脉，其荣色也，音嘶色脱是心伤的表现。另一种说法认为音嘶是肺衰的表现，色脱为五脏衰的表现），是五逆也。除此五者，为顺矣。

黄帝曰：诸病皆有逆顺，可得闻乎？

岐伯曰：腹胀，身热、脉大，是一逆也；腹鸣而满，四肢清，泄，其脉大，是二逆也；衄（衄：衄血、出血的意思）而不止，脉大，是三逆也；咳且溲血，脱形，其脉小劲，是四逆也；咳，脱形，身热，脉小以疾，是谓五逆也。如是者，不过十五日而死矣。

其腹大胀，四末清，脱形，泄甚，是一逆也；腹胀便血，其脉大，时绝，是二逆也；咳，溲血，形肉脱，脉搏，是三逆也；呕血，胸满引背，脉小而疾，是四逆也；咳呕腹胀，且飧泄，其脉绝，是

砭石或铍针、锋针，挑破痈疽，排出脓液，才能取得好的疗效。

黄帝问：如果痈疽因用针不当而恶化，患者的生命就不能保全了吗？

岐伯说：那要看病证是逆是顺了。

黄帝说：我想知道顺逆的具体情况。

岐伯说：患痈疽病的人，白睛青，黑眼变小，是逆证之一；服药即呕吐的，是逆证之二；腹部疼痛，且渴得厉害，这是三逆；肩部、项部动转不灵活，这是四逆；声音嘶哑，面无血色，这是五逆。除去这五种逆象，其他的便是顺证了。

黄帝问：各种疾病都有逆顺的情况，你能讲给我听听吗？

岐伯说：腹胀，身热，脉大，这是逆证之一；腹内鸣响而且胀满，四肢清冷，泄泻，脉大，这是逆证之二；鼻出血不止，脉大，是逆证之三；咳喘而尿血，形体消瘦，脉小而强劲，是逆证之四；咳嗽，形体消瘦，身热，脉小而频，这是逆证之五。如果出现以上五种逆证情况，不超过十五天人就会死亡。

患者腹部胀得严重，四肢清冷，形体消瘦，泄泻严重，这是逆证之一；腹部胀大，大便下血，脉大而时有间歇，是逆证之二；咳嗽而尿血，形肉瘦脱，脉坚搏指有力，真脏脉见，是逆证之三；呕血，胸部胀满，牵引后背，脉小而且疾数，真元大亏，是逆证之四；咳嗽、呕吐，腹部胀

五逆也。如是者，不及一时而死矣。工不察此者而刺之，是谓逆治。

黄帝曰：夫子之言针甚骏（骏：这里是大的意思），以配天地，上数天文，下度地纪（地纪：地理的意思），内别五脏，外次六腑，经脉二十八会（经脉二十八会：此指手足十二经脉，左右共二十四脉，加阴跷、阳跷、任督二脉共二十八条），尽有周纪（周纪：指经脉运行都有一定的循行走向交汇的地方）。能杀生人，不能起死者，子能反之乎？

岐伯曰：能杀生人，不能起死者也。

黄帝曰：余闻之则为不仁，然愿闻其道，弗行于人。

岐伯曰：是明道也，其必然也，其如刀剑之可以杀人，如饮酒使人醉也，虽勿诊，犹可知矣。

黄帝曰：愿卒闻之。

岐伯曰：人之所受气者，谷也。谷之所注者，胃也。胃者，水谷气血之海也。海之所行云气者，天下也。胃之所出气血者，经隧也。经隧者，五脏六腑之大络也，迎而夺之而已矣。

满，而泄泻不止，完谷不化，脉绝不至，这是逆证之五。如果出现以上五种逆证，不到一天人就会死亡。如果医生不细察这些症状而轻易地用针刺治疗，就是误治。

黄帝说：先生曾经说针这东西极不寻常，与天地相配合，上效法于天文，下取法于地理，与自然界变化的规律相适应。在人体方面，内则分别与五脏相关联，外则依次与六腑相贯通，知道二十八经脉的会合，都有其循环周转的条理。但针刺不当，也能杀死活人，而不能使死者复生，你有什么办法改变这种情况吗？

岐伯说：医生针治不当，就有可能用针刺死活人，但针治得当，也不能使死人复活。

黄帝说：我听到这类针刺不当致人死亡的事情，认为是医生无能无德。不过，我还是想听听其中道理，如何让这类事情不再发生。

岐伯说：这是显而易见的道理，也是很明显的结果，就像刀剑可以杀人，饮酒过多可以醉人一样，即使不加诊察，也可明白其中道理。

黄帝说：那就请你详细地讲一讲。

岐伯说：人身所禀受的精气，来源于水谷，水谷输注到胃里，所以把胃称为水谷气血之海。海水蒸发上升形成云气，云气布散于天空，下降为雨。胃所化生的气血，要随着十二经的经隧流动。经遂，就是联络五脏六腑的大络，如果在这些经络的要害部位用针不当，则会劫夺真气，患者就会死亡。

黄帝曰：上下有数乎？

岐伯曰：迎之五里（里：手阳明大肠经穴位，在肘上三寸，是古今医家公认禁刺的部位），中道而止，五至而已，五往而脏之气尽矣，故五五二十五而竭其输矣，此所谓夺其天气者也，非能绝其命而倾其寿者也。

黄帝曰：愿卒闻之。

岐伯曰：阚门而刺（阚kuī门而刺：门，是气血出入的门户；阚门，于门外偷看，此为浅之意）之者，死于家中；入门而刺（入门而刺：此为深刺之意）之者，死于堂上。

黄帝曰：善乎方，明哉道。请著之玉版，以为重宝，传之后世，以为刺禁，令民勿敢犯也。

黄帝问：上下手足各条经脉，针刺有什么忌宜吗？

岐伯说：如果误用迎而夺之的泻法，针刺手阳明大肠经的五里穴，就会使脏气运行到中途就停止。某一脏的真气，一般是误刺五次便衰竭，如果误刺超过五五二十五次，会使五脏输注的脏气全部泻出。这里所谓劫夺人的真气，绝其性命，使其短寿，并不是针本身的罪过，而是由于不知道禁刺的人误刺的结果。

黄帝说：我想听听你更详细地讲解其中的道理。

岐伯说：在气血出入门户的要害部位如果妄行针刺，刺得浅则使患者回到家中后死亡；刺得深则会使患者当场死在医生的诊室里。

黄帝说：你讲得好啊，道理论述得很透彻！请把这些刻录在玉版上，作为珍宝收藏，传于后世，作为针刺的禁忌，使人们时刻警惕，不再犯忌。

【解要】

本节主要从施小针与天地相参的角度，说明了针（各类针）的重要作用，指出了痈疽发生的原因，阐述疾病都有逆顺的情况，要区别不同情况，就需要仔细辨别，并指出上下手足各条经脉，有一定的禁刺范围，针刺治疗时，要保持警惕，不要犯忌。

# 第六十一节 五禁：针刺治疗的忌宜

## 【题解】

五禁，针灸禁忌之一。本节主要论述针刺的种种宜忌，包括禁、夺、过、逆、宜等。马莳注解"五禁"言：内有五禁、五夺、五过、五逆、九宜等法，然以五禁为首，故名为"五禁"。

## 【原文】

黄帝问于岐伯曰：余闻刺有五禁。

岐伯曰：禁其不可刺也。

黄帝曰：余闻刺有五夺。

岐伯曰：无泻其不可夺者也。

黄帝曰：余闻刺有五过。

岐伯曰：补泻无过其度。

黄帝曰：余闻刺有五逆。

岐伯曰：病与脉相逆，命曰五逆。

黄帝曰：余闻刺有九宜。

岐伯曰：明知九针之论，是谓九宜。

黄帝曰：何谓五禁，愿闻其不可刺之时。

## 【译文】

黄帝问岐伯说：我听说针刺之法有五禁。

岐伯说：所谓五禁就是指在五个禁日不可对相应的部位施行针刺。

黄帝说：我听说针刺有五夺。

岐伯说：所谓五夺是指在患者身体状况不允许再亏损的时候，禁止使用泻法，以免更伤元气。

黄帝说：我听说针刺禁忌中还有所谓五过。

岐伯说：所谓五过，是指补泻不要超过常度，超常则为过。

黄帝说：我听说针刺有五逆。

岐伯说：所谓五逆，是指病状与脉象相反的五种状况。

黄帝说：我听说针刺有九宜。

岐伯说：清楚地了解九针的理论，并能恰当运用，这就叫九宜。

黄帝问：什么叫五禁？我想知道哪些时间不能针刺。

岐伯曰：甲乙日自乘（自乘：意为天干值日。人身某一部位每天都能遇到一个值日的天干），无刺头，无发蒙（发蒙：刺法名。五节刺之一。是治疗头面耳目疾病的一种刺法）于耳内。丙丁日自乘，无振埃（振埃：刺法名。五节刺之一。以刺而愈病，犹如振落尘埃命名）于肩喉廉泉。戊己日自乘四季，无刺腹去爪（去爪：治疗关节等四肢疾病，以及阴囊水肿的一种刺法，详见本书"刺节真邪"篇）泻水。庚辛日自乘，无刺关节于股膝。壬癸日自乘，无刺足胫，是谓五禁。

黄帝曰：何谓五夺？

岐伯曰：形肉已夺，是一夺也；大夺血之后，是二夺也；大汗出之后，是三夺也；大泄之后，是四夺也；新产及大血之后，是五夺也。此皆不可泻。

黄帝曰：何谓五逆？

岐伯曰：热病脉静，汗已出，脉盛躁，是一逆也；病泄，脉洪大，是二逆也；著痹不移，䐃肉破，身热，脉偏绝，是三逆也；淫而夺形，身热，色夭（色夭，病状名。皮肤色泽枯槁无华。见于久病、津液气血严重耗损的患者）然白，乃后下血衃，血衃笃重，是谓四逆也；寒热夺形，脉坚搏，是谓五逆也。

岐伯回答说：因天干与人体相对应，逢甲日、乙日，不要针刺头部，也不要用发蒙法刺耳内。逢丙日、丁日，不要用振埃法刺肩部及喉部的廉泉穴。每逢戊日和己日，不能刺腹部和用去爪法泻水。每逢庚日和辛日，不能刺股部和膝部的穴位。壬癸对应足胫，每逢壬、癸之日不能刺足胫的穴位。这就是所谓五禁。

黄帝问：什么是五夺？

岐伯答道：所谓五夺，是指五种气血津液耗损而造成大虚的病证。形肉已经消瘦，这是一夺；大出血之后，这是二夺；大汗之后，这是三夺；大泄泻之后，这是四夺；刚刚分娩及大出血之后，这是五夺。五夺都会让人元气大伤，不可再用泻法。

黄帝问：什么是五逆？

岐伯说：患热病而脉反倒平静，汗已发出而脉反而躁动，这是一逆；泄泻之后，脉反而洪大，这是二逆；患痹病而长时不愈，肘膝高起处肌肉破损，身热，脉出现偏绝，这是三逆；患肠滞、遗精等而身体消瘦，身上发热，皮肤成粉白色，然后流鼻血，鼻血流而不止，这是四逆；患寒热病，身体消瘦，脉象生硬，坚实有力，这是五逆。

**【解要】**

本节以论述针刺禁忌为中心，强调注意五禁、五夺、五过、五逆等辨别方法，并分别阐释了其含义及症状表现。

# 第六十二节　动输：经脉搏动、气血输注之源

## 【题解】

动，经脉搏动；输，气血传输。本节主要论述经脉搏动不已的原因，手太阴、足少阴、阳明经与气血输注到全身的关系，故名为"动输"。

## 【原文】

黄帝曰：经脉十二，而手太阴、足少阴、阳明独动不休，何也？

岐伯曰：是明胃脉也。胃为五脏六腑之海，其清气上注于肺，肺气从太阴而行之。其行也，以息往来，故人一呼，脉再动，一吸脉亦再动，呼吸不已，故动而不止。

黄帝曰：气之过于寸口也，上十焉息，下八焉伏？何道从还？不知其极。

岐伯曰：气之离藏也，卒然如弓弩之发，如水之下岸，上于鱼以反衰，其余气衰散以逆上，故其行微。

## 【译文】

黄帝问：在人体十二经脉中，为什么只有手太阴肺经、足少阴肾经、足阳明胃经这三条经脉搏动不止呢？

岐伯答道：这就是足阳明胃脉与脉搏跳动的关系。胃是五脏六腑所需营养的来源，胃中食物所化生的精华物质，向上传输到肺，气从手太阴肺经开始，循行于十二经脉。经脉的搏动，是依靠肺气的推动而发生的，因此，人一呼气脉跳动两次，一吸气脉也是跳动两次，呼吸不停止，所以脉搏的跳动也不停止。

黄帝问：手太阴脉气过于寸口，向上传输到肺而息止，下至手的大指端伏藏。它的上下搏动和具体运行是怎样的呢？

岐伯说：手太阴脉气离开脏腑达于经脉时，像离弦之箭一样疾急，如冲决堤岸之洪水一样迅猛，开始时脉势是强盛的。当脉气上达鱼际后，就呈现由盛渐衰的趋势，这是因为脉气至此已经衰散，而且是上行的，所以气行迟缓微弱。

黄帝曰：足之阳明，何因而动？

岐伯曰：胃气上注于肺，其悍气（悍气：此指浮盛之气。指卫气的性质浮散而强劲）上冲头者，循咽，上走空窍（空窍：即孔窍。泛指九窍、汗窍、津窍、精窍等外在的孔窍），循眼系，入络脑，出颃（颃：通"颡"，俗称腮），下客主人，循牙车，合阳明，并下人迎，此胃气别走于阳明者也。故阴阳上下，其动也若一。故阳病而阳脉小者为逆，阴病而阴脉大者为逆。故阴阳俱静，俱动，若引绳相倾者病。

黄帝曰：足少阴，何因而动？

岐伯曰：冲脉者，十二经之海也，与少阴之大络，起于肾下，出于气街，循阴股内廉，邪入腘中，循胫骨内廉，并少阴之经，下入内踝之后。入足下，其别者，邪入踝，出属跗上，入大指之间，注诸络，以温足胫。此脉之常动者也。

黄帝曰：营卫之行也，上下相贯，如环之无端，今

黄帝问：足阳明胃脉因为什么搏动不止呢？

岐伯说：因为胃气向上传输于肺，它的本经气上冲于头部，沿着咽喉上行，输入七窍，又循着眼球深处的脉络向内络于脑，接着从脑出于面部，再下行至客主人穴，再沿牙车，合于足阳明本经，并下行至人迎。这就是胃气别出阳明而又合于阳明，使阳明脉搏动不休的原因。所以，手太阴肺经上的寸口脉和足阳明胃经上的人迎脉，因阳明之气上下贯通，所以它们的跳动也是一致的。如果阳亢而阳明脉反小就是逆象，阴衰而太阴脉大也是逆象。通常，脉气的阴阳动静，是内外相应的，因此，寸口脉和人迎脉应当相互协调，搏动的次数、力量等都应当一致，就像用一条绳索牵动两物一样，既联系又平衡，如果二者之间失去平衡，出现偏象，就会生病。

黄帝问：足少阴肾经的动脉为何跳动不休呢？

岐伯说：足少阴脉的搏动，是因为冲脉是十二经之海，它与足少阴的络脉都起于肾下会阴穴，源出于气冲穴，沿大腿内侧斜入于膝腘窝中，再沿小腿内侧，与足少阴肾经相并，向下入足内踝后面，进入脚下。其中又分出一条支脉，斜入内踝，再进入胫骨与跗骨相连的部位，经足背入大趾之间，最后进入络脉，起到温养胫部和足部的作用。这便是足少阴经脉不停地跳动的原因。

黄帝问：营气和卫气的运行，贯通全身上下，像一个圆环似的难分首尾。如果突然遇到

有其卒然遇邪风，及逢大寒，手足懈惰，其脉阴阳之道，相输之会，行相失也，气何由还？

岐伯曰：夫四末阴阳之会者，此气之大络也。四街（四街：此指头、胸、腹、胫四部的气街）者，气之径路也。故络绝则径通，四末解则气从合，相输如环。

黄帝曰：善。此所谓如环无端，莫知其纪，终而复始，此之谓也。

邪气的侵袭，或受到严寒的刺激，外邪留滞四肢，就会使得手足懈惰无力，经脉阴阳之道和气血传输会合之处将会运行失常，那么，营卫之气是如何往返循环的呢？

岐伯说：四肢是阴阳会合的所在，是脉气循行的大络。头、胸、腹、脐是脉气的路径。邪气阻塞了细小的络脉后，像四街这样的一些大路径就能开通，营卫之气仍然能够运行。当四肢末端的邪气祛除后，各络脉又畅通如初，营卫之气又从这里传输会合，周而复始，循环不止。

黄帝说：讲得好！通过上述阐释，对于脉气如环无端、周而复始运行的道理，我更加明白了。

**【解要】**

本节论述了手太阴、足阳明和足少阴经气血输注的部位，及搏动不休的道理，特别指出胃为五脏六腑之海，为经脉搏动的根本来源。阐述了三经与全身气血传输的关系，指出四末是阴阳经脉相合联络的中心，四街是营卫之气循行必经之路，同时指出四街具有"络绝则经通"的代偿功能。

# 第六十三节　五味论：调适五味有利于健康和治疗

## 【题解】

五味，指饮食五味，即酸、咸、辛、苦、甘五种不同的味道。味道不同，其作用也不同。本节主要论述五味各有所走（酸走胃、咸走血、辛走气、苦走骨、甘走肉），五味偏嗜、太过所出现的病理变化，以及因此引起的各种病证，故名为"五味"。

## 【原文】

黄帝问于少俞曰：五味入于口也，各有所走，各有所病。酸走筋，多食之，令人癃（癃：指小便不利，属癃闭较轻的病）；咸走血，多食之，令人渴；辛走气，多食之，令人洞心（洞心：证名。心中悬吊如空洞）；苦走骨，多食之，令人变呕；甘走肉，多食之，令人悗心。余知其然也，不知其何由，愿闻其故。

少俞答曰：酸入于胃，其气涩以收，上之两焦，弗能出入也。不出即留于胃中，胃中和温，则下注膀胱。膀胱之胞（胞：俗称"尿脬"）薄以懦，得酸则缩绻，约而不通，水道不行，故癃。阴者，积筋之所

## 【译文】

黄帝问少俞说：食有五味，人饮食后，五味分别进入相应的脏腑经络，在其影响下也会发生各自的病变。酸味注入筋，多食酸味，使人小便不通；咸味注入血，多食咸味，使人发渴；辛味注入气，多食辛味，使人感觉心如火烧；苦味注入骨，多食苦味，使人拘挛、呕吐；甘味注入肉，多食甘味，使人心闷。我只知其然但不知其所以然，想进一步了解一下其中的道理。

少俞回答说：酸味进入胃内，它的气涩滞不滑并有收敛作用，向上只能行于上中两焦，不能随着气化运行而出入往来，便停滞在胃中。如果胃中调和温暖，促使它向下注入膀胱，膀胱的尿脬薄而柔软，遇到酸味便会收缩卷曲，导致膀胱出口处也紧缩约束，影响尿液的排出，便会患小

终也，故酸入而走筋矣。

黄帝曰：咸走血，多食之，令人渴，何也？

少俞曰：咸入于胃，其气上走中焦，注于脉，则血气走之。血与咸相得则凝，凝则胃中汁注之。注之则胃中竭，竭则咽路焦，故舌本干而善渴。血脉者，中焦之道也，故咸入而走血矣。

黄帝曰：辛走气，多食之，令人洞心，何也？

少俞曰：辛入于胃，其气走于上焦，上焦者，受气而营诸阳者也。姜韭之气熏之，营卫之气不时受之，久留心下，故洞心。辛与气俱行，故辛入而与汗俱出。

黄帝曰：苦走骨，多食之，令人变呕，何也？

少俞曰：苦入于胃，五谷之气，皆不能胜苦。苦入下脘，三焦之道皆闭而不通，故变呕。齿者，骨之所终也，故苦入而走骨，故入而复出，知其走骨也。

黄帝曰：甘走肉，多食

便不利之症。前阴是宗筋汇聚的地方，所以说酸味进入胃中，是趋走于筋的。

黄帝问：咸味趋走于血分，食咸味过多会使人口渴，是什么原因呢？

少俞说：咸味进入胃中，其气向上趋走于中焦，输注于诸脉，与血相合。咸与血相合使血液浓稠，需要胃中的津液不断地补充稀释。如果这样胃中的津液就不足，就会影响咽部的津液输布，使得咽部和舌根部均感到干燥，而出现口渴的现象。血脉是中焦化生的精微输布周身的通道，血液也出于中焦，咸味上行于中焦，所以咸味进入中焦，便趋走于血。

黄帝问：辛味趋走于气，多食辛味，使人有烧心之感，这是什么原因？

少俞说：辛味入胃后，它的气味行于上焦。上焦的功能是将来自中焦的水谷精微布散到体表。过多食入葱、姜、蒜、韭之类的辛味就会使辛气熏蒸上焦，营卫之气也不时受到辛味的刺激，而长时留滞胃中，所以就有如火烧心的感觉。辛味趋走于卫气，与卫气伴随同行，所以辛味入胃以后，就会和汗一起发散出来。

黄帝问：苦味趋走于骨，多食苦味，会令人呕吐，这又是什么原因呢？

少俞说：苦味入胃后，胃中的五谷之气都敌不过苦味。苦味进入下脘，三焦的气行之路全都闭塞不通，所以拘挛呕吐。牙齿是骨的外露部分，苦味经过牙齿进入体内又随呕吐通过牙齿外出，也说明苦味趋走于骨。

黄帝问：甘味趋走于肌肉，过多食入甘味，

之，令人悗心（悗心：病状名。此指心中烦闷），何也？

少俞曰：甘入于胃，其气弱小，不能上至于上焦，而与谷留于胃中者，令人柔润者也。胃柔则缓，缓则虫动，虫动则令人悗心。其气外通于肉，故甘走肉。

使人感到心胸烦闷，是什么原因呢？

少俞说：甘味进入胃中，其气弱小，不能上行至于上焦，而是与谷物一起留在胃中，所以胃气变得柔润。胃柔则气缓，胃壁松弛，容易化湿生虫，寄生虫喜食甘味而在胃中蠕动，所以使人感到心中烦闷。甘味可以入脾，脾主肌肉，所以说甘味趋走于肉。

【解要】

本节主要论述了五味同人体经络、脏腑的关系，揭示了"五味入于口也，各有所走，各有所病"的道理，以及五味偏嗜、太过可能出现的病理变化，提醒医者临证时，对患者的饮食五味要多加询问并指导其调配，以提高疗效。

# 第六十四节　阴阳二十五人：人与自然界变化的对应关系

## 【题解】

在《内经》中，阴阳五行学说贯彻始终，本节便是按照人体的肤色、体形、禀性、态度和对自然界变化的适应能力等方面的特征，归纳总结出木、火、土、金、水五种不同的体质类型；再根据五音太少、阴阳属性、体态和生理特征等方面，又将每一类型划分为五类，即成为二十五种体质类型；再分别对各类型的人在生理、病理和治疗上的特异性进行分析，故名为"阴阳二十五人"。

## 【原文】

黄帝曰：余闻阴阳之人，何如？

伯高曰：天地之间，六合之内（六合之内：四方上下六度空间。此指宇宙间），不离于五，人亦应之。故五五二十五人之形而阴阳之人不与焉。其态又不合于众者五，余已知之矣。愿闻二十五人之形，血气之所生，别而以候，从外知内，何如？

岐伯曰：悉乎哉问也！此先师之秘也，虽伯高犹不能明之也。

黄帝避席，遵循而却（遵

## 【译文】

黄帝说：我听说人有阴阳属性的不同，应当如何区别呢？

伯高说：天地之间，宇宙之内，一切事物的变化，都离不开木、火、土、金、水五行变化原理，人也是这样。所以五五二十五种类型的人，对应五行各有不同特性，但并不包括阴阳两类人。这二十五种类型的人的形体特征、性格特点与阴阳类型的人是不同的。这些我已经知道了。我想听听二十五种人的形态及其血气的生成情况，从而在治疗时能够分别诊察，由外知内，可以满足我的要求吗？

岐伯说：您问得真详细啊！这是先师的秘要，就连伯高也还不能完全了解它。

黄帝离开座位，后退几步，恭敬地说：我

循而却：此为不敢前进和后退之意），曰：余闻之，得其人弗教，是谓重失，得而泄之，天将厌之。余愿得而明之，金柜藏之，不敢扬之。

岐伯曰：先立五形金木水火土，别其五色，异其五形之人，而二十五人具矣。

黄帝曰：愿卒闻之。

岐伯曰：慎之慎之，臣请言之。

木形之人，比于上角（上角：是五音之一，属木，是以木音作为分类的符号）似于苍帝（苍帝：神话中的上天五帝之一。东方色青为苍帝，此处是形容木形的人皮肤呈现苍色）。其为人，苍色，小头，长面，大肩背，直身，小手足，好有才，劳心，少力，多忧，劳于事。能春夏不能秋冬，感而病生，足厥阴佗佗然（佗佗然：雍然自得的样子）。大角之人，比于左足少阳，少阳之上遗遗然（遗遗然：自得的样子）。左角之人，比于右足少阳，少阳之下随随然（随随然：顺从的样子）。钛（dài）角之人，比于右足少阳，少阳之上推推然。判角之人（判角之人：判角，即大角之下，比于左足少阳）比于左足少阳，少阳之下栝（tiǎn）栝然。

火形之人，比于上徵（上徵：

听说，遇到适当的人而不把秘学传授给他，就是双重损失，得到医道而随意外泄，就连上天也会厌弃他。我愿听你讲讲医道并彻底弄明白它，并将之藏在金柜里，不敢随便传扬出去。

岐伯说：首先应当明确木、火、土、金、水五种类型，然后再辨别五色，区分五种基本形态，这样就很容易知道二十五种人的形态了。

黄帝说：请详细地讲解一下这些类型的人。

岐伯说：一定要非常谨慎地辨别啊，就让我一一讲述吧。

属木形的人，同五音中的上角相比类，就像东方的苍帝一样。这样的人，皮肤呈苍色，头小面长，肩阔背平，身躯挺拔，手足小，有才气，好劳心，力小，常为各种事务忧心劳神。能耐受春夏的温热，不能耐受秋冬的寒凉，在秋冬季节容易受病邪而生病，属于足厥阴肝经，他们的性格特征是雍容自得的。木形中属于大角的一类人，可类比左足少阳之上，其情态是意满自得的。木形中属于左角的一类人，可类比右足少阳之下，其特征是和顺的。右之上方，在木音中属于钛角类型的人，可类比右足少阳经之上，其特征是积极、向上、进取。在左下方，在木音中属于判角的人，可类比左足少阳经之下，其特征是举止大方，刚正不阿。

属火形的人，同五音中的上徵相比类，

徵，五音之一），似于赤帝。其为人赤色，广䯏（yǐn），锐面小头，好肩背髀腹，小手足，行安地，疾行摇，肩背肉满，有气轻财，少信，多虑，见事明，好颜，急心，不寿暴死。能春夏不能秋冬，秋冬感而病生，手少阴核核然（核核然：真实的意思）。质徵之人，比于左手太阳，太阳之上肌肌然（肌肌然：见识肤浅的样子）。少徵之人，比于右手太阳，太阳之下慆慆然（慆慆然：多疑的样子）。右徵之人，比于右手太阳，太阳之上鲛鲛然（鲛鲛然：踊跃的样子）。质判之人，比于左手太阳，太阳之下支支颐颐然（支支颐颐然：形容怡然自得无忧愁的样子）。

土形之人，比于上宫，似于上古黄帝。其为人黄色，圆面，大头，美肩背，大腹，美股胫，大手足，多肉，上下相称，行安地，举足浮，安心，好利人，不喜权势，善附人也。能秋冬不能春夏，春夏感而病生。足太阴敦敦然（敦敦然：诚恳而忠厚的样子）。太宫之人，比于左足阳明，阳明之上婉婉然（婉婉然：平和、柔顺的样子）。加宫之人，比于左足阳明，阳明之下坎

与天上的南方赤帝相似。其特征是皮肤呈赤色，脊背宽广，颜面瘦小，头小，肩背髀腹各部的发育均匀健美，手足小，步履稳健，心性急躁，走路时身体摇晃，肩背部肌肉丰满，办事时有气魄，不看重钱财，但又少守信用，多思虑，明白事理，面部颜色红润健康，性情急躁，不能长寿，多暴病而死。耐春夏，不耐秋冬，秋冬时容易感受不正之气而得病。这一类型的人，属于手少阴心经，其情态为诚实可信的样子。禀火气之偏的有上下左右四类：在左上方，在火音中属于质徵类型的人，可类比左手太阳经之上，其特征是为人比较轻浮，见识肤浅。在右下方，在火音中属于少徵类型的人，可类比右手太阳经之下，其特征是善动而多疑。在右上方，在火音中属于右徵类型的人，可类比右手太阳经之上，其特征是踊跃而不甘落后。在左下方，火音中属于质判的一类人，可类比左手太阳之下，其特征是逍遥自得无忧无虑。

属土形的人，同五音中的上宫相比类，与天上中央一方的黄帝相似。其特征是皮肤呈现黄色，圆脸，头大，肩背部发育匀称美好，腹大，下肢股胫修长健美，手足大，肌肉丰满，全身上下都很匀称，步履稳健而行走时脚步落地也很轻，人也安静，做事慎重，乐意帮助别人，不喜欢权势，善于团结人。能耐受秋冬的寒凉而不能耐受春夏的温热，在春夏季节易感邪生病。这一类的人，属于足太阴脾经，其特征是诚实厚道。土形中属于太宫的一类人，可

坎然（坎坎然：喜悦的样子）。少宫之人，比于右足阳明，阳明之上枢枢然（枢枢然：圆润婉转的样子）。左宫之人，比于右足阳明，阳明之下兀兀然（兀 wù 兀然：细心的样子）。

金形之人，比于上商，似于白帝。其为人方面，白色，小头，小肩背，小腹，小手足，如骨发踵外，骨轻，身清廉，急心，静悍，善为吏。能秋冬不能春夏，春夏感而病生，手太阴敦敦然。钛商之人，比于左手阳明，阳明之上廉廉（廉廉：廉洁的意思）然。右商之人，比于左手阳明，阳明之下脱脱（脱脱：潇洒的意思）然。大商之人，比于右手阳明，阳明之上监监（监监：明察是非的意思）然。少商之人，比于右手阳明，阳明之下严严然（严严然：严肃庄重的样子）。

水形之人，比于上羽，似于黑帝。其为人黑色，面不平，大头，廉颐，小肩，大腹，大手足，发行摇身，下尻长，背延延然（延延然：形容很长的样子），不敬畏，善欺绐（欺绐 dài：欺骗），人，戮死。能秋冬不能春夏，春夏感

类比左足阳明之上，其特征是和顺。土形中属于加宫的一类人，比类于左足阳明经之下，其特征是喜悦快活。土形中属于少宫的一类人，可类比右足阳明经之上，其特征是圆转灵活。右之下方，在土音中属于左宫类型的人，可类比右足阳明经之下，其特征是专心致志。

属金形的人，同五音中的上商相比类，与天上的西方白帝相似。其形体特征是皮肤呈白色，面部呈方形，头小，肩背瘦小，腹小，手足小，足跟坚硬，好像骨头长在足踵的外面一样，骨骼轻，行动和思维敏捷，禀性廉洁，情性急躁，静则安，动则悍猛，适合于做官。能耐受秋冬的寒凉，不能耐受春夏的温热，在春夏季节易感邪生病。这一类型的人，属于手太阴肺经，其特点是处事果决敢断。金形中属于钛商的一类人，可类比左手阳明之上，其特征是廉洁自守。金形中属于右商的一类人，比类于左手阳明之下，其特征是从容舒缓。金形中属于大商的一类人，可类比右手阳明之上，其特征是明察是非。右之下方，在金音中属于少商类型的人，可类比右手阳明经之下，这类人的特点是庄重威严。

属水形的人，同五音中的上羽相比类，与天上的北方黑帝相似。其特征是皮肤呈现黑色，面不平，头大，腮部有棱角，肩部瘦小，大腹便便，手足大，行走时身体摇晃，尻尾部较长，脊背部也较长，对人不敬重也不会惧怕，喜欢欺辱弱者，容易被人戮杀。能耐受秋冬的寒凉，不能耐受春夏的温热，

而病生，足少阴汗汗然（汗wū汗然：卑下的样子）。大羽之人，比于右足太阳，太阳之上颀颀（颀颀：得意的意思）然。少羽之人，比于左足太阳，太阳之下纤纤（纤纤：迂曲的意思，这里形容性情不直爽）然。众之为人，比于右足太阳，太阳之下洁洁然（洁洁然：安静的样子）。桎之为人，比于左足太阳，太阳之上安安然（安安然：形容泰然自若的样子）。是故五形之人，二十五变者，众之所以相异者是也。

黄帝曰：得其形，不得其色，何如？

岐伯曰：形胜色，色胜形者，至其胜时年加（至其胜时年加：加，疑为"忌"。所谓年忌，就是不利于其人的年龄。当形色相胜的时候，正值有年忌相加，这样就容易患病），感则病行，失则忧矣。形色相得者，富贵大乐。

黄帝曰：其形色相胜之时，年加可知乎？

岐伯曰：凡人之大忌常加九岁。七岁，十六岁，二十五岁，三十四岁，四十三岁，五十二岁，六十一岁，皆人之大忌，不可不自安也，感则病行，失则忧

在春夏季节易感邪生病。这一类的人，属于足少阴肾经，他们的性格特征表现为为人卑下。水形中属于大羽的一类人，可类比右足太阳之上，其特征是意满自得。水形中属于少羽的一类人，可类比左足太阳之下，其特征是性行犹豫而不直爽。水形中属于众羽的一类人，可类比右足太阳之下，其特征是洁身自好。水形中属于桎羽的一类人，可类比左足太阳之上，其特征是泰然自若。所以，木、火、土、金、水五种形态的人，因各自的天赋不同，特征也各不相同，彼此各有短长。

黄帝问：一些人有以上二十五种类型的某一形体特征，却没有相应的皮肤颜色，将会怎样呢？

岐伯说：按照五行生克的规律，形体的五行属性被肤色的五行属性所克，或是肤色的五行属性被形体的五行属性所克，再碰上相克的时令和应避忌的岁数，感受了邪气，就会得病，如果治疗不及时或治疗不当，就值得忧虑了。如果形体与皮肤颜色相称，则是富贵健康的象征。

黄帝问：在形体和肤色相互克制的时候，能够知道哪些年龄段有禁忌吗？

岐伯说：一般而言，年忌可分为五个年龄段。从七岁这一大忌算起，以后每加九年为一大忌。七岁，十六岁，二十五岁，三十四岁，四十三岁，五十二岁，六十一岁，在这些年忌里，人要十分注意对自己身体和精神的保健调养，不然就很容易感受邪气而产生疾病，若再稍有疏失，则会危及生命。所

矣。当此之时，无为奸事，是谓年忌。

黄帝曰：夫子之言，脉之上下，血气之候，以知形气，奈何？

岐伯曰：足阳明之上，血气盛，则髯美长；血少气多，则髯短；故气少血多，则髯少；血气皆少，则无髯，两吻多画（两吻多画：吻，即口角；画，即口角的纹理）。足阳明之下，血气盛，则下毛美长至胸；血多气少，则下毛美短至脐，行则善高举足，足指少肉，足善寒；血少气多，则肉而善瘃（瘃zhú：冻疮）；血气皆少，则无毛，有则稀枯悴，善痿厥足痹。

足少阳之上，气血盛，则通髯美长；血多气少，则通髯美短；血少气多，则少髯，血气皆少，则无须。感于寒湿，则善痹，骨痛、爪枯也。足少阳之下，血气盛，则胫毛美长，外踝肥；血多气少，则胫毛美短，外踝皮坚而厚；血少气多，则胻毛（胻毛：胫毛。指小腿部的毫毛）少，外踝皮薄而软；血气皆少，则无毛，外踝瘦，无肉。

足太阳之上，血气盛，则美眉，眉有毫毛；血多气少，

以凡遇大忌之年，不要做奸邪之事，这就叫年忌。

黄帝问：先生曾说，手足的十二经脉在人体的上部和下部循行，怎样根据经脉气血盛衰的变化，体察形体的表现呢？

岐伯说：足阳明经的上部，如果血气充足旺盛，则两颊的胡须长而美观；如果血少而气多，则胡须较短；如果气少血多，胡须则稀少；如果气血都不旺盛，则会完全没有胡须，口角两旁的纹理较多。足阳明经气血盛衰的变化，表现在人体的下部，如果血气旺盛，则下部的阴毛较长而美，并可延长到胸部；如果血多气少，则阴毛短而美，可延长到脐部，行走时喜好高举两足，足趾的肌肉较少，足部常常感到寒冷；如果血少气多，则容易长冻疮；如果血气都少，则没有阴毛，即使有，也是稀少而枯涩，并且容易发生两足痿厥或痹痛的症状。

足少阳经的上部，如血气充盛，则胡须连鬓而生，美而且长；血多气少，则连鬓胡须美而短；血少气多，则连鬓胡须稀少；血气都少，则无鬓须，感受了寒湿之气，两足容易发生痹痛、骨痛及足指爪甲干枯等。足少阳经脉气血盛衰的变化，显现在人体的下部，气血均旺盛的，则腿胫部的毛美而长，足外踝部肌肉肥厚；血多气少的，则腿胫部的毛美而且短，足外踝部的皮肤坚硬且厚；血少气多的，则腿胫部的毛就会比较少，外踝部皮肤薄弱而软；血气都少，则小腿上无汗毛，足外踝瘦而无肉。

足太阳经脉气血盛衰的变化，体现在人体的上部，如血气充盛，则两眉美好，眉毛清秀

则恶眉（恶眉：指眉毛粗疏不齐），面多小理；血少气多，则面多肉；血气和，则美色。足太阳之下，血气盛，则跟肉满，踵坚；气少血多，则瘦，跟空（跟空：足跟部肌肉瘦弱）；血气皆少，则喜转筋，踵下痛。

手阳明之上，血气盛，则髭美；血少气多，则髭恶；血气皆少，则无髭。手阳明之下，血气盛，则腋下毛美，手鱼肉以温；气血皆少，则手瘦以寒。

手少阳之上，血气盛，则眉美以长，耳色美；血气皆少，则耳焦恶色。手少阳之下，血气盛，则手卷多肉以温；血气皆少，则寒以瘦；气少血多，则瘦以多脉。

手太阳之上，血气盛，则有多须，面多肉以平，血气皆少，则面瘦恶色。手太阳之下，血气盛则掌肉充满，血气皆少则掌瘦以寒。

黄帝曰：二十五人者，刺之有约（有约：约，即约束、规则。指有原则的意思）乎？

且长；血多气少，则两眉枯涩难看，而且面部有许多细小的纹理；血少气多，则面部多赘肉；血气和调，则面色美好。足太阳经脉气血盛衰的变化，反映在人体的下部，如果血气旺盛，则足跟部肌肉丰满、坚实；如果气少血多，则足跟部肌肉瘦弱无力；如果血气都少，则足部易转筋，足跟疼痛。

手阳明经脉气血盛衰的变化，体现在人体的上部，如血气充盛，则嘴上边的胡子长得浓密而有光泽；血少气多，则嘴上边的胡子稀疏枯涩；血气都少，则嘴上边没有胡子。手阳明经脉气血盛衰的变化体现在人体的下部，如血气充盛，则腋毛长得好，而且手鱼部多肉、温暖；气血都虚弱的，则手部的肌肉消瘦而寒凉。

手少阳经脉气血盛衰的变化，体现在人体的上部，如血气充盛，则眉毛美而且长，耳朵皮肉之色润泽；血气都少，则两耳之色枯悴无泽。手少阳经脉气血盛衰的变化体现在人体的下部，如血气充盛，则手多肉而温暖；血气都少，则手消瘦而发凉；气少血多的，则手部肌肉消瘦，而且脉络多浮现于外。

手太阳经脉气血盛衰的变化，体现在人体上部，如血气充盛，则多生髭须，面部多肉而平正；血气都少，则面瘦而色恶。手太阳经脉气血盛衰的变化体现在人体的下部，如血气充盛，则手掌肌肉饱满；如果气血不充足，则手掌部的肌肉消瘦、寒凉。

黄帝问：对于这二十五种不同类型的人，在针刺治疗时有必须依照的原则吗？

岐伯曰：美眉者，足太阳之脉，气血多；恶眉者，血气少；其肥而泽者，血气有余；肥而不泽者，气有余，血不足；瘦而无泽者，气血俱不足。审察其形气有余不足而调之，可以知逆顺矣。

黄帝曰：刺其阴阳，奈何？

岐伯曰：按其寸口人迎，以调阴阳，切循其经络之凝涩，结而不通者，在于身皆为痛痹，甚则不行，故凝涩。凝涩者，致气以温之，血和乃止。其结者，脉结，血不行，决（决：开泄的意思）之乃行。故曰：气有余于上者，导而下之，气不足于上者，推而休之，其稽留不至者，因而迎之。必明于经隧，乃能持之。寒与热争者，导而行之，其宛陈血结者，则而予之。必先明知二十五人，则血气之所在，左右上下，刺约毕也。

岐伯说：眉毛长得好的，是足太阳经脉气血盛多；眉毛稀疏枯涩，则表明气血虚少；肌肉肥满而且润泽，说明血气有余；肥胖而肤色不光润的，是气有余而血不足；肌肉消瘦而无光泽，说明气血均不足。仔细观察人体外在与内在气血有余、不足的状况，再进行调治，不可不知道病势的顺逆，从而避免误治。

黄帝问：如何针刺治疗三阴三阳经的病变？

岐伯说：切按寸口、人迎脉，测知阴阳的盛衰而加以调治，并循沿经络按切，诊察是否凝涩，如果凝结不通，身体会出现痛痹，严重的，则不能行走，所以知其血气凝涩。如果血气凝涩，应用留针补益其阳气以温通血脉，待到血脉和调，就停止这种治疗。气血结聚于络道，血脉结滞不通的，宜针刺放血，消除瘀血。所以说，凡是上部邪气郁结的，应导邪下行；正气不足表现在上的，应揉按肌肤，留针候气；气滞留而不至的，用针刺以迎气使气至。对上述治疗方法，必须明了经脉的通道，才能掌握准确的针刺手法。寒与热相争，就应加以疏导而使气血畅行；血有所蕴积而尚未凝结的，可从旁侧取穴予以刺治。总之，必须先了解二十五种不同类型的人，以及气血盛衰变化在体表的表现部位，取适当穴位予以刺治，针刺的准则也就都在其中了。

【解要】

　　本节以阴阳五行学说为基础，根据人体天赋不同的各种体质归纳为木、火、土、金、水五种类型，又将这五种类型，与五音的阴阳属性及左右上下等一一对应，其中木形之人分为上角、大角、左角（少角）、钛钛角（右角）、判角之人；火形之人分为上徵、质徵（太徵）、少徵、右徵、质判之人；土形之人分为上宫、太宫、加宫、少宫、左宫之人；金形之人分为上商、钛商、右商、左商、少商之人；水形之人分为上羽、大羽、少羽、众羽和桎羽之人，合为二十五种人。用"同中求异"的方法，从五音太少、阴阳属性、体态和生理特征等方面论述了二十五种人的特征，根据这些特征来测候气血的盛衰和脏腑内在变化，并提出了不同的治疗原则、取穴标准。

# 第六十五节　五音五味：分类调治更有效

**【题解】**

　　五音，这里指代表五音所属的相应类型的人。五味，指饮食五味。本节主要论述对以五行分类为基础的五音人的调治，阐释五音人与五谷、五畜、五果、经脉、五脏、五色、五时的配属关系，故名为"五音五味"。

**【原文】**

　　右徵与少徵，调右手太阳上。左商与左徵，调左手阳明上。少徵与大宫，调左手阳明上。右角与大角，调右足少阳下。大徵与少徵，调左手太阳上。众羽与少羽，调右足太阳下。少商与右商，调右手太阳下。桎羽与众羽，调右足太阳下。少宫与大宫，调右足阳明下。判角与少角，调右足少阳下。钛商与上商，调右足阳明下。钛商与上角，调左足太阳下。

**【译文】**

　　属于火音中的右徵和少徵类型的人，应调治右手太阳小肠经的上部。属于金音中左商和火音中左徵类型的人，应当调治左侧手阳明大肠经的上部。属于火音中少徵和土音中大宫类型的人，应当调治左侧手阳明大肠经脉的上部。属于木音中右角和大角类型的人，应当调治右侧足少阳胆经的下部。属于火音中大徵与少徵类型的人，应当调治左侧手太阳小肠经的上部。属于水音中众羽与少羽类型的人，应当调治右侧足太阳膀胱经的下部。属于金音中少商和右商类型的人，应当调治右侧手太阳小肠经的下部。属于水音中桎羽和众羽类型的人，应当调治右侧足太阳膀胱经的下部。属于土音中少宫与大宫类型的人，应当调治右侧足阳明胃经的下部。属于木音中判角和少角类型的人，应当调治右侧足少阳胆经的下部。属于金音中钛商和上商类型的人，应当调治右侧足阳明胃经的下部。属于金音中钛商和木音中上角类型的人，应当调治左侧足太阳膀胱经的下部。

上徵与右徵同，谷麦，畜羊，果杏，手少阴，脏心，色赤，味苦，时夏。上羽与大羽同，谷大豆，畜彘，果栗，足少阴，脏肾，色黑，味咸，时冬。上宫与大宫同，谷稷，畜牛，果枣，足太阴，脏脾，色黄，味甘，时季夏。上商与右商同，谷黍，畜鸡，果桃，手太阴，脏肺，色白，味辛，时秋。上角与大角同，谷麻，畜犬，果李，足厥阴，脏肝，色青，味酸，时春。

大宫与上角，同右足阳明上。左角与大角，同左足阳明上。少羽与大羽，同右足太阳下。左商与右商，同左手阳明上。加宫与大宫，同左足少阳上。质判与大宫，同左手太阳下。判角与大角，同左足少阳下。大羽与大角，同右足太阳上，大角与大宫，同右足少阳上。

属上徵和右徵类型的人，同属火形、徵音，五行属性与他们相合的，对应五谷为麦，对应五畜为羊，对应五果为杏，对应五脉为手少阴经，对应五脏为心，五色表现为赤色，适宜苦味的食物，能适应夏季的天气。上羽和大羽类型的人，同属水形、羽音，五行属性与他们相合的，对应五谷为大豆，对应五畜为猪，对应五果为栗，对应五脉为足少阴经，对应五脏为肾，五色表现为黑色，适宜咸味的食物，适应冬季的天气。上宫与大宫类型的人，同属土形、宫音，五行属性与他们相合的，对应五谷为稷，对应五畜为牛，对应五果为枣，对应五脉为足太阴经，对应五脏为脾，五色表现为黄色，适宜甜味食物，适应长夏的天气。上商和右商类型的人，同属金形、商音，五行属性与他们相合的，对应五谷为黍，对应五畜为鸡，对应五果为桃，对应五脉为手太阴经，对应五脏为肺，五色表现为白色，适宜辛味食物，适应秋季的天气。上角与大角类型的人，同属木形、角音，五行属性与他们相合的，对应五谷为芝麻，对应五畜为狗，对应五果为李，对应五脉为足厥阴，对应五脏为肝，五色表现为青色，适宜酸味的食物，适应春季的天气。

大宫属土音，上角属木音，这类人，都可调治右足阳明经的上部。属于左角和大角的人，可调治左足阳明经的上部。属于少羽和大羽的人，可调治右足太阳经的下部。属于左商和右商的人，可调治左手阳明经的上部。属于加宫和大宫的人，可调治左足少阳经的上部。属于质判和大宫的人，可调治左手太阳经的下部。属于判角与大角的人，可调治左足少阳经的下部。属于大羽和大角的人，可调治右足太阳经的上部。属于大角与大宫的人，可调治右足少阳经的上部。

右徵、少徵、质徵、上徵、判徵。右角、钛角、上角、大角、判角。右商、少商、钛商、上商、左商。少宫、上宫、大宫、加宫、左宫。众羽、桎羽、上羽、大羽、少羽。

黄帝曰：妇人无须者，无血气乎？

岐伯曰：冲脉、任脉，皆起于胞中，上循脊里，为经络之海。其浮而外者，循腹上行，会于咽喉，别而络唇口。气盛则充肤热肉，血独盛则澹渗皮肤，生毫毛。今妇人之生，有余于气，不足于血，以其数脱血（数脱血：指妇女月月行经）也，冲任之脉，不荣口唇，故须不生焉。

黄帝曰：士人有伤于阴，阴气绝而不起，阴不用，然其须不去，其故何也？宦者独去，何也？愿闻其故。

岐伯曰：宦者，去其宗筋（宗筋：指前阴。前阴是宗筋之所聚，太阴阳明之所合。此指阴茎、睾丸），伤其冲脉，血泻不复，皮肤内结，唇口内荣，故须不生。

黄帝曰：其有天宦（天宦：即先天生殖器发育不全的人）者，未尝被伤，不脱于血，然其须不生，其故何也？

右徵、少徵、质徵、上徵、判徵五种人都属火音的类型。右角、钛角、上角、太角、判角五种人都属于木音的类型。右商、少商、钛商、上商、左商五种人都属于金音的类型。少宫、上宫、大宫、加宫、左宫五种人都属于土音的类型。众羽、桎羽、上羽、太羽、少羽五种人都属于水音的类型。

黄帝问：妇人没有胡须，是不是因为气血太少的缘故呢？

岐伯说：对女性来说，冲脉和任脉，都起始于子宫之中，向上循行背部的脊椎里边，是经脉的海。那浮行在体表的，沿腹部分别上行，会合于咽喉部，再别行而网络唇口。血气充盛则肌肤得到气血温煦和濡养而肌肉丰满，皮肤润泽，只有营血亢盛且渗灌到皮肤中，毫毛才会生长。但是，女性的生理特点是气有余而血不足，因为每月都有月经排出体外，冲脉、任脉不能荣养口唇，所以生不出胡须。

黄帝说：有的人损伤了阴器，阴器萎缩不起，丧失了性功能，但他的胡须并不因此而脱去，原因是什么？而被阉割了阴茎的宦官偏偏不长胡须，是什么缘故？我想听听其中道理。

岐伯回答说：宦官受阉割是将睾丸切除，伤及冲脉而使冲脉之血外泄，伤口愈合后皮肤干结，导致冲任二脉血液不能正常循行。口唇得不到气血的荣养，所以不长胡须。

黄帝问：有种人是天生宦者，宗筋没受外伤，也不像女子那样排出经血，但他们也不生胡须，原因是什么？

岐伯曰：此天之所不足也，其任冲不盛，宗筋不成，有气无血，唇口不荣，故须不生。

黄帝曰：善乎哉！圣人之通万物也，若日月之光影，音声鼓响，闻其声而知其形，其非夫子，孰能明万物之精。是故圣人视其颜色，黄赤者多热气，青白者少热气，黑色者多血少气。美眉者太阳多血，通髯极须者少阳多血，美须者阳明多血。此其时然也。

夫人之常数，太阳常多血少气，少阳常多气少血，阳明常多血多气，厥阴常多气少血，少阴常多血少气，太阴常多血少气。此天之常数也。

岐伯说：这是先天雄性器官发育不足，这种人冲脉和任脉都不充盛，阴茎和睾丸发育也不健全，宗筋无势，虽然有气，但血不足，不能上行荣养口唇四周，所以也不长胡须。

黄帝说：讲得好极了！具有极高智慧的圣贤通晓万事成物之理，就像日月照耀一般明彻，又像是弹奏管弦的音声，击鼓发出的鸣响，让人闻其声而知其形，由此可以知彼，除先生你之外，谁还精通这些深奥的道理呢？所以，圣贤观察人的面部颜色，便可了解其气血情况：面色黄赤的，多热气；面色青白的，少热气；面色黯黑的，多血少气；眉毛美好的，属太阳经多血；须髯连成一片的，属少阳经多血，胡须美好的，属阳明经多血。这些都是普遍规律。

人体经脉，气血分布有一定比数：太阳经常多血少气，少阳经常多气少血，阳明经常多血多气，厥阴经常多气少血，少阴经常多血少气，太阴经常多血少气。这就是人体经脉气血多少的常规。

**【解要】**

　　本节是承接上节"阴阳二十五人"的，仍以阴阳为基础，侧重论述以五音代表的二十五人应调治的部位和分区，以及五味调养五脏的方法。首先继上节二十五类人的分类方法，提出不同类型人的治疗应取的经脉和腧穴，以及与之相对应的五谷、五果、五畜、五时之气；再简要论述了须眉和面色与经脉气血的关系。重点指出妇人、宦者、天宦无须的原因，以及从观察面色和眉须来了解人的禀赋特性，气血的盛衰。

# 第六十六节　百病始生：外感病的传变规律与治疗原则

**【题解】**

　　百病，泛指外感内伤等各种致病因素及所致的多种疾病；始生，多种疾病开始发生。本节重点论述外感内伤疾病的发病因素，病邪侵入人体的途径，病邪传变层次及其前期证候，所以名为"百病始生"。

**【原文】**

　　黄帝问于岐伯曰：夫百病之始生也，皆生于风雨寒暑，清湿喜怒。喜怒不节则伤脏，风雨则伤上，清湿则伤下。三部之气，所伤异类，愿闻其会。

　　岐伯曰：三部之气各不同，或起于阴，或起于阳，请言其方。喜怒不节则伤脏，脏伤则病起于阴也；清湿（清湿：寒湿类病邪）袭虚，则病起于下；风雨袭虚，则病起于上，是谓三部。至其淫泆（淫泆：蔓延扩散），不可胜数。

　　黄帝曰：余固不能数，故问先师，愿卒闻其道。

**【译文】**

　　黄帝问岐伯说：各种疾病的产生，都与风、雨、寒、暑、清、湿等外邪的侵袭，以及喜、怒等情志内伤有关。如果喜、怒不加节制，就会使内脏受伤；风雨寒暑之邪，伤及人体的上部；寒湿之邪，伤及人体的下部。上中下三部所伤之邪气不同，我想知道这些道理。

　　岐伯说：喜怒、风雨、寒湿三种邪气的性质不同，或起发于阴内，或起发于阳表，让我来谈谈其中的情况。喜怒失去节制，就会伤及内脏，伤及内脏则疾病就会从内脏起发；清冷寒湿乘虚袭入，从尻、足而上，则疾病就会从下部起发；风雨乘虚袭入，从头、背而下，则疾病就会从上部起发。这就是百病初发时的三大部位。至于邪气在人体浸淫后的发展变化，其复杂的情况是难以数计的。

　　黄帝说：我对成百上千的病变确实是不能尽数了解，所以请教你，希望你把其中的道理全部告诉我。

岐伯曰：风雨寒热，不得虚，邪不能独伤人。卒然逢疾风暴雨而不病者，盖无虚，故邪不能独伤人。此必因虚邪之风，与其身形，两虚相得，乃客其形（两虚相得，乃客其形：得，合的意思；两虚，一方面指邪之虚，一方面指正气之虚。正是虚邪遇到虚气才能作用于人体而发病）。两实相逢，众人肉坚。其中于虚邪也，因于天时，与其身形，参以虚实，大病乃成。气有定舍，因处为名，上下中外，分为三员（三员：三部）。

　　是故虚邪之中人也，始于皮肤，皮肤缓则腠理开，开则邪从毛发入，入则抵深，深则毛发立，毛发立则淅然（淅然：形容怕冷的样子），故皮肤痛。留而不去，则传舍于络脉。在络之时，痛于肌肉，故痛之时息，大经乃代。留而不去，传舍于经，在经之时，洒淅喜惊。留而不去，传舍于输，在输之时，六经不通，四肢则肢节痛，腰脊乃强。留而不去，传舍于伏冲之脉。在伏冲之时，体重身痛。留而不去，传舍于肠胃，在肠胃之时，贲响腹胀。多寒则肠鸣飧泄，食不化；

岐伯说：正常的风雨寒热，未形成致病邪气，一般是不会伤害人体而致病的。人有时突然遇到狂风暴雨，而没有得病，这是因为没有虚邪，所以不能伤人。这说明必须是虚邪之风与人体的虚弱两相遇合，外邪才能侵入并留滞体内而引发疾病。如果身体壮实，四时气候正常，两实相遇，大多数人肌肉坚实不会发生疾病。所以说人为虚邪所伤，决定于四时之气是否正常，以及身体是否虚弱，若正虚邪实，就会发生疾病。邪气有一定的留滞之处，依据邪气留滞的位置给疾病命名，上下内外，分为三部。

　　所以虚邪贼风侵害人体，首先侵犯皮肤，是由于皮肤的松弛而致腠理开泄，腠理开则邪从毛孔而入侵，侵入后则逐渐向深处侵犯，使人毛发竖起，森然寒栗，所以会觉得皮肤痛。邪气留而不去，就会转而侵入络脉，邪气留止络脉时，会使肌肉疼痛，肌肉疼痛有时停止，于是便由经脉代受邪害。邪气如久留不去，就会转而侵入经脉，邪气留止经脉时，常令人森然寒栗，易受惊吓。邪气滞留不散，可传入并伏藏在输脉，当邪气留滞在输脉的时候，因六经之腧穴均在足太阳经，故六经之气因被邪气阻滞而不能通达四肢，因而四肢关节疼痛，腰脊亦强硬不适。邪气如仍然留而不去，则转而侵入伏冲之脉，邪在伏冲之脉，则觉身体沉重，且有痛感。邪气如在伏冲之脉久留不去，就会转而侵入到肠胃，邪在肠胃的时候，则出现肠鸣腹胀。

多热则溏出糜。留而不去，传舍于肠胃之外，募原之间，留著于脉。稽留而不去，息而成积。或著孙脉，或著络脉，或著经脉，或著输脉，或著于伏冲之脉，或著于膂筋，或著于肠胃之募原，上连于缓筋（缓筋：此指足阳明之经），邪气淫泆，不可胜论。

黄帝曰：愿尽闻其所由然。

岐伯曰：其著孙络之脉而成积者，其积往来上下。臂手孙络之居也，络浮而缓，不能拘积而止之，故往来移行，肠胃之间。水凑渗注灌，濯濯有音，有寒则腹膜满雷引，故时切痛。其著于阳明之经，则挟脐而居，饱食则益大，饥则益小。其著于缓筋也，似阳明之积，饱食则痛，饥则安。其著于肠胃之募原也，痛而外连于缓筋，饱食则安，饥则痛。其著于伏冲之脉者，揣之应手而动，发手则热气下于两股，如汤沃之状。其著于膂筋，在肠后者，饥则积见，饱则积不见，按之不得。其著于输之脉者，闭塞不通，津液不下，孔窍干壅。此邪气之从外入内，从上下也。

寒邪盛则肠鸣而泄下不消化食物，食不消化，热邪盛则可发生泻痢等病。邪气滞留而不能祛除，则传到肠胃外面的膜原之间，滞留在血脉之中，滞留不去，邪气就与气血相互凝结，日久生成积块。总之，邪气侵入人体，或留着于孙络，或留着于络脉，或留着于经脉，或留着于输脉，或留着于伏冲之脉，或留着于脊膂之筋，或留着于肠胃外的脂膜并连及缓筋。邪气浸淫泛滥，变化多端，一下子说不完。

黄帝说：请你详尽地谈谈邪气在体内成积的缘由。

岐伯说：若邪气留着在孙络而成的积证，能够上下往来活动，这是积聚着于孙络之处，因其孙络浮浅而松弛，不能使邪气固定不动，所以它往来移行于肠胃之间。如有水液聚渗注灌，就会濯濯有声；如有寒，就会腹部胀满，而且腹鸣如雷并有牵引之感，所以常觉剧痛。邪气留着在阳明经脉而成的积证，则位于脐的两旁，饱食时则积块显大，饥时则显得小些。邪气聚着于缓筋时，病状与阳明经的积证相似，饱食后就会胀痛，饥饿时反觉舒适。邪气聚着于肠胃的脂膜时，则疼痛外连于缓筋，饱食后痛感就消失，饥饿时疼痛就发作。邪气留着在伏冲之脉而成的积证，以手按患者积块则手心中有跳动的感觉，举手时则觉有一股热气下行于两股之间，好似用热汤浇灌一样难以忍受。邪气聚着于肠后脊膂之筋的，饥饿时积块可见，饱食后则其积不显，以手按摸，也按摸不到。邪气留着在输脉而成的积证，会在脉道闭塞不通，津液不能上下流行，致使毛窍干涩壅塞。这些就是邪气自外而内、由上而下伤害人体的临床表现。

黄帝曰：积之始生，至其已成，奈何？

岐伯曰：积之始生，得寒乃生，厥乃成积（厥乃成积：寒气上逆，气机不畅，逐渐形成积）也。

黄帝曰：其成积奈何？

岐伯曰：厥气生足悗（足悗：指足部出现酸疼，活动不利的一种症状），悗生胫寒，胫寒则血脉凝涩，血脉凝涩则寒气上入于肠胃，入于肠胃则胀满，胀满则肠外之汁沫迫聚不得散，日以成积。卒然多食饮，则肠满，起居不节，用力过度，则络脉伤。阳络伤则血外溢，血外溢则衄血；阴络伤则血内溢，血内溢则后血。肠胃之络伤，则血溢于肠外，肠外有寒，汁沫与血相搏，则并合凝聚不得散，而积成矣。卒然外中于寒，若内伤于忧怒，则气上逆，气上逆则六输不通，温气不行，凝血蕴裹而不散，津液涩渗，著而不去，而积皆成矣。

黄帝曰：其生于阴者，奈何？

岐伯曰：忧思伤心；重寒伤

黄帝问：积证从开始发生到已经成病，是怎样的？

岐伯说：积证的开始发生，是受到寒邪的侵犯，寒邪逆而上行，于是产生积病。

黄帝问：寒邪造成积证的过程是怎样的呢？

岐伯说：寒厥邪气侵入足部，使足部胀闷而活动不便，继而由足部的痛滞而发展到胫部亦寒凉，足胫发生寒凉后，就使得其血脉凝涩，血脉凝涩不畅，就会使寒气上行而进入肠胃；寒气进入肠胃，则腹部胀满；腹部胀满，则肠胃之外的汁液黏沫因被挤压而聚结不能流散，日久而成积证。又因突然的暴饮暴食，使肠胃过于充满，或因生活起居不能节慎，或因用力过度，造成络脉损伤。上行的或浅表的络脉受伤，血液就会外溢，血外溢就会发生鼻出血之类现象；下行的或深内的络脉受伤，血液就会内溢，血内溢，就会造成大便出血。如果肠外之络脉受到损伤，血就会流散到肠外，适逢肠外有寒邪，则肠外的汁沫与外溢之血相凝聚，两者合在一起，凝聚不能消散就会发展成积病。如果突然外受寒邪侵袭，内为忧郁气怒所伤，就会导致气向上逆，气上逆，致使六经的气血运行不畅，阳气温煦的作用受到影响，血液得不到阳气的温煦而形成凝血，凝血蕴里不得消散，津液亦干涩不能渗灌，留着不去，这样，就会形成积证。

黄帝问：病发生在内脏，又是怎样形成的呢？

岐伯说：人忧愁思虑过度，心脏就会受

肺；忿怒伤肝；醉以入房，汗出当风伤脾；用力过度，若入房汗出浴，则伤肾。此内外三部之所生病者也。

黄帝曰：善。治之奈何？

岐伯答曰：察其所痛，以知其应，有余不足，当补则补，当泻则泻。毋逆天时，是谓至治。

伤，外感寒邪再加饮食寒冷，会使肺脏受伤；忿恨恼怒过度，则肝脏受伤；酒醉后行房事而且出了汗、受了风寒，会伤害脾脏；用力过度，或行房后汗出浴于水中，肾脏会受伤。以上这几种情况就是内外三部发生疾病的原因。

黄帝说：说得好。这些病怎样治疗呢？

岐伯答道：仔细诊察患者疼痛的部位，就可以知道病变所在，对于邪盛有余和正虚不足的病，当补的就补，当泻的就泻，同时也不要违背四时气候规律，这就是最好的治疗原则。

【解要】

本节重点论述了百病发生的原因，指出外感致病因素、致病的传变次序以及由表传里的各种病变症状，说明精神因素和饮食等因素影响内脏的发病情况，并提出对内外三部发病的治疗要遵守"毋逆天时"的原则。

# 第六十七节　行针：阴阳之气对行针的影响

## 【题解】

行针，又名运针，一是指针刺治疗的全过程；二是指将针刺入腧穴后，为了使之得气，调节针感以及进行补泻而实施的各种针刺手法。本节主要论述人体阴阳之气的多少对行针的影响，强调要根据人的体质不同，选择恰当的行针方法，故名为"行针"。

## 【原文】

黄帝问于岐伯曰：余闻九针于夫子，而行之于百姓，百姓之血气各不同形，或神动而气先针行；或气与针相逢；或针已出，气独行；或数刺乃知；或发针而气逆；或数刺病益剧。凡此六者，各不同形，愿闻其方。

岐伯曰：重阳之人（重阳之人：指阳气偏盛之人），其神易动，其气易往也。

黄帝曰：何谓重阳之人？

岐伯曰：重阳之人，熇熇（熇熇：火热炽盛的意思）高高，言语善疾，举足善高，心肺之脏

## 【译文】

黄帝向岐伯问道：我曾向你请教过九针用法，但在施行于百姓时，发现百姓的气血各不相同，对针刺的反应也不一致：有的精神紧张，还没有针刺就在生理上有反应；有的则针一刺入，其气立时而至；有的在针拔出之后，气才独自行至；有的经过数次针刺后，才觉有气来；有的在针刺后，产生晕针等不良反应；有的则是针刺数次，病情反而加重。上述六种情况，在针刺时表现各不相同，我想知道其中的道理。

岐伯说：阳气较重的人，神易激动，气也就容易引发。

黄帝问：什么样的人阳气重？

岐伯说：阳气重的人，火一样炽热，说话利索，走路时脚抬得高，心、肺的脏气有余，阳气滑利充盛而升腾，所以精神一动，其气就

气有余，阳气滑盛而扬，故神动而气先行。

黄帝曰：重阳之人而神不先行者，何也？

岐伯曰：此人颇有阴者也。

黄帝曰：何以知其颇有阴也。

岐伯曰：多阳者多喜，多阴者多怒，数怒者易解，故曰颇有阴，其阴阳之离合难，故其神不能先行也。

黄帝曰：其气与针相逢，奈何？

岐伯曰：阴阳和调而血气淖泽（淖泽；浓厚滑润）滑利，故针入而气出，疾而相逢也。

黄帝曰：针已出而气独行者，何气使然？

岐伯曰：其阴气多而阳气少，阴气沉而阳气浮，其气沉者内藏，故针已出，气乃随其后，故独行也。

黄帝曰：数刺乃知，何气使然？

岐伯曰：此人之多阴而少阳，其气沉而气往难，故数刺乃知也。

黄帝曰：针入而气逆者，何气使然？

岐伯曰：其气逆与其数刺病益甚者，非阴阳之气，浮沉之势

不待针入而先有反应。

黄帝问：很多阳重的人，心神并不易激动，这是为什么？

岐伯说：这样的人，其实是重阳之中略有些阴气在内。

黄帝问：如何知道这人略有阴气在内呢？

岐伯说：多阳的人多乐观，多阴的人多恼怒，常发怒而又消解得快，因为这种人重阳之中颇有阴气在内，而其阴阳之气的离合比较困难，所以其神气不能在进针之前出现反应。

黄帝问：有些人进针后马上有气感，是什么缘故？

岐伯说：阴阳协调的人，其血气湿润滑利，所以针入而气出，很快就能得气。

黄帝问：针拔出后气才独至的人，是什么气起的作用呢？

岐伯说：这类人阴气多而阳气少，阴气沉滞而阳气浮动，其气内藏，所以等到针已取出，阳气才慢慢出来，独自成行。

黄帝问：针刺数次才有气感，这是什么气在起作用呢？

岐伯说：这样的人多阴而少阳，其气沉滞，运行困难，所以针刺多次才有反应。

黄帝问：有的人针刺后出现晕针等现象，是什么气在起作用呢？

岐伯说：针刺后出现晕针以及针刺数次后病情加重的，是医生的失误，并不是患者

也，此皆粗之所败，工 (工：这里
指针刺的医生) 之所失，其形气 (形
气：生理学名词，指形体与脏腑机能) 无
过焉。

的形体与脏腑机能在起作用。

【解要】

    本节主要论述了人体内阴阳之气的多少，直接影响针刺时得气的快慢
和患者反应的强烈程度，讨论了针刺后可出现六种不同反应的问题，最后
指出针刺气逆（如晕针）与愈刺而病愈甚者和体质无关，完全是医生治疗
的草率或技术上的错误造成的。

# 第六十八节　上膈：膈食证的病机、证候及治疗

## 【题解】

上，是逆而上行，膈，为饮食不下。本节主要论述膈食证的病因、病理、证候和治疗方法，虽论述的是下膈，但因本节开头有"气为上膈"之句，所以名为"上膈"。

## 【原文】

黄帝曰：气为上膈，（上膈：古代病证名称，是指因气机郁结在上脘所形成的食后即吐的病症）上膈者，食入而还出，余已知之矣。虫为下膈，下膈者，食晬时乃出（食晬 zuì 时乃出：饮食一昼夜后仍复吐出），余未得其意，愿卒闻之。

岐伯曰：喜怒不适，食饮不节，寒温不时，则寒汁流于肠中，流于肠中则虫寒，虫寒则积聚，守于下管，则肠胃充郭（充郭：郭通"廓"。此为寒汁充满肠胃），卫气不营，邪气居之。人食则虫上食，虫上食则下管虚，下管虚则邪气胜之，积聚以留，留则痈成，痈成则下管

## 【译文】

黄帝对岐伯说：因为气机郁结形成上膈证，有上膈证的人饮食后马上呕吐，我已经知道了。因为有虫而形成下膈证，但下膈这种病，是吃过东西一昼夜之后才吐出，我还不甚了解其中的道理，希望你详尽地给我讲讲。

岐伯说：有很多人因为不能很好地调节情志活动，饮食没有节制，又不能适应气候的寒温变化，使脾胃运化失常，寒湿流注肠道之中，则肠内寄生之虫感觉寒冷，虫觉寒冷，就会拥挤在一起，聚守于下脘部，因而使肠胃充满、胀大，以致卫气不能营运护养，而邪气滞留其中。人进食时，寄生虫闻到气味，便上行觅食，使下脘空虚，邪气就乘虚侵入，积留日久而形成痈肿。痈形成后，下脘就会收束，使得肠管

约。其痛在管内者，则沉而痛深；其痛在外者，则外而痛浮，痛上皮热。

黄帝曰：刺之奈何？

岐伯曰：微按其痛，视气所行（视气所行：即通过按诊观察病气发展的动向），先浅刺其傍，稍内（内：同"纳"）益深，还而刺之，毋过三行。察其沉浮，以为深浅。已刺必熨，令热入中，日使热内，邪气益衰，大痛乃溃。参伍以禁，以除其内，恬惔无为，乃能行气，后以咸苦，化谷乃下矣。

狭窄而传化不利，所以食后经过一天的时间，仍会吐出。如痛在下脘之内的，一经碰触，则疼痛剧烈；其痛在下脘之外的，则痛外显而痛轻，痛上的皮肤发热。

黄帝问：下膈证怎样用针刺治疗呢？

岐伯回答说：在针刺之前，应当先用手轻轻地按摩痈肿的部位，以观察痈肿部位的大小和病气发展的趋势，而后再浅刺痈的旁侧，针渐渐由浅而深，然后照样反复进行针刺，但不得超过三遍。视病气沉浮，以决定进针的深浅。针刺后还须加用熨法，使热气直达体内，只要使阳气日渐温通，邪气日趋衰退，内痈也就逐渐消溃了。同时，合参日月四时等气候情况及患者身体内部状况，注意不要违犯针刺禁忌，用泻法排除患部的脓血；患者本人还须保持心境的安恬淡泊，这样才能使正气畅行，最后可服用咸苦的药物和食品，以软坚化积，使食物精华得以向下传输。

【解要】

本节主要论述了食膈证的病因、病理、症状表现和治疗方法。下膈证的形成是因人的情志变化、饮食不规律而导致邪气入侵，下积之虫向上觅食时邪气又乘机侵入，日久形成肿疼。行文由上及下，重点是论下膈。

# 第六十九节 忧恚无言：一时失音不可怕

## 【题解】

忧恚，即忧恨和愤怒。无言，指失音证。本节主要讲黄帝向少师请教人由于突然忧郁和愤怒，引起一时失音的原因，以及失音证的治疗，所以名为"忧恚无言"。

## 【原文】

黄帝问于少师曰：人之卒然忧恚（huì）而言无音者，何道之塞？何气不行？使音不彰？愿闻其方。

少师答曰：咽者，水谷之道也。喉咙者，气之所以上下者也。会厌者，音声之户也。口唇者，音声之扇也。舌者，音声之机也。悬雍垂者，音声之关者。颃颡者，分气（分气：生理学术语。指人体与外界的气体交换）之所泄也。横骨者，神气之所使，主发舌者也。故人之鼻洞涕出不收者，颃颡不开，分气失也。是故厌小而薄，则发气疾，其开阖利，其出气易；其

## 【译文】

黄帝问少师说：有的人突然因忧愁愤怒，张口说话但不能发出声音，是人体内哪一条通道阻塞了？又是哪种气机障碍使气不能通行，致使人不能发声？我希望听一听其中的道理。

少师回答说：咽喉是水谷进入胃中的通道、喉咙下通于肺，是气息呼吸出入的道路。会厌在咽部和喉咙之间，能够开启和闭合，是声音发出的门户。口唇的开张和闭合，犹如开启言语声音的两扇门。舌体上下前后运动，是言语声音的枢机。悬雍垂，是发音成声的关键所在。还有颃颡，又称后鼻道，声音气流一部分由此通过，协助发声。横骨因舌骨横于舌根而得名，受意识支配，是控制舌体运动的组织。所以，有人鼻孔中鼻涕流淌不止，那是由于颃颡开闭不利、与外界换气失调所致。如果会厌小而薄，则呼气快，

厌大而厚，则开阖难，其气出迟，故重言（重言：言语不流利，俗称口吃）也。人卒然无音者，寒气客于厌，则厌不能发，发不能下至，其开阖不致，故无音。

黄帝曰：刺之奈何？

岐伯曰：足之少阴，上系于舌，络于横骨，终于会厌。两泻其血脉，浊气乃辟。会厌之脉，上络任脉，取之天突，其厌乃发也。

开闭便利，出气容易；如会厌大而厚，则开闭困难，气出迟缓，所以有口吃现象。如果人突然失音，常见的病因是会厌感受了风寒之邪，气道不利，会厌开合失衡，气机不畅，发声器官功能失调，因此形成了所谓的失音证。

黄帝问：如何用针刺治疗失音证呢？

岐伯说：足少阴经上系于舌根，联络横骨，终止于会厌。针刺治疗时，应当取足少阴肾经上联于会厌的血脉，用泻法重复两次，放血泻其邪气，浊邪才能排除。足少阴肾经在会厌的络脉，同任脉相联结，再取用任脉的天突穴，会厌就可以打开而发出声音了。

【解要】

本节主要论述了由情志内伤所导致的一时性失声的成因，阐述了人的发音系统和由于气机不畅引起失音证的机理，并简要说明了针刺天突穴是治疗一时性失音证的有效手段。

# 第七十节　寒热：瘰疬的诊断治疗与预后

## 【题解】

寒热，即外热内寒证。多见于外假热而内真寒或表热与里寒同时出现。此指寒热毒气及由此形成的发冷发热的表现。寒热证种类较多，本节主要阐释瘰疬的病因、病机和预后，因瘰疬的形成主要是由寒热毒气客留于经脉之间造成的，所以名为"寒热"。

## 【原文】

黄帝问于岐伯曰：寒热瘰疬（瘰疬 luǒ lì：一种顽固的外科疾病，多发生在颈部或者腋下，形状如硬核，推之不动，小者为瘰，大的叫疬，可由少到多，由小到大。目前认为属于淋巴结核一类的病）在于颈腋者，皆何气使生？

岐伯曰：此皆鼠瘘（鼠瘘：瘰疬破溃后，流出清稀的脓液，久不收口，就称为鼠瘘）寒热之毒气也，留于脉而不去者也。

黄帝曰：去之奈何？

岐伯曰：鼠瘘之本，皆在于脏，其末上出于颈腋之间，其浮于脉中，而未内著于肌肉，而外为脓血者，易去也。

黄帝曰：去之奈何？

岐伯曰：请从其本，引其末（从其

## 【译文】

黄帝问岐伯说：发生在颈项、腋下的寒热瘰疬病，是什么气使它发生的呢？

岐伯说：这属于鼠瘘证，是寒热的毒气，稽留在经脉中不能消除所致。

黄帝问：鼠瘘怎样才能消除呢？

岐伯说：鼠瘘证的病根一般在内脏，其标部循经脉上行出于颈项和腋下，如果毒气仅是浅浮在脉中，还没有内伤肌肉腐化为脓血的，大多较容易治愈。

黄帝问：具体怎样治疗呢？

岐伯说：应从致病的根源着手来

本，引其末：本，发病的根源；末，外在症状），可使衰去，而绝其寒热。审按其道，以予之；徐往徐来，以去之。其小如麦者，一刺知，三刺而已。

黄帝曰：决其生死，奈何？

岐伯曰：反其目视之，其中有赤脉，上下贯瞳子。见一脉，一岁死；见一脉半，一岁半死；见二脉，二岁死；见二脉半，二岁半死；见三脉，三岁而死。见赤脉不下贯瞳子（瞳子：黑睛中央的圆孔，又称瞳孔），可治也。

治疗鼠瘘，可以使毒气衰退，停止寒热的发作。治疗时要仔细诊察相关脏腑经脉的通道，而后取穴刺治，用徐往徐来的针法以祛除瘘毒。鼠瘘小如麦粒的，针刺一次见效，针刺三次即可痊愈。

黄帝问：诊断鼠瘘证怎样判断生死呢？

岐伯说：诊断的方法，翻开患者的眼皮察看，如果患者眼中有自上而下贯穿瞳子的赤脉，出现一条这样的赤脉，死期在一年；出现一条半赤脉的，死期当在一年半；出现两条赤脉的，死期当在两年；出现两条半赤脉的，死期当在两年半；如果出现三条赤脉的，死期当在三年。如果赤脉还没有向下贯穿瞳子，说明还可以医治痊愈。

**【解要】**

　　本节主要论述了瘰疬的成因、诊断、治疗，以及"反眼赤脉贯瞳子"的预后诊断法。但临床几乎没有人用过这样的预后诊断法，是否准确，有待验证。

# 第七十一节　邪客：调虚实，以通其道而去其邪

## 【题解】

邪客，是指淫邪之气侵犯人体，久居不除。本节以邪气侵犯人体后所形成的失眠证为主，来诠释宗气、营气、卫气的循行与作用，并阐述了治疗疾病要"补其不足，泻其有余，调其虚实，以通其道，而去其邪"，使"阴阳和得"的道理，所以名为"邪客"。

## 【原文】

黄帝问于伯高曰：夫邪气之客人也，或令人目不瞑、不卧出者，何气使然？

伯高曰：五谷入于胃也，其糟粕、津液、宗气分为三隧（三隧：隧，地下暗道，这里指人体内的三条通道。即糟粕、津液、宗气分行于下焦、中焦、上焦三隧）。故宗气积于胸中，出于喉咙，以贯心脉，而行呼吸焉。营气者，泌其津液，注之于脉，化以为血，以荣四末，内注五脏六腑，以应刻数（刻数：古代用铜壶滴漏计时，一昼夜分为一百刻。此以刻数来计算营气运行周期，一昼夜运行人身五十周）焉。卫气者，出其悍气之慓疾，而先行于四末分肉

## 【译文】

黄帝问伯高说：邪气侵袭人体，有时会使人夜不安枕，难以入睡，是什么气造成的呢？

伯高说：食物进入胃中消化后，化生的糟粕、津液、宗气分为三路。宗气积聚胸中，出于喉咙，以贯通心肺，使呼吸得以进行。营气分泌津液，一部分渗注于经脉之中，化为血液，向外行营养四肢，向内则流注五脏六腑，它一昼夜之间在体内运行五十周，与一昼夜分为百刻的时刻数相应。卫气是一种比较滑利剽悍的水谷之气，首先运行在四肢的末端，分肉、皮肤之间，而没有休止。白天行于阳分之属，夜间行于阴分之属，常以足少阴肾经为起点，循行于五脏六腑。如有逆乱之气侵入五脏六腑，卫气只能护卫在脏腑之外，运行于阳分，不能进入阴分。卫气

皮肤之间，而不休者也。昼行于阳，夜行于阴，常从足少阴之分间，行于五脏六腑。今厥气客于五脏六腑，则卫气独卫其外，行于阳，不得入于阴。行于阳则阳气盛，阳气盛则阳跷满，不得入于阴，阴虚故目不暝。

黄帝曰：善。治之奈何？

伯高曰：补其不足，泻其有余，调其虚实，以通其道（以通其道：沟通阴阳交汇的通道意思），而去其邪。饮以半夏汤一剂，阴阳已通，其卧立至。

黄帝曰：善。此所谓决渎壅塞，经络大通，阴阳和得者也。愿闻其方。

伯高曰：其汤方以流水千里以外者八升，扬之万遍（扬之万遍：又称甘澜水，古人认为用该水煎药，可以调和阴阳），取其清五升煮之，炊以苇薪火，沸，置秫米（秫米：即糯小米）一升，治半夏（治半夏：半夏，中草药名。治半夏即制半夏，已经过炮制的）五合，徐炊，令竭为一升半，去其滓，饮汁一小杯，日三，稍益，以知为度。故其病新发者，覆杯则卧，汗出则已矣；久者，三饮而已也。

黄帝问于伯高曰：愿闻人之肢节，以应天地奈何？

伯高答曰：天圆地方，人头圆足方以应之；天有日月，人有两

仅止行于阳分，就造成阳气偏盛，阳气偏盛则阳跷脉气充塞，卫气不得通过而进入阴分，导致阴虚，所以眼睛不能闭合，难以入睡。

黄帝说：讲得好。那不眠证怎样治疗呢？

伯高说：补其阴气的不足，泻其阳气的有余，调和虚实，沟通阴阳，从而消除厥逆的邪气，然后服用半夏汤一剂，使内外阴阳之气通利无阻，这样人便能够安然入睡了。

黄帝说：讲得对。这就是所谓决而泄之，排除壅塞，从而经络大通，阴阳得以和调的疗法了。请再讲讲半夏汤这个药方吧。

伯高说：半夏汤一方，是用流经千里以上的江河之水八升，用勺搅和、扬起千万遍，待水澄清后，取足五升煎煮，用苇薪燃火煮，水煮沸后，再放入秫米一升，炮制过的半夏五合，慢慢煎熬，使之浓缩成一升半，去渣饮服，每次服一小杯，每日服三次，逐渐加量，以见效为度。如果病是刚刚发生的，服药后立刻静卧，等身子出过汗后就好了。如果病程较久，一般服用三剂后才能痊愈。

黄帝问：人体的四肢百节是怎样与天地相对应的呢？

伯高回答说：天圆地方，人相应头圆足方；天有日月，人则有双眼；地有九州，

目；地有九州（九州：古代划分地域的总称），人有九窍；天有风雨，人有喜怒；天有雷电，人有音声；天有四时，人有四肢；天有五音，人有五脏；天有六律（六律：古代六种属阳声的音阶），人有六腑；天有冬夏，人有寒热；天有十日（十日：此指十天干），人有手十指；辰有十二，人有足十指、茎、垂以应之，女子不足二节，以抱人形；天有阴阳，人有夫妻；岁有三百六十五日，人有三百六十节。地有高山，人有肩膝；地有深谷，人有腋腘；地有十二经水，人有十二经脉；地有泉脉，人有卫气；地有草蓂（蓂 mì：野草），人有毫毛。天有昼夜，人有卧起；天有列星，人有牙齿。地有小山，人有小节；地有山石，人有高骨；地有林木，人有募筋；地有聚邑（聚邑：地名。此泛指人群聚集的地方或热闹的城镇），人有腘肉。岁有十二月，人有十二节（十二节：指左右各有肩、肘、腕、髋、膝、踝六大关节）。地有四时不生草，人有无子。此人与天地相应者也。

黄帝问于岐伯曰：余愿闻持针之数，内针之理，纵舍之意，扞（hàn）皮开腠理，奈何？脉之屈折，出入之处，焉至而出，焉至而止，焉至而徐，焉至而疾，焉至而入？六腑之腧于身者？余

人有九窍；天有风雨，人则有喜怒；天有雷电，人则有声音；天有四季，人则有四肢；天有五音，人则有五脏；天有六律，人则有六腑；天有冬夏，人则有寒热；天干有十日，人则有十指；天有十二个时辰，人则有两足十趾，加上男子的双睾以对应，女子无阴茎、睾丸，但可受孕生子，以补其不足之数；天有阴阳，人则有夫妻；一年有三百六十五日，人身则有三百六十五个主要穴位。地有高山，人则有肩、膝。地有深谷，人则有腋、腘；地有十二经水，人则有十二经脉；地有泉水细流，人则有卫气；地有丛草，人则有毫毛。天有昼夜，人则有起卧；天有列星，人则有牙齿。地有小山包，人则有小骨节；地有耸起的山丘，人则有高起的骨胳；地有林木，人则有筋膜；地有人群居的城镇，人则有隆起的肌肉。一年有十二个月份，人身有四肢十二关节。有些地方四季草木不生，人也有终身不育的。这些都是人体与天地相应的例子。

黄帝问岐伯说：我很想了解祛邪持针的法则，进针的原理，缓用针和舍针的意趣，以及拉伸皮肤、疏开腠理究竟怎么处理？还有对经脉的曲折和出入之处，经脉屈折运行，出此入彼，脉气到什么地方出，到什么地方止，到什么地方快，到什么地方慢，到什么

愿尽闻其序。别离之处，离而入阴，别而入阳，此何道而从行？愿尽闻其方。

岐伯曰：帝之所问，针道毕矣。

黄帝曰：愿卒闻之。

岐伯曰：手太阴之脉，出于大指之端，内屈，循白肉际，至本节之后太渊，留以澹，外屈，上于本节下，内屈，与阴诸络会于鱼际，数脉并注，其气滑利，伏行壅骨之下，外屈，出于寸口而行，上至于肘内廉，入于大筋之下，内屈，上行臑阴（臑阴：肩部以下肘部以上的部分，即上臂），入腋下，内屈走肺。此顺行逆数之屈折也。

心主之脉（心主之脉：包络为心的外卫，受心的主宰，所以说心包络为心主之脉），出于中指之端，内屈，循中指内廉以上，留于掌中，伏行两骨之间，外屈，出两筋之间，骨肉之际，其气滑利，上二寸，外屈，出行两筋之间，上至肘内廉，入于小筋之下，留两骨之会，上入于胸中，内络于心脉。

黄帝曰：手少阴之脉独无腧，何也？

岐伯曰：少阴，心脉也。心

地方入？六腑之气循行全身的情况又是怎样的呢？我希望听你详细说明一下。此外，在经脉的离合之处，阳经怎样别出走入阴经，阴经又怎样别出走入阳经？它们是通过哪条道路而沟通的？我想听听全部的原理。

岐伯说：针刺的技艺、法则，全都包括在您所提的问题中了。

黄帝说：请先生全部给我讲一讲。

岐伯说：手太阴肺的经脉，从手大拇指的尖端起始，向内曲折运行，沿内侧赤白肉际，抵达大拇指根节之后部的太渊穴处，形成动脉搏动的现象，然后转折向外，上行于本节以下，又屈而向内，在鱼际穴与诸阴络会合，手太阴、手少阴、手心主数条经脉合并流注，其脉气流动滑利，伏行于壅骨之下，由此再向外曲折，浮出于寸口部循经上行，到达肘内侧的大筋之下，又向内弯曲上行，通过肘部的内侧进入腋下，向内屈行走入肺中。这就是手太阴肺经顺行走向而逆数的屈折运行情况。

手厥阴心包经的脉气，出于中指尖端，屈而向内，沿中指内侧上行，留结于掌中，伏行在两骨之间，然后外屈行出于两筋的中间、腕关节骨肉交界处，其气运行滑利，在腕部上行二寸，又屈而向外行，出于两筋之间，上至肘的内侧，入于小筋的下方，流注于两骨的会合处，再向上行于胸中，向内归结于心脉。

黄帝问：为什么唯独手少阴经的经脉没有腧穴呢？

岐伯说：手少阴是心脏的经脉，心脏是

者，五脏六腑之大主也，精神之所舍也，其脏坚固，邪弗能容也。容之则心伤，心伤则神去，神去则死矣。故诸邪之在心者，皆在于心之包络。包络者，心主之脉也，故独无腧焉。

黄帝曰：少阴独无腧者，不病乎？

岐伯曰：其外经病而脏不病，故独取其经于掌后锐骨之端。其余脉出入屈折，其行之徐疾，皆如手太阴、心主之脉行也。故本腧者，皆因其气之虚实疾徐以取之，是谓因冲而泻，因衰而补。如是者，邪气得去，真气坚固，是谓因天之序。

黄帝曰：持针纵舍，奈何？

岐伯曰：必先明知十二经脉之本末，皮肤之寒热，脉之盛衰滑涩。其脉滑而盛者，病日进；虚而细者，久以持；大以涩者，为痛痹；阴阳如一（阴阳如一：表里都损伤，阴阳都衰败的意思）者，病难治。其本末尚热者，病尚在，其热已衰者，其病亦去矣。持其尺，察其肉

五脏六腑的大主宰，是灵魂的藏居之处，它的器质坚固，外邪不能侵入，如外邪侵入，心脏就会受到伤害，心脏为外邪所伤，则灵魂离去，灵魂离去则人死亡。因此，凡是各种病邪侵犯心脏的，其邪气均留滞在心脏的外围心包络上。包络，是心主之脉，能够代心受邪，取其腧穴，可以针刺治疗心病。所以唯独手少阴心经是没有腧穴的。

黄帝说：手少阴心经没有腧穴，难道它不会感受病邪吗？

岐伯说：脏腑各有经脉，脏居于内，经脉行于外，心脏坚固不能受邪，但它行于四肢及浅表的部分会受邪生病。所以，当手少阴心经的外经有病时，取心经在掌后锐骨之端的神门穴针治。其余各条经脉的出入屈折及脉气运行的快慢，都像手太阴经、心包络经那样。所以当手少阴心经有病时，可取本经的腧穴神门，根据经气的虚实缓急，分别进行调治。若邪气盛，就用泻法，如正气虚则用补法，这样就会使邪气得以消除，真气得以坚固，这种治疗方法，是符合自然规律的。

黄帝问：持针纵舍之法是怎样的呢？

岐伯说：首先一定要清楚了解十二经脉的起止，皮肤的寒热，以及脉气的盛衰、滑涩。如果脉象滑而盛，表明病情日渐严重；若脉象虚而细，则是长期勉强支撑的表现；脉大而涩的，是痛痹证；脉阴阳如一，不可分辨的，病难医治。胸腹四肢还有热象，说明病还存在；如胸腹四肢热已消退，说明病也已痊愈了。同时还要观察患者的皮肤，从而察知肌肉的坚实和脆薄，脉象的大小、滑涩，皮肤的寒温、燥

之坚脆、大小、滑涩、寒温、燥湿。因视目之五色，以知五脏而决死生。视其血脉，察其色，以知其寒热痛痹。

黄帝曰：持针纵舍，余未得其意也。

岐伯曰：持针之道，欲端以正，安以静。先知虚实，而行疾徐。左手执骨，右手循之，无与肉果（肉果：针刺时被肉裹住，即滞针的意思）。泻欲端以正，补必闭肤，辅针导气，邪得淫泆，真气得居。

黄帝曰：扞皮开腠理，奈何？

岐伯曰：因其分肉，左别其肤，微内而徐端之，适神不散，邪气得去。

黄帝问于岐伯曰：人有八虚（八虚：邪气留在两肘、两腋、两髀、两腘之间叫八虚），各何以候？

岐伯答曰：以候五脏。

黄帝曰：候之奈何？

岐伯曰：肺心有邪，其气留于两肘；肝有邪，其气留于两腋；脾有邪，其气留于两髀；肾有邪，其气留于两腘。凡此八虚者，皆机关之室（机关之室：指运动的枢纽，气

湿。并观察显现于眼睛的五色，以分辨五脏的病变，来判断其生死。再诊视患者的血脉，观察其肤色的五色变化，来了解疾病的寒、热、痛、痹。

黄帝说：对于持针纵舍之法，我还没弄懂它深层的含义。

岐伯说：用针的方法，要端正态度，安静心清。先要诊知疾病的虚实，而后考虑进针的快慢。进针时，用左手握持着相关部位的骨骼，右手循按穴位，注意不要让针被肌肉缠裹住。用泻法时必须垂直下针，用补法出针时必须按闭针孔，同时又应当采用辅助行针的手法，以导引其气，使邪气不得浸淫，其气得以内守。

黄帝问：以手抻展皮肤使腠理张开的刺法，是怎样持针的呢？

岐伯说：根据分肉的部位，顺着分肉的纹理，审察、辨明正当穴位的表皮，轻轻刺入并慢慢使针端正不偏，注意力集中而不外驰，邪气便可祛除。

黄帝问：人身有八虚，可据此诊察哪些疾病呢？

岐伯说：可以根据它们诊知五脏的疾病。

黄帝问：如何诊察呢？

岐伯说：如果肺与心有邪，则邪气居留在两肘窝；肝脏有病邪，邪气留止于两腋窝；脾脏有病邪，邪气留止于两髀；肾脏有病邪，邪气留止于两腘。此"八虚"，都是关节屈伸的枢纽，也是真气和血络通行的汇会之处。

血运行要会所在地）；真气之所过，血络之所游，邪气恶血，固不得住留。住留则伤筋络，骨节机关不得屈伸，故病挛也。

邪气、恶血原本是不可留在这些部位的，如果邪气恶血留在这些部位，久居不去，就会损伤筋脉骨节，使关节屈伸不利，以致发生拘挛等症状。

**【解要】**

　　本节主要论述了卫气、营气、宗气的运行和功能，说明邪气侵犯人体，使人眼睁睁而不能入睡的原因，以及人的四肢百节怎样与天地相应的道理，并详细讲解了持针的法则，进针的原理，缓用针和舍针的含义，以及扞皮肤、开腠理等处理之法。

# 第七十二节　通天：阴阳五态人的诊察调治要领

## 【题解】

　　天，指先天禀赋。本节主要论述人体的素质有阴阳气血偏多偏少之分，而这种差异皆出于先天禀赋。张志聪言：一阴一阳者，始生之两仪，应阴阳和平之人也。太阴少阴太阳少阳，应所生之四象也。人秉天地之气而生成此形气，是以"阴阳二十五人"篇论地之五行以生此形，故论五音之形。此论人合天之阴阳四象，故名为"通天"。

## 【原文】

　　黄帝问于少师曰：余尝闻人有阴阳，何谓阴人，何谓阳人？

　　少师曰：天地之间，六合之内，不离于五，人亦应之，非徒一阴一阳而已也。而略言耳，口弗能遍明也。

　　黄帝曰：愿略闻其意，有贤人圣人，心能备而行之乎？

　　少师曰：盖有太阴之人，少阴之人，太阳之人，少阳之人，阴阳和平之人。凡五人者，其态不同，其筋骨气血各不等。

## 【译文】

　　黄帝问少师说：我曾听说人有阴阳的不同，那么，什么是属阴的人？什么是属阳的人？

　　少师答道：天地之间，四方上下之内，一切事物都离不开五行，人也与五行相应，却不仅仅局限于一阴一阳两类。这里所说的阴性阳性，只是比较笼统的说法，人的生理先天禀赋，是很难用简短的语言把它完全说清楚的。

　　黄帝说：希望你把它的意义，扼要地讲给我听，比方说有贤人圣人，他们天赋能够兼备阴阳并且两相和谐，其行为也合乎天地自然之道吗？

　　少师说：人从阴阳上大致可分为太阴、少阴、太阳、少阳、阴阳和平五种类型。这五种类型的人，他们的形态各不相同，其筋骨强弱气血盛衰各有差异。

黄帝曰：其不等者，可得闻乎？

少师曰：太阴之人，贪而不仁，下齐湛湛（湛湛：形容深藏险恶之心），好内而恶出，心和而不发，不务于时，动而后之。此太阴之人也。

少阴之人，小贪而贼心，见人有亡，常若有得，好伤好害，见人有荣，乃反愠怒，心疾而无恩（心疾而无恩：指因为心怀妒忌而忘记了恩惠，有忘恩负义的意思）。此少阴之人也。

太阳之人，居处于于（于于：自足自满），好言大事，无能而虚说，志发于四野（志发于四野：这里是形容好高骛远），举措不顾是非，为事如常自用，事虽败而常无悔，此太阳之人也。

少阳之人，諟谛（諟谛 shì dì：审慎）好自贵，有小小官，则高自宜，好为外交而不内附，此少阳之人也。

阴阳和平之人，居处安静，无为惧惧，无为欣欣，婉然从物，或与不争，与时变化，尊则谦谦，谭而不治（谭而不治：谭，即"谈"。指用说服的方法以德服人）是谓至治（至治：意为正确而稳妥的治疗）。

黄帝问：这五种类型人的不同点，可以讲给我听听吗？

少师说：太阴型的人，性情贪而不仁，貌似谦卑忠厚，实则内心险恶，喜欢获取钱财而吝于付出，喜形不露色，不趋于时尚，行动常在众人之后。具有这些特性的，就是太阴型的人。

少阴型的人，爱贪小利而暗藏贼心，见到别人有了损失，他就幸灾乐祸，自己很得意，却还好伤害人，见别人获得了荣耀，自己反倒气恨恼怒，心怀嫉妒，冷酷寡恩。具有这些特性的，就是少阴型的人。

太阳型的人，习惯处处表现自己，扬扬自得，喜欢说大话，但并没有能力，言过其实，好高骛远，作风草率，言行举止不顾是非，行事刚愎自用，过于自信，虽屡遭失败，却不知悔改。具有这些特性的，就是太阳型的人。

少阳型的人，做事处处审慎，很有自尊心，稍有官职地位，就高傲自满，自我宣扬，他们善于对外交际，不愿默默无闻地埋头工作。具有这些特性的，就是少阳型的人。

阴阳和平的人，平素生活安静自处，不介意个人名利，没有惊恐忧惧，也没有过分的欢悦，顺应外物，不贪不争，顺适时势而随之变化，即使有了一定地位也很谦虚，以理服人，而不是用压服的手段来治人，具有极好的治理才能。具有这些特性的，就是阴阳和平之人。

古人善用针艾者，视人五态（五态：指五种不同体质类型的人。即根据人的不同形态，筋骨的强弱，气血的盛衰，区分为五种人：太阴之人、少阴之人、太阳之人、少阳之人、阳明和平之人），乃治之。盛者泻之，虚者补之。

黄帝曰：治人之五态奈何？

少师曰：太阴之人，多阴而无阳。其阴血浊，其卫气涩，阴阳不和，缓筋而厚皮，不之疾泻，不能移之。

少阴之人，多阴少阳，小胃而大肠，六腑不调。其阳明脉小而太阳脉大，必审调之，其血易脱，其气易败也。

太阳之人，多阳而少阴，必谨调之，无脱其阴，而泻其阳。阳重脱者易狂（阳重脱者易狂：指虚阳浮越，易发狂躁，为阳气欲脱的先兆），阴阳皆脱者，暴死（暴死：有两种含义，一种是突然的死亡，一种是突然不省人事的假死），不知人也。

少阳之人，多阳少阴，经小而络大，血在中而气在外，实阴而虚阳。独泻其络脉则强，气脱而疾，中气不足，病不起也。

阴阳和平之人，其阴阳之气和，血脉调，谨诊其阴阳，视其

善于针灸的医生就是根据这些来分辨五种不同形态的人，并分别施治的。气盛的用泻法，气虚的用补法。

黄帝问：这五种形态的人，分别要怎样进行治疗呢？

少师说：太阴型的人，多阴而无阳。他们的阴血重浊，而卫气滞涩，阴阳不能调和，所以形成筋缓而皮厚，刺治这种体质的患者，若不急泻其阴分，就不可能使病情好转。

少阴型的人，体质是多阴少阳，胃小而肠大，六腑的功能不调，所以足阳明胃经的脉气就微小，手太阳经的脉气则偏大，因此对少阴之人一定要审慎调治，这种人的血容易亏脱，他们的气也容易坏伤。

太阳型的人，体质多阳而少阴，对这种人务必小心谨慎地加以调治，不可再耗脱其阴，只可泻其阳。但要避免泻阳太过，如果阳气过度损伤，就容易导致阳气外脱而发狂，若阴阳都耗损，就会暴死或突然不省人事。

少阳型的人，体质多阳少阴，经脉小而络脉大，血脉在内而气络在外，治疗时应充实阴经而泻其阳络。但泻阳络时要注意，如果单独泻其络脉太过，又会迫使阳气很快地耗散，导致中气不足，病就难治了。

阴阳和平之人，其阴阳之气协调，血脉和顺，在治疗时，应当谨慎地诊察其阴阳的

邪正，安容仪。审有余不足。盛则泻之，虚则补之，不盛不虚，以经取之。此所以调阴阳，别五态之人者也。

黄帝曰：夫五态之人者，相与毋故，卒然新会，未知其行也，何以别之？

少师答曰：众人之属，不知五态之人者，故五五二十五人，而五态之人不与焉。五态之人，尤不合于众者也。

黄帝曰：别五态之人奈何？

少师曰：太阴之人，其状黮黮然（黮 dǎn 黮然：色黑不明的意思）黑色，念然下意（念然下意：指故作姿态，谦虚下气），临临然长大，䐃然未偻，此太阴之人也。

少阴之人，其状清然窃然，固以阴贼，立而躁崄（xiǎn），行而似伏，此少阴之人也。

太阳之人，其状轩轩储储（储储，骄傲自满的样子），反身折䐃，此太阳之人也。

少阳之人，其状立则好仰，行则好摇，其两臂两肘则常出于背，此少阳之人也。

阴阳和平之人，其状委委然，随随然，颙（yóng）颙然，

盛衰，邪正的虚实，并仔细观察其面容的表现，以推断脏腑、经脉、气血有余或不足，然后进行调治，邪气盛的就用泻法，正气虚就用补法，如果不盛不虚，就取治病所在的本经。这就是据以分辨五种不同形态之人而调和其阴阳的一些要点。

黄帝问：与这五种形态的人，平时并不相识，乍一见面很难知道他们的性格行为属于哪一类型的人，应怎样来辨别呢？

少师回答说：一般的人，是与五种形态之人不一样的，所以"阴阳二十五人"里不包括这五种人在内。因为这五种形态的人是具有代表性的五种类型，他们和一般人有很多地方不相同。

黄帝问：怎样辨别这五种形态的人呢？

少师说：太阴之人的特征是，面色阴沉黑暗，而假意谦虚，身体本来是较高大的，可是秉性却易卑躬屈膝，故作弯曲姿态，而并非真有佝偻之病，这就是太阴之人。

少阴之人的特征是，从外貌看好像清高，但是行动鬼祟，偷偷摸摸，冥顽不化而又阴险狠毒，站立时躁动不安，显示出邪恶之相，走路时的样子似伏身向前，这是少阴之人。

太阳之人的特征是，外貌表现意气昂扬，神飞色舞，仰腰挺胸，好像身躯向后反张和两䐃曲折那样，这是太阳之人。

少阳之人的特征是，站立时喜欢把头仰起，走路时喜欢摇晃身子，常常反挽两条胳膊在背后，这是少阳之人。

阴阳和平之人的特征是，外貌从容稳重，性情和顺，待人态度温恭，善于适应环境，态

愉愉然，暶（xuān）暶然，豆豆然，众人皆曰君子，此阴阳和平之人也。

度严肃，品行端正，目光慈祥，行为举止光明磊落，快慢有度，处事条理分明，众人都称他为谦谦君子，这是阴阳和平之人。

**【解要】**

　　本节重点论述了阴阳五种形态之人各自的性情特点，说明这五种类型的人患病时在治疗上应有所不同，如不注意到生理上的特点，便可能产生严重的副作用，并分别说明阴阳五态之人在体态与行为表现上的不同特征。

# 第七十三节　官能：高明医生的特殊技能

## 【题解】

官，任用的意思；能，指技能。本节重点论述高明的医生应该具备的知识和特殊技能，以及传授知识也要因人而异，这样才能使其特长更好地得以发挥，故名为"官能"。

## 【原文】

黄帝问于岐伯曰：余闻九针于夫子，众多矣，不可胜数。余推而论之，以为一纪（以为一纪：古人以理清使之不乱称为纪；以为一纪，就是通过整理，使之系统）。余司诵之，子听其理，非则语余，请其正道，令可久传，后世无患。得其人乃传，非其人勿言。

岐伯稽首再拜曰：请听圣王之道。

黄帝曰：用针之理，必知形气之所在，左右上下，阴阳表里。血气多少，行之逆顺，出入之合，谋伐有过。知解结，知补虚泻实，上下气门，明通于四海（四海：指"髓海"（脑）、"血海"（冲脉）、"气海"（膻中）、"水谷之海"

## 【译文】

黄帝问岐伯道：我听先生讲解九针的医理已经很多，几乎是难以计数，我详细地探究和考证这些内容，已经把它加以整理，成为系统的理论。我现在亲自解说一下，请你听了其中的理论后，有不对的地方就指出来，并加以修正，使九针的理论和技能够长久地传于后世而无贻害。如果遇到合适的人，就传授给他，不合适的人就不传授。

岐伯起身恭敬拜了拜说：让我来恭听您所讲的针道。

黄帝说：针刺治病的原理在于，一定要了解患者身形的胖瘦，体气的虚实，知道左右上下的区别，阴阳表里的关系，血气的或多或少，脉气运行的或逆或顺，及其由里出表或由表入里的聚会并合之处，才能根据病情作出适当的治疗。必须懂得如何排解结聚，了解补虚泻实的手法，以及各经经气上下交

（胃）），审其所在。寒热淋露，以输异处。审于调气，明于经隧，左右肢络，尽知其会。寒与热争，能合而调之；虚与实邻，知决而通之。左右不调，把而行之。明于逆顺，乃知可治；阴阳不奇（阴阳不奇：阴阳不偏之义。《周礼·大祝》杜注："奇，读曰倚。"倚，有"偏"的意思），故知起时。审于本末，察其寒热，得邪所在，万刺不殆。知官九针，刺道毕矣。

明于五输，徐疾所在。屈伸出入，皆有条理。言阴与阳，合于五行。五藏六府，亦有所藏。四时八风，尽有阴阳。各得其位，合于明堂。各处色部，五藏六府。察其所痛，左右上下；知其寒温，何经所在。审皮肤之寒温滑涩，知其所苦；膈有上下，知其气所在（膈有上下，知其气所在：膈的上下有不同的脏器，应该知道病气所在，以进一步明确具体什么脏器的病变）。先得其道，稀而疏之，稍深以留，故能徐入之。大热在上，推而下之；从上下者，引而去之；视前痛者，常先取

通的腧穴，更要明确气海、血海、髓海和水谷之海这四海腧穴的部位，诊察其虚实所在。寒热证经久不愈以致身体羸弱，那是因为寒热之邪气输注不同部位的腧穴，应小心谨慎地调和其脉气，弄清楚经气流行的通道及其散在左右的支络，全部了解它们的并合聚会之处。如果患有寒热交替的病，就要调和阴阳；如果患有虚实难辨的病症，就要诊断明确使其通调平定。如患左右不协调的病症，就要用缪刺的方法，左病刺右，右病刺左。明白病的属逆属顺，才能知道病的可以刺治或不可刺治，一般来说，顺的易治，逆的难治；阴阳调和之时，也就是病愈之时。审视疾病的本部和标部，观察其寒热症状，了解了病邪所在部位，而后施治，即使针刺万遍，也不会发生错误。九针各有所宜，如能区别不同情况各尽其用，那么针刺这门学问就掌握得较全面了。

要深知十二经脉各自具有的井、荥、输、经、合五种腧穴的主治范围，以及使用徐疾针法的道理所在。在这些穴位上施以除疾补泻的针法及行针时体位的屈伸出入和针的出入，都是有规律可循的。人体的阴阳，是与五行相合的。五脏六腑，各自有或藏精神、或藏五谷等的不同功能。而四时八风，都有阴阳之分，各自侵犯人体的一定部位和脏腑，都会在面部的一定部位表现出来，显现出不同的色泽。观察病痛的部位，以及面部左右上下所显示出来的颜色，就可以知道疾病属寒属温以及疾病发生于哪一经脉。审察尺肤的寒、温、滑、涩，便知病苦属于哪种疾病。膈以上为心肺所居处，膈以下为肝脾肾所居处，所以审察膈的上下，就可知道病气的所在。首先要掌握经脉运行的道路，再选择针刺的几个穴位。取穴贵在少而精准。进

之。大寒在外，留而补之；入于中者，从合泻之。针所不为，灸之所宜。上气不足，推而扬之。下气不足，积而从之。阴阳皆虚，火自当之。厥而寒甚，骨廉陷下，寒过于膝，下陵三里。阴络所过，得之留止，寒入于中，推而行之。经陷下者，火则当之（经陷下者，火则当之：杨上善："火气强盛，能补二虚。"）。结络坚紧，火所治之。不知所苦，两跷之下（两跷之下：指阴阳两跷脉下的照海穴、申脉穴）。男阳女阴，良工所禁。针论毕矣。

用针之服，必有法则。上视天光，下司八正（八正：①指春分、秋分、夏至、冬至、立春、立夏、立秋、立冬八个时令。②指东、南、西、北、东南、西南、东北、西北八个方向），以辟奇邪，而观百姓，审于虚实，无犯其邪。是得天之露，遇岁之虚（岁之虚：指岁气不足出现的反常气候，如春天不温暖，冬天不寒冷等），救而不胜，反受其殃。故曰：必知天忌，乃言针意。法于往古，验于来今，观于窈冥，通于无穷。粗

针渐渐由浅至深，而后留针，所以正气能徐徐内入。大热如出现在身体上部，当用推而下之的针刺手法；病邪由下向上发展的，则应引导病邪发散而排除它。同时又要注意，先病的部位应当先治，寒邪在外的，应当留针而用补法；寒邪入于中的，应当取合穴以泻之。有的寒邪不适宜用针，应改用灸法加以治疗。如果上部之气不足，当用推补的针法引致其气，使上气充盛。下部之气不足，当留针使气来从，以充实下气。阴阳都虚的病症，则宜用灸法治疗。厥逆而寒象严重，或骨侧肌肉下陷，或寒冷达于两膝之上，都应在三里穴施以灸法。如果阴络所过之处，寒邪侵入而留滞在里面的，或寒邪由络脉深入到内脏的，应当用针推散其寒邪。如果经脉下陷，就应当用灸法治疗。若脉络坚实凝聚，也要用艾灸治疗。如果不知道病痛的确切部位，就灸阳跷脉的中脉穴和阴跷脉的照海穴，男子取阳跷，女子取阴跷；如果患者为男子而误取阴跷，或患者为女子而误取阳跷，这是高明医生所禁忌的。知道了上述道理，针灸的技能就学完备了。

学习针刺治病，必须掌握一些方法。比如，上要观察天气阴晴的变化，下要注意四时、节气的变化，以避免四时不正的邪气侵入人体。要明示大众，使他们懂得审察虚实，不要触犯四时邪气。如果碰上气候失常，风雨不时，人们遭遇了贼风邪气的侵袭，救治不及时，反倒会使许多人受其祸殃。所以只有了解了天时的宜忌，才能探讨针治的意义，要继承先圣的成就，并在医疗实践中加以检验，只有仔细观察微妙难见的变化，才可以掌握变化无穷的疾病的规律。这是平庸的医生认识不到，而高明的医生所特

之所不见，良工之所贵。莫知其形，若神仿佛。

邪气之中人也，洒淅动形。正邪之中人也，微先见于色，不知于其身，若有若无，若亡若存。有形无形，莫知其情。是故上工之取气，乃救其萌芽；下工守其已成，因败其形。

是故工之用针也，知气之所在，而守其门户。明于调气，补泻所在，徐疾之意，所取之处。泻必用员，切而转之，其气乃行，疾而徐出，邪气乃出，伸而迎之，摇大其穴，气出乃疾。补必用方，外引其皮，令当其门，左引其枢，右推其肤，微旋而徐推之，必端以正，安以静，坚心无解。欲微以留，气下而疾出之，推其皮，盖其外门，真气乃存。用针之要，无忘其神（用针之要，无忘其神：指用针的关键在于调养神气、推动生机，以扶正祛邪）。

雷公问于黄帝曰：《针论》曰"得其人乃传，非其人勿言"。何以知其可传？

黄帝曰：各得其人，任之其能，故能明其事。

别看重的地方。之所以认识不到，是因为它们形不外现，就好像神灵一样若隐若现。

邪气侵害了人体，人就会瑟缩寒战而形色生变。正邪侵入人体则比较轻微，先在气色上有所显露，此时肌体并无感觉，邪气似有似无，若存若亡，症状也不明显，患者的确切病情也不易知道。所以高明的医生是在它还处于萌芽状态时就加以救治；医术低下的医生，则往往要等到疾病已经形成，才知道如何进行治疗，这样就容易造成患者的形体衰败。

所以医生在用针时，应该知道邪气的所在部位，然后按相应的孔穴治疗。要善于调治气脉，知道何处当补，何处当泻，以及进针、出针或慢或快的道理、所应取用的穴位等等。如用泻法，则须采用流利圆活的手法，直刺病处而转针，使正气得以运行。操作时进针要快，出针要慢，以引邪气外出；进针时，针尖的方向要迎着经气的运行方向，出针时要摇大针孔，邪气才会很快地外泄。如用补法，须用端静从容的手法，向外牵动皮肤，使正当其穴，再左右按引推压，使皮肤平展，然后将针轻轻捻转，慢慢推进，姿势要端正，精神要安静，专心致志，不可懈怠，等气至后要稍微留针，待经气通畅后就快速出针，随即在穴位的皮肤上揉按，使针孔迅速闭合，这样真气就能存于内而不外泄了。总之，用针的关键在于不要忘记调养精气。

雷公问黄帝说：《针论》中说如遇到合适的人就传授给他，不是合适的人就不必跟他讲解。那么，您怎样来判断谁是适当的人选呢？

黄帝说：传授学问要选择适当的人才，教他可以胜任的工作，才能做好事业。

雷公曰：愿闻官能奈何？

黄帝曰：明目者，可使视色。聪耳者，可使听音。捷疾辞语者，可使传论。语徐而安静，手巧而心审谛者，可使行针艾，理血气而调诸逆顺，察阴阳而兼诸方。缓节柔筋而心和调者，可使导引行气。疾毒言语轻人者，可使唾痈咒病。爪苦手毒，为事善伤者，可使按积抑痹。各得其能，方乃可行，其名乃彰。不得其人，其功不成，其师无名。故曰"得其人乃传，非其人勿言"，此之谓也。手毒者，可使试按龟，置龟于器下而按其上，五十日而死矣；手甘者，复生如故也。

雷公说：我想知道怎样才能量材取用？

黄帝说：眼睛明亮的人，可以让他分辨各种色泽；耳朵灵敏的人，可以教他们辨听声音。言辞犀利的人，可以教他们传递话语，开导患者。语言徐缓安静，心细手巧的人，可以让他使用针灸，调理气血的顺逆，观察阴阳的盛衰，以及兼理各种治疗工作；手势轻缓，心气和调的人，可以教他们导引行气。嫉妒、刻薄，说话轻谩的人，可以教他们唾痈咒病。指甲粗糙、下手狠、做事容易伤人的人，可以教他们按压推揉积聚和痹证。这样依据每个人的才能，发挥他们的特长，各种治疗方法才能得以有效施行，他们的名声才可以显扬。如果传授不得其人，不仅受业者自己一事无成，老师也得不到荣誉。所以说，遇到合适的人才能教他，不合适的人就不能教，便是这个道理。识别手狠的方法，可以试着让他按压乌龟，把乌龟放在器具下面，将他的手按在器具上面，到五十天乌龟就会死了；而手柔顺的人，即使用同样的方法按压，过了五十天乌龟也依然活着。

【解要】

本节主要论述了运用针刺治病的根本原理，阐释针刺必须知道形与气的关系，注意左右、上下、阴阳、表里以及各经气血的多少、运行的顺逆、出入输注交会，以及阴阳五行、四时八风、五脏六腑等理论，举例说明针刺补泻的手法。最后强调授徒原则，必须根据每个人的能力、性情、志趣和特点，因人施教，并提出"得其人乃传，非其人勿言"。

# 第七十四节　论疾诊尺：尺肤在诊断上的作用

## 【题解】

论疾，指观察、判断疾病的部位和性质；诊尺，即诊察尺肤。本节主要论述通过观察患者眼中之色和观察尺肤的缓急、大小、滑涩，肌肤的坚实与脆弱推测内在病变的方法，并论述各种疾病的成因、症状，故名为"论疾诊尺"。

## 【原文】

黄帝问于岐伯曰：余欲无视色持脉，独调其尺，以言其病，从外知内，为之奈何？

岐伯曰：审其尺之缓急、小大、滑涩，肉之坚脆，而病形定矣。

视人之目窠（目窠：人体部位名。指眼的凹陷处，包括眼眶、上下眼胞）上，微痈，如新卧起状，其颈脉动，时咳，按其手足上，窅（窅：深目貌。引伸指凹陷）而不起者，风水肤胀也。

尺肤滑以淖泽者，风也。尺肉弱者，解㑊，安卧脱肉者，寒热，不治。尺肤滑而泽脂者，风

## 【译文】

黄帝问岐伯说：我想不经过望色、诊脉，只诊察患者的尺肤，就能说出所患之病，从外在的表现推测内在的变化，这种诊尺肤的方法是怎样的？

岐伯说：诊察尺肤的紧急或弛缓、大或小、滑润或涩滞，以及肌肉的坚实或脆弱，即可对疾病进行定性了。

看到患者眼眶下凹陷处，有轻微浮肿，像是刚刚睡起的样子，而且颈脉的搏动明显可见，常常咳嗽，用手指按压患者的手足，被按之处深陷不起的，这是风湿水肿肤胀的症状表现。

尺肤滑而光泽的，是风病。尺部肌肉脆弱，身体怠惰乏力，嗜睡而消瘦的，是寒热虚劳之症，不易治愈。尺肤滑润如膏脂的，

也。尺肤涩者，风痹也。尺肤粗
如枯鱼之鳞者，水泆饮也。尺肤
热甚，脉盛躁者，病温也，其脉
盛而滑者，病且出也。尺肤寒，
其脉小者，泄、少气。尺肤炬然
（炬然：高热灼手的意思），先热后寒
者，寒热也。尺肤先寒，久持之
而热者，亦寒热也。

肘所独热者，腰以上热；手
所独热者，腰以下热。肘前独热
者，膺前热；肘后独热者，肩背
热。臂中独热者，腰腹热。肘后
廉以下三四寸热者，肠中有虫。
掌中热者，腹中热；掌中寒者，
腹中寒。鱼上白肉有青血脉者，
胃中有寒。尺炬然热，人迎大
者，当夺血；尺紧，人迎脉小
甚，少气。悗有加，立死。

目赤色者病在心，白在肺，
青在肝，黄在脾，黑在肾。黄色
不可名者，病在胸中。

诊目痛，赤脉从上下者，太
阳病；从下上者，阳明病；从外
走内者，少阳病。

诊寒热瘰疬，赤脉上下至瞳
子，见一脉，一岁死；见一脉

是风病。尺之肌肤涩滞不滑的，是风痹病。
尺部肌肤粗糙不润像干枯鱼鳞的，是脾土虚
衰、水饮不化的溢饮病。尺部肌肤灼热，脉
盛大而躁动的，是温病；其脉盛大但不躁动
而现滑利的，是病邪将被驱出，正气渐复，
病将痊愈的征兆。尺肤寒冷而脉细小的，是
泄利或气虚证。尺肤灼热如火烧，并且先热
而后寒的，是寒热病。尺肤先觉寒冷，久按
之后感觉发热的，也是寒热病。

肘部皮肤单独发热的，表示腰以上热；
手部皮肤单独发热的，表示腰以下部位发热。
肘前单独发热的，表示胸前热；肘后单独发
热的，表示肩背热。臂中单独发热的，表示
腰腹部发热。肘后缘以下三四寸的部位发热
的，肠中有虫。掌心发热的，表示腹中有热；
掌心发凉的，表示腹中有寒。手鱼际白肉有
青色血脉的，表示胃中有寒。尺肤灼热如烧，
而且人迎脉盛大，则表示失血；尺肤紧，人
迎脉小甚的，则表示气虚，如加有烦闷现象，
会立即死亡。

目色赤的，病在心经，见白色的，主病
在肺经，见青色的病在肝经，见黄色的病在
脾经，见黑色的病在肾经。黄色而兼见其他
色而不能辨明的，则病在胸中。

通过眼睛之色诊断疾病，如有红色的络
脉从上向下的，属于太阳经的病；从下向上
行的，属于阳明经的病；从目外向内行走的，
属于少阳经的病。

诊察寒热瘰疬病时，如果目中有赤脉从
上向下贯瞳子，见一条赤脉的，过一年死；见

半，一岁半死；见二脉，二岁死；见二脉半，二岁半死；见三脉，三岁死。

诊龋齿痛，按其阳明之来，有过者独热，在左左热，在右右热，在上上热，在下下热。

诊血脉者，多赤多热，多青多痛，多黑为久痹，多赤、多黑、多青皆见者，寒热。

身痛而色微黄，齿垢黄，爪甲上黄，黄疸也。安卧，小便黄赤，脉小而涩者，不嗜食。

人病，其寸口之脉与人迎之脉小大等，浮沉等者，病难已也。

女子手少阴脉动甚者，妊子。

婴儿病，其头毛皆逆上者，必死。耳间青脉 (青脉：脉学名词。指肝脏脉象) 起者，掣痛。

大便青瓣 (青瓣：指大便如瓣状，色青，为消化不良的表现)，飧泄，脉小者，手足寒，难已；飧泄，脉小，手足温，泄易也。

四时之变，寒暑之胜，重阴必阳，重阳必阴；故阴主寒，阳主热，故寒甚则热，热甚则寒。故曰：寒生热，热生寒，此阴阳之变也。故曰：冬伤于寒，春生瘅热；春伤于风，夏生飧

一条半赤脉的，过一年半死；见两条赤脉的，过两年死；见两条半赤脉的，过两年半死；见三条赤脉的，则三年死。

诊察龋齿痛，按压阳明之脉，如有病变的部位必单独发热，热邪在左的左边热，热邪在右的右边热，热邪在上的上热，热邪在下的下热。

诊察血脉，如皮肤多赤色络脉的多属热证，多青色的多属痛证，多黑色，是久痹病；多赤、多黑、多青三色都见的，则是寒热病。

浑身痛，面色微黄，牙齿垢黄，指甲上呈现黄色的，是黄疸病。如嗜卧，小便黄赤，脉细小而涩滞，就会形成不思饮食之症。

患病之人，其寸口脉与人迎脉大小浮沉相等的，这病就难以痊愈。

女子手少阴心脉动得很厉害的，为怀孕的征象。

婴儿得了病，头发逆而上竖起的，必定死亡。如耳部络脉色青而隆起的，主抽搐腹痛。

如大便中有青绿色的乳瓣和没有消化的食物，脉细小，手足寒冷，则病难痊愈；若泄泻脉小，手足温暖的，易治。

春夏秋冬四季的气候变化，寒暑往复，其规律是阴盛至极则转变为阳，阳盛至极则转变为阴。阴主寒，阳主热，寒过甚则转热，热过甚则转寒。所以说寒生热，热生寒，这就是阴阳的变化。因此，冬天感受了寒邪不立即发病，到了春天就会发生温热病；春天感受了风邪不

泄肠澼；夏伤于暑，秋生痎疟；秋伤于湿，冬生咳嗽。是谓四时之序也。

立即发病，到了夏天就发生泄泻、痢疾病；夏天被暑气所伤，到秋天就会发生疟疾；秋天被湿气所伤，到冬天就会咳嗽。这是因为四季气候不同，依春、夏、秋、冬的顺序而发生各种疾病的一般规律。

**【解要】**

本节主要论述了诊尺肤的方法及其在诊断上的重要意义，说明从尺肤的滑涩、大小、寒热等不同变化，以"从外知内"的原理，观察眼睛所现的五色，可以了解病属何脏；从目中赤脉延伸的方向，可以了解目痛病属何经；从赤脉出现在瞳子上的多少，可以预测寒热病死期的长短。

另外，简述了龋齿、黄疸、妊娠等的诊断方法，以及运用阴阳消长、转化的规律，判断其病变。

# 第七十五节　刺节真邪：五节五邪之刺法

【题解】

　　节，指五节，即振埃、发蒙、去爪、彻衣、解惑；刺节，就是刺法理论中的针刺五节。真，指真气；邪，淫邪之气，此主要指四时不正之气（通邪、大邪、小邪、热邪、寒邪）。本节主要阐释刺五节、刺五邪、解结推引和真邪四个方面的问题，并根据人与自然类比相同的观点，介绍寒热病的治疗方法，分析真气、正气、邪气的不同，及邪气对人的伤害，取首尾两个内容为名，故称"刺节真邪"。

【原文】

　　黄帝问于岐伯曰：余闻刺有五节，奈何？

　　岐伯曰：固有五节，一曰振埃，二曰发蒙，三曰去爪，四曰彻衣，五曰解惑。

　　黄帝曰：夫子言五节，余未知其意。

　　岐伯曰：振埃者，刺外经，去阳病也；发蒙者，刺腑输，去腑病也；去爪者，刺关节支络也；彻衣者，尽刺诸阳之奇输也；解惑者，尽知调阴阳，补泻有余不足，相倾移也。

【译文】

　　黄帝向岐伯问说：我听说针刺之法中有所谓五节，具体内容是哪些呢？

　　岐伯说：刺法理论中确有五节的说法，其一叫振埃，其二叫发蒙，其三叫去爪，其四叫彻衣，其五叫解惑。

　　黄帝说：先生所谈到的刺五节的方法，我还不知道它的含义是什么，请详尽地告诉我。

　　岐伯说：针刺中振埃法，就是针刺行于四肢、皮肤的外经经穴，用来去除阳病；发蒙的刺法，是指针刺六腑的腧穴，用来治疗腑病；去爪的刺法，是指刺关节的支络；彻衣的刺法，是指遍刺六腑之别络；解惑的刺法，则是指根据阴阳的变化机理，而补不足、泻有余，使失调的阴阳归于平衡，达到治愈疾病的目的。

黄帝曰：刺节言振埃，夫子乃言刺外经，去阳病，余不知其所谓也，愿卒闻之。

岐伯曰：振埃者，阳气大逆，上满于胸中，愤瞋肩息（肩息：抬肩以助呼吸之状。多见于严重呼吸困难者），大气逆上，喘喝（喘喝：指气喘而有吼声者）坐伏，病恶埃烟，嗌不得息，请言振埃，尚疾于振埃。

黄帝曰：善。取之何如？

岐伯曰：取之天容。

黄帝曰：其咳上气，穷诎胸痛者，取之奈何？

岐伯曰：取之廉泉。

黄帝曰：取之有数乎？

岐伯曰：取天容者，无过一里，取廉泉者，血变而止。

帝曰：善哉。

黄帝曰：刺节言发蒙，余不得其意。夫发蒙者，耳无所闻，目无所见，夫子乃言刺腑输，去腑病，何输使然？愿闻其故。

岐伯曰：妙乎哉问也！此刺之大约，针之极也，神明之类也，口说书卷，犹不

黄帝说：刺节中的振埃法，先生说是针刺外经以去除阳病，我不明白其中的道理，请你详细讲给我听。

岐伯说：所谓振埃的刺法，具体说是治疗阳气暴逆于上，充满胸中，胸部胀满，呼吸时张口抬肩等病的，或胸中之气上逆，以致发生气喘喝喝有声，或坐或伏而难以仰卧，厌恶灰尘烟气，常噎得喘不上气来。这种方法之所以称为振埃，是因为治疗这种病收效极快，立竿见影，甚至比振落尘埃还要快。

黄帝说：讲得好。怎样取穴刺治呢？

岐伯说：应当取天容穴。

黄帝说：如果气上逆咳嗽，气机不得伸展，胸痛，这种情况取什么穴位呢？

岐伯说：应当取廉泉穴。

黄帝说：取用这两个穴位刺治时，针刺有一定的规律吗？

岐伯说：在取天容穴时，针刺不要超过一寸；而取廉泉穴时，看到患者面部血色改变时即当止针。

黄帝说：讲得好。

黄帝接着说：刺节所说的发蒙，我还不理解其中的意义。本来发蒙的针法，是治疗耳朵听不见，眼睛看不清的病变的。先生却说是针刺六腑的腧穴，治疗腑病，那到底哪个腧穴能治好这耳目病呢？我愿听你讲一讲其中的道理。

岐伯说：您问得真妙哇！这是针刺方法中最绝妙的地方，它简直达到了登峰造极的地步，其中的奥妙必须心领神会，单凭平时口里说的和书本里记载的，还不能道出它出神入化的玄

能及也，请言发蒙耳，尚疾于发蒙也。

黄帝曰：善。愿卒闻之。

岐伯曰：刺此者，必于日中，刺其听宫，中其眸子，声闻于耳，此其输也。

黄帝曰：善。何谓声闻于耳？

岐伯曰：刺邪以手坚按其两鼻窍而疾偃，其声必应于针也。

黄帝曰：善。此所谓弗见为之，而无目视，见而取之，神明相得者也。

黄帝曰：刺节言去爪，夫子乃言刺关节之支络，愿卒闻之。

岐伯曰：腰脊者，身之大关节也；肢胫者，人之所以趋翔 (趋翔：疾行及腾跃之意) 也；茎垂者，身中之机，阴精之候，津液之道也。故饮食不节，喜怒不时，津液内溢，乃下留于睾，水道 (血道：《甲乙经》、《太素》均作"水道") 不通，日大不休，俯仰不便，趋翔不能。此病荣然有水 (荣然有水：荣然，小水貌。荣然有水，是形容有水蓄积，像微浅的不能流行的小水一样)，不上不下，铍石 (铍石：针具名。指形如铍针的砭石) 所取，形不可匿，裳不得蔽，故命曰去爪。

机。所谓发蒙，是比喻它的疗效比启发蒙聩还要快。

黄帝说：太好了。我希望详细听听。

岐伯说：刺治耳听不见这种疾病，必须在中午的时候，针刺手太阳小肠经的听宫穴，通过手法使针刺感应达到瞳子，并使耳内能听到作响的声音，这就是治疗本病的主要腧穴。

黄帝说：很好。那怎样才能使耳内能听到声音呢？

岐伯说：针刺入后，让患者用手紧按两个鼻孔，然后仰卧，这样耳内就会在针刺的同时相应地出现声响。

黄帝说：太妙了。这真是所谓的不用眼睛注视内里怎样而取穴施治的方法，针到病除，如有神明相助。

黄帝接着说：刺节中所说的去爪法，先生说是针刺关节支络，请你详细讲给我听。

岐伯说：腰脊是人身的大关节；大腿小腿是人站立行走的支柱；阴茎有生育繁殖的功能，可用来交媾排精，也是津液输出的通道。所以，如果饮食没有节制，喜怒无常，就会使津液内溢，向下流入睾丸之中，由于水道不通，阴囊口更加胀大，会使人体的俯仰、行动都受到限制。这种病是阴囊内水液积满，使上下水道不能通调所致。应当用银针、砭石泻除积水。因水肿而阴囊外形显著增大，衣裳也遮蔽不了的病证外显。因为治疗目的在于消除积水，就像修剪多余的指甲一样，所以把去除这种病的针法叫去爪。

帝曰：善。

黄帝曰：刺节言彻衣，夫子乃言尽刺诸阳之奇输，未有常处也。愿卒闻之。

岐伯曰：是阳气有余而阴气不足。阴气不足则内热，阳气有余则外热，两热相搏，热于怀炭，外畏绵帛，衣不可近身，又不可近席。腠理闭塞，则汗不出，舌焦唇槁，腊干（腊干：形容肌肉皮肤干燥的样子）嗌燥，饮食不让美恶。

黄帝曰：善。取之奈何？

岐伯曰：取之于其天府、大杼三痏，又刺中膂，以去其热，补足手太阴以去其汗，热去汗稀，疾于彻衣。

黄帝曰：善。

黄帝曰：刺节言解惑，夫子乃言尽知调阴阳，补泻有余不足，相倾移也，惑何以解之？

岐伯曰：大风在身，血脉偏虚，虚者不足，实者有余，轻重不得，倾侧宛伏，不知东西，不知南北，乍上乍下，乍反乍复，颠倒无常，甚于迷惑。

黄帝说：你讲得很好。

黄帝接着说：刺节中所说的彻衣的方法，先生说是遍刺六腑之别络，是没有固定部位的。请你详细说给我听。

岐伯说：这种方法适用于阳气有余而阴气不足的病症。阴气不足，就会发生内热；阳气有余，就会发生外热。内热外热相互搏结，则感到比怀抱炭火还要热，以致外怕绵帛，衣着不可加于身，连卧席也不能挨近，而且腠理闭而不开，汗不能流出体外，热邪不能外散，以至于舌干咽燥，口唇干裂，肌肉枯槁，饮食无味，不分好坏。

黄帝说：讲得好。那么怎样取穴刺治呢？

岐伯说：先针刺手太阴肺经的天府穴和足太阳膀胱经的大杼穴各三次，再刺膀胱经的中膂腧用以泻热，补足太阴经和手太阴经，使汗外出，等到热去汗稀，病就痊愈了，其去热的效应比脱掉衣服还要快。

黄帝说：你讲得很好。

黄帝接着说：刺节中所谓解惑针法，先生说就是完全了解调和阴阳的作用，补不足，泻有余，使虚实相互转变，但在错综复杂的病变中怎样辨清阴阳虚实而使迷惑解除呢？

岐伯说：人身中了大风，血气就要偏虚，而虚者是指正气不足，实者则是指邪气有余，这样身体就感到肢体轻重不相称，身体倾斜反侧，仆伏欲倒。严重时可导致四肢此轻彼重，不相协调，身体倾斜，屈曲不伸，不知东西，不辨南北，其病忽上忽下，反复不定，颠倒无常，所以它比单纯神志迷惑的病还要严重。

黄帝曰：善。取之奈何？

岐伯曰：泻其有余，补其不足，阴阳平复，用针若此，疾于解惑。

黄帝曰：善。请藏之灵兰之室，不敢妄出也。

黄帝曰：余闻刺有五邪，何谓五邪？

岐伯曰：病有持痈者，有容大者，有狭小者（容大、狭小：容大，此指大邪（实邪）；狭小，此指小邪（虚邪）），有热者，有寒者，是谓五邪。

黄帝曰：刺五邪，奈何？

岐伯曰：凡刺五邪之方，不过五章。瘅热消灭，肿聚散亡，寒痹益温，小者益阳，大者必去。请道其方。

凡刺痈邪无迎陇，易俗移性不得脓，诡道更行（脆道更行：脆，疑"诡"之误。此句承上句，如不得脓，须易不同之道更刺）去其乡，不安处所乃散亡。诸阴阳过痈者，取之其输泻之。

凡刺大邪日以小，泄其有余乃益虚。剽其通（剽其通：剽，急的意思。剽其通，是指急于疏

黄帝说：讲得好。那么怎样治疗呢？

岐伯说：泻其有余，补其不足，使阴阳平调，恢复正常。这样用针是治其根本，奏效迅速，比单纯解除神志迷惑还要快。

黄帝说：讲得好。我一定把这些精妙理论刻记于书册上，藏在灵兰之室，很好地保存起来，不敢随便拿出来给他人看。

黄帝问：我听说还有刺五邪的针刺之法，什么叫五邪？

岐伯说：所谓五邪，是指病有痈肿的，有属实的，有属虚的，有属热的，有属寒的，这五种类型就是五邪。

黄帝问：五邪致病如何刺治呢？

岐伯说：一般针刺治疗五邪的方法，不过五条。对瘅热的病应该消灭热邪，痈肿积聚的病应该使痈消散，寒痹的病应该益气温通，虚邪的病应该益其阳气，实邪的病应该排除邪气。下面让我详细讲讲刺五邪的方法。

一般针刺痈邪，不可迎着痈邪的隆盛之势使用泻法，应该用和缓的方法耐心施治。这样痈毒就会不化脓，此时应改换不同的方法进行针刺，使邪毒不在固定的部位积聚，这样，病邪就会渐行消散。要点是，对各条阴经、阳经，凡通过痈毒所在部位的，应取用其本经腧穴以泻之。

一般刺治大邪（实邪），务求使实邪日益减小，泻其有余，就可起到补益其虚而使虚实渐趋平和的作用。在刺治时，要在病邪往来的通

通病邪），针去其邪肌肉亲，视之毋有反其真。刺诸阳分肉间。

凡刺小邪日以大，补其不足乃无害。视其所在迎之界，远近尽至，其不得外，侵而行之乃自费。刺分肉间。

凡刺热邪越而沧（越而沧：沧，寒的意思。越而沧，针刺热邪，将邪气发散于外而热退身凉），出游不归乃无病。为开道乎辟门户，使邪得出病乃已。

凡刺寒邪日以温，徐往徐来致其神。门户已闭气不分，虚实得调真气存。

黄帝曰：官针奈何？

岐伯曰：刺痈者用铍针；刺大者用锋针；刺小者用员利针；刺热者用镵针；刺寒者用毫针也。

请言解论。与天地相应，与四时相副，人参天地，故可为解。下有渐洳（渐洳：洳，音

路上迅速疏通它，刺中病邪的所在，肌肉自然就亲附致密，再仔细观察，待到邪气除尽，真气恢复，就停止针刺。要点是针刺诸阳经分肉间的穴位。

一般小邪（虚邪）多在分肉间，针刺方法是使正气日渐充实，补其不足，虚邪就不至构成危害。同时审察邪气的所在，当其尚未深入时，在气行的来路上迎而夺之。这样远近的真气全部来到，正气充足，外邪则难以内陷。但补不可太过，补得过分则损正气。要点是针刺分肉间的穴位。

凡针刺热邪，一般应当把邪气由里向外发散，使邪气由热转凉，邪被排出后，不再发热，就没有病了。要为它疏通道路，打开门户，邪气有出路，热毒便得以排出，病就会痊愈。

凡刺寒邪，一般应当用温法，先保养正气，针刺时缓慢进针，待招来神气则疾速出针。密闭针孔，使真气不得分散逸出，从而达到补气行血散寒的目的，虚实得以平调，真气就可牢固驻留在内了。

黄帝问：针刺五邪，当选用什么针比较合适呢？

岐伯说：刺痈邪的病症应当用铍针，刺实邪当用锋针，刺虚邪当用员利针，刺热邪当用镵针，刺寒邪当用毫针。

再让我来谈谈有关解结的理论。人与天地自然是相适应的，与四时季节有着密切的联系。所以人的疾病是可以比拟、参照天地自然现象

"入"；渐，同"湔"。渐洳，指低湿的地带），**上生苇蒲**（苇蒲：苇，即生于水中的芦苇；蒲，指出于池泽中的苇蒲），**此所以知形气之多少也。阴阳者，寒暑也，热则滋而在上，根荄少汁。人气在外，皮肤缓，腠理开，血气减，汗大泄，肉淖泽。寒则地冻水冰，人气在中，皮肤致，腠理闭，汗不出，血气强，肉坚涩。当是之时，善行水者，不能往冰；善穿地者，不能凿冻；善用针者，亦不能取四厥，血脉凝结，坚搏不往来者，亦未可即柔。故行水者，必待天温冰释冻解而水可行，地可穿也。人脉犹是也。治厥者，必先熨调和其经，掌与腋、肘与脚、项与脊以调之，火气已通，血脉乃行，然后视其病，脉淖泽者，刺而平之；坚紧者，破而散之，气下乃止，此所谓以解结者也。**

**用针之类**（类：法则），**在于调气。气积于胃，以通营**

加以解释的。比如地面有水湿的沼泽地，上面才能生长蒲草和芦苇，从它们的是否茂盛，可推知水泽面积的多少。同样，观察人形体的强弱，可推知血气的盛衰。阴阳变化与寒暑交替相应，天上赤日炎炎，地上草木的根荄就缺乏水分；人体阳气滞留在浅表，则皮肤弛缓，腠理张开，血气衰减，汗液大泄，皮肤淖湿。天气寒冷，大地冻结，水就会成冰；人体阳气沉伏于内，腠理闭合，汗不出，血气强，肌肉就会坚紧而滞涩。这样，善于游水行舟的人，不能在冰中往来；善于挖地的人，也不易凿开冻土。善于用针的人，同样也不能治除患者的四肢厥冷之症，血脉凝结，坚实沉滞不能往来畅行的，也难以立时就使它变得柔和畅通。如果血脉因寒而凝聚，坚结如冰冻，往来不流畅，同样不可能使它立即柔软起来。所以行水的人必须等到天气转暖，冰冻融化以后才能在水上运行，大地也必须在解冻以后才能挖凿。人体的血脉也是这样，要待阳气运行，血脉疏通才可以用针。所以治疗厥逆病，必须先用温熨的方法，调和经脉，在手掌与腋下，肘部与脚部，颈项与脊背等处加以熨治，等温热之气通达各处，血脉也就会恢复正常运行，然后观察病情，如果血脉滑润流畅的，是卫气浮于体表，可采用针刺的方法使它平复；如脉濡湿润滑的，就针刺使它恢复正常；脉坚紧的，就针刺使实邪破散，等到厥逆之气下行，就停止针刺。根据邪气聚结的情况先疏通再治疗的方法，就是所谓解结。

针刺治病的方法，主要在于调节气机。人气来源于水谷，水谷之气首先积蓄于胃中，营

卫，各行其道。宗气留于海，其下者注于气街，其上者走于息道。故厥在于足，宗气不下，脉中之血，凝而留止，弗之火调，弗能取之。

用针者，必先察其经络之实虚，切而循之，按而弹之，视其应动者，乃后取之而下之。六经调者，谓之不病，虽病，谓之自己也。一经上实下虚而不通者，此必有横络盛加于大经，令之不通，视而泻之，此所谓解结也。

上寒下热，先刺其项太阳，久留之，已刺则熨项与肩胛，令热下合乃止。此所谓推而上之者也。上热下寒，视其虚脉而陷之于经络者取之，气下乃止。此所谓引而下之者也。

大热遍身，狂而妄见、妄闻、妄言，视足阳明及大络取之，虚者补之，血而实者泻之。因其偃卧，居其头前，以两手四指挟按颈动脉，久持之，卷而切推，下至缺盆中，而复止如前，热去乃止。

气、卫气内外交通，并遵循各自的通道运行全身。所以，当足部发生厥逆时，宗气就不能自上而下行，脉中之血也随之凝滞而运行不畅，因此，如果不先用火灸温熨的方法通调气血，针刺治疗就不可能达到预期的效果。

但凡用针治疗疾病，一定先要诊察患者经络的虚实，用切、循、按、弹等诊候方法。如果手足六经经脉调和，是无病的征兆，就是有些轻微的小病，也可以不经治疗就可自行痊愈。如果任何一条经脉出现上实下虚而不通的，这必定是横行的支络有邪气壅盛，并且干扰了正经气血而形成壅滞不通。遇到这种情况，应将病邪所在部位诊察明白，然后用泻法刺治。这就是所谓的解结的方法。

人体上部有寒证而下部发热的，应首先针刺项间足太阳经穴位，而且要留针较长时间，针刺之后，再在项与肩胛部加以温熨，使温热之气下行，与腰下之热通而相合，然后停止针刺。这就是所谓推热而使它向上行的针法。如果腰以上热，腰以下寒，则要诊察是哪一条经脉脉气不足并影响、伤损了其他经络，然后取适当穴位刺治，使经脉的阳气下行后止针。这就是"引而下之"的方法。

全身发热厉害，并有发狂而且幻视、幻听、妄言妄语表现的，要察看足阳明经的正经、络脉的虚实情况，然后取穴针刺，经络虚的就用补法，有血郁而属实证的就用泻法。同时让患者仰卧，医生在患者头前，用两手的拇指和食指，挟持按揉患者两侧颈动脉部，挟持的时间要长一些。再屈指切按推揉，由上而下推至缺

此所谓推而散之者也。

黄帝曰：有一脉生数十病者，或痛，或痛，或热，或寒，或痒，或痹，或不仁，变化无穷，其故何也？

岐伯曰：此皆邪气之所生也。

黄帝曰：余闻气者，有真气，有正气，有邪气。何谓真气？

岐伯曰：真气者，所受于天，与谷气并而充身也。正气者，正风也，从一方来，非实风，又非虚风也。邪气者，虚风之贼伤人也，其中人也深，不能自去。正风者，其中人也浅，合而自去，其气来柔弱，不能胜真气，故自去。

虚邪之中人也，洒淅动形，起毫毛而发腠理。其入深，内搏于骨，则为骨痹；搏于筋，则为筋挛；搏于脉中，则为血闭，不通则为痈。搏于肉，与卫气相搏，阳胜者，则为热，阴胜者，则为寒。寒则真气去，去则虚，虚则寒。搏于皮肤之间，其气外发，腠理开，毫毛摇，气往来行，则为

盆穴，如此重复多次，等到热去才停止。这就是所谓"推而散之"的方法。

黄帝说：有在一条经脉之中发生多种疾病的，或表现为疼痛，或形成痈肿，或发热，或恶寒，或痒，或形成痹证，还有的表现为麻木不仁，表现千变万化，这是为什么呢？

岐伯说：这些都是由各种不同的邪气伤害而发生的。

黄帝说：我听说人体内一般都有真气，有正气，有邪气。那么什么叫真气呢？

岐伯说：所谓真气，就是先天的真元之气，与饮食化生的谷气合并而充养着身体，它是人体生命活动的原动力，并能抵御外邪。所谓正气，又称正风，正风从合于四时八节的方向而来，不是过于剧烈的实风，也不是与时令不合的虚风。所谓邪气，就是伤害人体的虚风，虚风侵袭了人身，会深入体内，不能自行消散。正风着于人身，只进入浅表，与体内真气相遇后就会自行消散，这是因为正风来势柔弱，不能压制体内的真气，因此不用治疗就自行消散了。

四时八节的虚风邪气侵入人体内，人就会感到寒意而战栗，毫毛竖起，腠理开张，虚邪进一步深入向内，伤害到骨，就形成骨痹；侵害到筋，就会导致筋脉拘挛；侵害到脉中，就会导致血脉闭塞而不通，血气不通则化热形成痈肿；如果侵害在肉腠，与卫气搏结交争，阳气偏盛就会出现热证，阴气偏盛就会出现寒证。寒邪偏盛，就会使真气衰微消散，真气衰微就呈现虚证，人体正气虚衰，阳气不足，就会表现为形寒肢冷的证象；如果侵害于皮肤之间，邪气向外

痒。留而不去，则痹。卫气不行，则为不仁。

虚邪偏客于身半，其入深，内居荣卫，荣卫稍衰，则真气去，邪气独留，发为偏枯。其邪气浅者，脉偏痛。

虚邪之入于身也深，寒与热相搏，久留而内著，寒胜其热，则骨疼肉枯；热胜其寒，则烂肉腐肌为脓，内伤骨，内伤骨为骨蚀。有所结，筋屈不得伸，邪气居其间而不反，发为筋溜（筋溜：就是结聚于筋的赘瘤之类）。有所结，气归之，卫气留之，不得反，津液久留，合而为肠溜（肠溜：是指邪气传入肠中所发生的病变，指腹中肠道的肿瘤），久者数岁乃成，以手按之，柔，已有所结，气归之，津液留之，邪气中之，凝结日以易甚，连以聚居，为昔瘤（昔瘤：昔，同腊，肉干而坚的意思。昔瘤，是指此瘤坚硬的意思），以手按之，坚。有所结，深中骨，气因于骨，骨与气并，日以益大，则为骨疽（疽：疑为"瘤"）。有所结，中于肉，宗气归之，邪留而不去，有热则化而为脓，无热则为肉疽。

发散，就会使腠理张开，毫毛晃动，邪气往来而行，就会发痒。邪气滞留不去，就形成痹病。卫气不能流通畅行，就形成麻木不仁的病。

如果虚邪贼风侵害了人半边身体，再进一步深入，内犯荣卫，会使荣卫之气渐渐衰弱，则真气离去，邪气独留，就会导致半身不遂。即使邪气侵害的部位较浅，也有可能导致半身血脉不和而发生半身偏痛。

虚邪贼风侵害人体深部组织，寒热聚结，久留不去而附着于内，如果阴寒至盛，阳热不举，营卫之气寒凝涩滞，会引起骨节疼痛，肌肉枯痿；如果是热邪亢盛，阴不胜阳，易发生肌肉腐烂而化为脓，还会导致内伤于骨，内伤于骨就形成骨蚀。如邪气伤到了筋，筋就屈缩不能伸展，邪气如久居不去，就会形成筋溜。如果病邪有所结聚，人体内的气也会归往结聚之处，以致卫气滞留其处而不能返还流通，使津液久留于肠胃之间，集结而在大肠形成肿瘤，但这种病发展较缓慢，长达数年，用手触按，质地柔软；如果邪气结聚而气归于内，津液停留不行，又连中邪气而凝结不散，日益加重并且发展迅速，邪气接连积聚，便形成普通的瘤，用手按压，是坚硬的。病邪有所结聚，深入而伤及骨，邪气附着于骨，骨与邪气并合，一天比一天增大，就形成骨疽（瘤）。邪气结聚在肌肉，宗气向内运行经过这里，随邪气留结，着而不去，如有内热可化而为脓，如无热可形成肉疽。

凡此数气者，其发无常处，而有常名也。

上述这几种邪气，往往发作的时候没有一定的部位，变化无穷，但引发的疾病都有固定的名称。

**【解要】**

　　本节论述了刺节、真邪、解结推引和五邪四个问题。先阐释了振埃法、发蒙法、去爪法、彻衣法、解惑法的针刺部位、选用腧穴、实施方法及所适应的病证；接着提出的刺五节属古代针刺治病的方法，每种方法各具不同的适应证，并分别指出了针刺的原则和具体实施方法及针刺部位；又分别叙述了痈邪、实邪、虚邪、热邪、寒邪等五邪所致病证、治疗原则、针刺方法和选用针具；又阐释了解结刺法治疗厥逆证及其施治原则，并指出推引法要根据病情随机应用；最后论述了虚邪伤人，由浅入深，传变无穷，引发各种病变的过程，指出如果邪气不断深入，内侵筋骨，日积月累，则可形成"瘤"，即肿物、积块，不易治疗。

# 第七十六节 卫气行：卫气的出入、散聚与升降循行

## 【题解】

卫气：人体内防卫免疫之气。行，即卫气在人体内的运行。一般认为，卫气出于上焦胃上口，上布于肺，循经脉路线，运行于脉外而与营气各行一周后仍归于手太阴肺经，然后再开始新的循环。本节专论卫气在人体内的运行情况，故名为"卫气行"。

## 【原文】

黄帝问于岐伯曰：愿闻卫气之行，出入之合，何如？

岐伯曰：岁有十二月，日有十二辰，子午为经，卯酉为纬。天周二十八宿，而一面七星，四七二十八星。房昴(mǎo)为纬，虚张为经。是故房至毕为阳，昴至心为阴。阳主昼，阴主夜，故卫气之行，一日一夜五十周于身，昼日行于阳二十五周，夜行于阴二十五周，周于五脏。

## 【译文】

黄帝问岐伯说：我想听听卫气在人体内的运行情况，它是怎样出入于阴阳之分而周行全身的呢？

岐伯说：一年划分为十二个月，一天划分为十二个时辰，以地支来论方位，则子位居正北方，午位居正南方，连接子午成南北纵线，则为经；卯为东，酉为西，连接卯酉成东西横线，则为纬。天体的运行环周于星宿，分布在东西南北四方，每一方各有七个星宿，共有二十八星宿。以经纬论时间，则从东方房宿到西方昴宿为纬，时间是卯、辰、巳、午、未、申六个时辰；从北方虚宿到南方张宿为经，时间是酉、戌、亥、子、丑、寅六个时辰。因此，从房宿到毕宿为阳，从昴宿到心宿为阴。阳主白昼，阴主黑夜。一昼夜卫气在体内运行五十个周次，白天行于阳分二十五个周次，夜间行于阴分二十五个周次，并周行于五脏之中。

是故平旦阴气尽，阳气出于目，目张，则气上行于头，循项下足太阳，循背下至小指之端。其散者，别于目锐眦，下手太阳，下至手小指外侧。其散者，别于目锐眦，下足少阳，注小指次指之间。以上循手少阳之分，下至小指之间。别者以上至耳前，合于颔脉，注足阳明，以下行至跗上，入五指之间。其散者，从耳下下手阳明，入大指之间，入掌中。其至于足也，入足心，出内踝下，行阴分，复合于目，故为一周。

是故日行一舍，人气行于身一周与十分身之八；日行二舍，人气行于身三周与十分身之六；日行三舍，人气行于身五周与十分身之四；日行四舍，人气行于身七周与十分身之二；日行五舍，人气行于身九周；日行六舍，人气行于身十周与十分身之八；日行七舍，人气行于身十二周与十分身之六；日行十四舍，人气行二十五周于身有奇分（奇分：此

所以，在早晨的时候，卫气在阴分的循行过程结束，卫气从目进入阳分，眼睛也就睁开了，然后，卫气从目内眦上行于头部，沿项后足太阳膀胱经的通路向下行，再沿背部向下行，到足小趾外侧端（至阴穴）。其散行的，从目外眦别出（分流出去），向下沿着手太阳经，至手小指外侧端（少泽穴）；另一条散行的部分，也从目外眦分出，沿足少阳胆经向下行，注入足小趾与第四趾之间（窍阴穴）。再向上循行手少阳经之分，下行至小指、无名指之间。从手少阳别行的部分，行至耳前方，会合于颔部的经脉，注入足阳明胃经，向下行至足背，散入足五趾之间（厉兑穴）。还有另一条散行的分支，从耳部下方，沿手阳明大肠经下行，进入到手大指和食指之间（商阳穴），再进入手掌中间。卫气行至足部，进入足心，从足内踝出而行于阴分，然后再向上会合于目，在足太阳经的睛明穴交会。这就是卫气在白天沿着阳分循行一周的情况。

因此，把太阳运行一星宿的时间称为一舍，卫气在人体循行一又十分之八周。太阳运行二宿，卫气就在人体内运行三又十分之六周；太阳运行三宿，卫气就在人体内运行五又十分之四周；太阳运行四宿，卫气就在人体内运行七又十分之二周；太阳运行五宿，卫气就在人体内运行九周；太阳运行六宿，卫气就在人体内运行十又十分之八周；太阳运行七宿，卫气就在人体内运行十二又十分之六周；太阳运行十四宿，卫气就在人体内运行二十五周而又有余数十分之二周，这时，卫气在白昼行于阳的过程就结束了，而阴分开始承受卫气。卫气刚刚

指无穷数或奇零不尽的余数）与十分身之二，阳尽而阴受气（受气：吸收天空的清气）矣。其始入于阴，常从足少阴注于肾，肾注于心，心注于肺，肺注于肝，肝注于脾，脾复注于肾为一周。是故夜行一舍，人气行于阴脏一周与十分脏之八，亦如阳行之二十五周，而复合于目。阴阳一日一夜，合有奇分十分身之二，与十分藏之二，是故人之所以卧起之时有早晏者，奇分不尽故也。

黄帝曰：卫气之在于身也，上下往来不以期，候气而刺之，奈何？

伯高曰：分有多少（分有多少：因为白天和夜晚的长短随着季节的改变而改变，所以白天和夜晚的时间并不是平分的，有长有短，故称分有多少），至有长短，春秋冬夏，各有分理（各有分理：指春夏秋冬四季的昼夜阴阳之分各有一定的规律），然后常以平旦为纪，以夜尽为始。是故一日一夜，水下百刻，二十五刻者，半日之度也，常如是毋已，日入而止，随日之长短，各以为纪而刺之。谨候其时，病可与期；失时反候（失时反候：失时，指没有掌握住气机运行的时机；反候，指没有候气，与气机运行规律不相合）者，百病不

进入阴分时，由足少阴肾经传注于肾脏，由肾脏注入心脏，由心脏注入肺脏，由肺脏注入肝脏，由肝脏注入脾脏，由脾脏再传注到肾脏而成为一周，和白天卫气行于阳分二十五周一样，夜间行于阴分也是二十五周。所以，夜间太阳运行一舍的时间，卫气在阴分也是运行一周又十分之八周，卫气在阴分循行二十五周以后，在眼部会合。一天一夜卫气在人体运行五十周次，可是按照上述每周卫气运行一周又十分之八周计算，行于阳分的多出十分之二周，行于阴分的多出十分之二周，因此，人睡和醒的时间有时早些，有时晚些，都是这些余数造成的。

黄帝问：卫气在人体运行没有停止的时候，上下循行往返的时间又不固定，怎样选择气候时机而进行针刺呢？

伯高说：以春分、秋分及夏至、冬至这四天为分界，春夏秋冬各个不同的节气，其昼夜长短都有一定的规律。对此一般是根据日出时间寅时为基准，此时标志着夜尽昼始，是卫气行于阳分的开端。一昼一夜，漏壶水下一百刻，二十五刻是半个白昼的度数，经常如此循环，日落则标志着白天结束。这样，根据日出日落分别取作标准，确定昼与夜的长短，并以此来判断卫气的运行出入情况，作为针刺候气的标准。如能谨慎地候察其气行时机而加以针刺，则疾病的痊愈就指日而待；如果失掉了气行时机而且违背了岁气运行规律，则任何疾病都难以治愈。所以候气而刺的方法，对于实证，应当在气到来的时

治。故曰：刺实者，刺其来也；刺虚者，刺其去也。此言气存亡之时，以候虚实而刺之。是故谨候其气之所在而刺之，是谓逢时。病在于三阳，必候其气在于阳而刺之；病在于三阴，必候其气在于阴分而刺之。

水下一刻，人气在太阳；水下二刻，人气在少阳；水下三刻，人气在阳明；水下四刻，人气在阴分(阴分：此处指足少阴肾经)。水下五刻，人气在太阳；水下六刻，人气在少阳；水下七刻，人气在阳明；水下八刻，人气在阴分。水下九刻，人气在太阳；水下十刻，人气在少阳；水下十一刻，人气在阳明；水下十二刻，人气在阴分。水下十三刻，人气在太阳；水下十四刻，人气在少阳；水下十五刻，人气在阳明；水下十六刻，人气在阴分。水下十七刻，人气在太阳；水下十八刻，人气在少阳；水下十九刻，人气在阳明；水下二十刻，人气在阴分。水下二十一刻，人气在太阳；水下二十二刻，人气在少阳；水下二十三刻，人气在阳明；水下二十四刻，人气在阴分。水下二十五刻，人气在太阳，此半日之度也。从房至毕一

候针刺，属于泻法；对于虚证，应当在气运行过去之后针刺，属于补法。也就是说，要根据气的盛衰虚实进行刺治。所以，谨慎候察气的所在而进行刺治，这就叫逢时。病在三阳经，必候气在阳分时进行针刺；病在三阴经，必候气在阴分时进行针刺。

漏壶计时，从平旦（寅时）开始，水下一刻，卫气在手足太阳经；漏水下二刻，卫气在手足少阳经；漏水下三刻，卫气在手足阳明经；漏水下四刻，卫气在足少阴肾经。漏水下五刻，卫气又出而入于阳分，在手足太阳经；漏水下六刻，卫气在手足少阳经；漏水下七刻，卫气在手足阳明经；漏水下八刻，卫气在足少阴肾经。漏水下九刻，卫气在手足太阳经；漏水下十刻，卫气在手足少阳经；漏水下十一刻，卫气在手足阳明经；漏水下十二刻，卫气在足少阴肾经。漏水下十三刻，卫气在手足太阳经；漏水下十四刻，卫气在手足少阳经；漏水下十五刻，卫气在手足阳明经；漏水下十六刻，卫气在足少阴肾经。漏水下十七刻，卫气在手足太阳经；漏水下十八刻，卫气在手足少阳经；漏水下十九刻，卫气在手足阳明经；漏水下二十刻，卫气在足少阴肾经。漏水下二十一刻，卫气在手足太阳经；漏水下二十二刻，卫气在手足少阳经，漏水下二十三刻，卫气在手足阳明经，漏水下二十四刻，卫气在足少阴肾经。当漏水下到二十五刻的时候，卫气转行于手足太阳经，这就是半个白天中卫气运行的度

十四舍，水下五十刻，日行半度，回行一舍，水下三刻与七分刻之四（回行一舍，水下三刻与七分刻之四：因为从星宿角度上说，一天等于二十八舍。而从刻度上说，一天等于一百刻。将星宿所表现的时刻与刻度所表现的时刻互相换算）。

《大要》曰：常以日之加于宿上也，人气在太阳。是故日行一舍，人气行三阳行与阴分，常如是无已，与天地同纪，纷纷盼盼（纷纷盼盼 pā 盼：纷，纷繁；盼，整齐。纷纷盼盼，形容繁多而不杂乱），终而复始，一日一夜，水下百刻而尽矣。

数。太阳从房宿到毕宿运转十四舍，经过整个白天，水下五十刻，太阳运行半个周天；从昂宿到心宿，也是运转十四舍，经过整个黑夜，水下五十刻，又运转半个周天。一昼夜合计水下一百刻，太阳运转二十八舍，整整一个周天。每当太阳运行一星宿，漏水下三又七分之四刻。

《大要》中说，通常是太阳每运行到上一星宿刚过，下一宿开始的时候，卫气恰恰运行到手足太阳经，所以，太阳每运行一个星宿区间，卫气就运行了太阳经、少阳经、阳明经三个阳经与阴分，这样循环不已，随着自然天体的运行节律而同步运动。卫气在人体内的运行与天地运行纲纪一致，虽然纷繁，但却是有条不紊，一周接着一周，终而复始。一昼一夜，漏水下一百刻，卫气恰好在体内运行完五十周次。

【解要】

本节主要论述了卫气在人体出入、散聚、升降循行情况，以及如何根据卫气的运行规律选择候气时机进行针刺。首先阐释卫气白天行于阳，夜晚行于阴的循行途径及其具体循行尺度；其次指出针刺候气的标准，候气对针刺治疗的重要意义及具体的针刺方法；最后介绍了卫气白天在阳经的具体循行情况，并大致说明了时刻和天上二十八星宿部位之间的换算关系。

# 第七十七节 九宫八风：规避八方风邪之道

## 【题解】

九宫，此指八卦图中的四方（坎北、离南、震东、兑西）、四隅（西北乾、西南坤、东南巽、东北艮）八个方位加上中央（阴阳鱼），合称为九宫。与天之九宫分别对应，投影在大地上的分位称为九野。八风，是指八方之风。人立于天地之间，人与天地相参，天地之阴阳决定了人之阴阳。本节根据九宫的方位，来论述八方气候变化的情况及其对人体的影响，并提出了回避风邪预防疾病的重要性，故名为"九宫八风"。

## 【原文】

太一（太一：全名天乙真人，或作"太乙"，或作"天一"，或作"贵人"。其含义甚多，此指北极星座）常以冬至之日，居叶蛰之宫四十六日，明日居天留四十六日，明日居仓门四十六日，明日居阴洛四十五日，明日居天宫四十六日，明日居玄委四十六日，明日居仓果四十六日，明日居新洛四十五日，明日复居叶蛰之宫，曰冬至矣。

太一日游，以冬至之日，居叶蛰之宫，数所在，日从一处，至九日，复返于一，常如是无已，终而复始。

## 【译文】

北极星位于天上九宫正中叶蛰宫，常在冬至这一天，斗柄指向正北方的叶蛰宫，并在这个区域运行四十六天，历经冬至、小寒、大寒三个节气；日期满后的次日移居东北方天留宫四十六天；期满后的次日移居正东方仓门宫四十六天；期满后的次日移居东南方阴洛宫四十五天；期满后的次日，移居正南方上天宫四十六天；期满后的次日，移居西南方玄委宫四十六天；期满后的次日移居正西方仓果宫四十六天；期满后的次日移居西北方新洛宫四十五天；期满后的次日，重新入居叶蛰宫，又到了冬至日。

太一日复一日地游历九宫的规律，是以冬至这一天开始，居于正北方的叶蛰宫，以此作为起点，来推算其所在的地方到第九天，重又返回到属于一数的坎位，一直这样轮转不休，终而复始。

太一移日，天必应之以风雨。以其日风雨则吉，岁美民安少病矣。先之则多雨，后之则多旱。

太一在冬至之日有变，占在君；太一在春分之日有变，占在相；太一在中宫之日有变，占在吏；太一在秋分之日有变，占在将；太一在夏至之日有变，占在百姓。所谓有变者，太一居五宫之日，病风折树木，扬沙石。各以其所主占贵贱（贵贱：指上文君、相、吏、将、百姓而言）。

因视风所从来而占之。风从其所居之乡来为实风（风从其所居之乡来为实风：所居之乡，是指太一所占据的地方。每一季节所出现当令的风雨为实风，如春生东风，夏为南风，主生主长），主生长，养万物；从其冲后来为虚风（从其冲后来为虚风：凡是从节气所居方位的对方刮来的风叫做虚风，如冬至刮南风，夏至刮北风，主杀），伤人者也，主杀主害者。谨候虚风而避之，故圣人曰：避虚邪之道，如避矢石然，邪弗能害，此之谓也。

太一从一宫转到下一宫运行的第一天，也就是每逢节气交替的日子，必有风雨出现。如果当天和风细雨，是吉祥的征兆，百姓安乐，少有疾病发生。如果风雨在这一天之前出现，预示本年内会多雨；如在这一天之后才出现风雨，本年内就会多旱。

太一临叶蛰宫这天是冬至，天气如有异常变化，占卜来测吉凶，应在君；在交春分节的这一天，气候有异常变化，预测应在相；太一在中宫这一天，天气如有异常变化，占卜来测吉凶，对应在吏，预示大小官吏可能有灾变。太一移居仓果宫的秋分这天，天气如有异常变化，占卜来测吉凶，对应在将；太一移居上天宫的夏至这天，天气如有异常变化，占卜来测吉凶，对应在百姓。所谓天气有异常变化，是指在太一入居这五宫的日子，有暴风摧折树木，扬起沙石。这种异常气候，出现在不同的节气，其伤害性会反映在不同的阶层。

因此，要以此为依据，分别对应太一在居之宫所主的方位，看风从什么方向来，来占验其合乎时令还是不合乎时令。风如果从太一所居的方向来，就是合乎时令，叫实风，主生，滋养万物；风如果从与太一所居相反的方向来，就是不合时令，叫虚风，能伤人，主杀害。因此，平时应密切候察这种异常气候，谨慎地加以预防。圣贤常说：避开虚邪之风的来路，要像避开飞来的矢石那样，虚风邪气就不能伤害人体了。保证机体健康，就是这个道理。

是故太一徙，立于中宫，乃朝八风，以占吉凶也。

风从南方来，名曰大弱风（大弱风：即南风离火宫，热盛则风至必微，故称大弱风。其在人以火脏应之，内应心，外在脉）。其伤人也，内舍于心，外在于脉，其气主热。

风从西南方来，名曰谋风（谋风：即西南方坤土宫之风，阴气方生，阳气尤盛，阴阳去就，若有所议，故称谋风，其在人—土脏应之）。其伤人也，内舍于脾，外在于肌，其气主为弱。

风从西方来，名曰刚风（刚风：即西方兑金宫之风，金气刚劲故称刚风，其在人以金脏应之）。其伤人也，内舍于肺，外在于皮肤，其气主为燥。

风从西北方来，名曰折风（折风：即西北方乾金宫之风，金主折伤，故称折风）。其伤人也，内舍于小肠，外在于手太阳脉，脉绝则溢，脉闭则结不通，善暴死。

风从北方来，名曰大刚风（大刚风：指北方坎水宫之风，气寒则风烈，故称大刚风，其在人以水脏应之）。其伤人也，内舍于肾，外在于骨与肩背之膂筋，其气主为寒也。

风从东北方来，名曰凶风（凶风：指东北方艮土宫之风，阴气未退，阳气未盛，故称凶风）。其伤人也，内舍于大肠，外在于两胁腋下及肢节。

所以，太一位居于天极中央，成为八风定向的中心坐标，根据北斗星运转的指向，便可判定八风的方位，并以此来推测气候的正常与异常。

风从南方而来，名为大弱风，它对人的伤害，内可侵入心脏，外则留于血脉，其气主热。

风从西南方来的，名叫谋风，它对人的伤害，内可侵入于脾，外则在于肌肉，脾为后天之本，所以其气主虚性病证。

风从西方来，名为刚风，它对人的伤害，内可侵入肺脏，外则留于皮肤，其气主燥病。

风从西北方来，名叫折风，它伤害到人体，内可侵入小肠，外在于手太阳经脉，如果脉气竭绝，说明疾病恶化而深陷扩散，如果其脉气闭塞，气机聚结不通，往往会猝然死亡。

风从北方来，名为大刚风，它伤害到人体，内可侵入肾脏，外则留滞于骨骼以及肩部、脊背两侧的肌腱，其气主寒病。

风从东北方来，名为凶风，它伤害到人体，向内可侵入大肠，外则留滞于两胁、两腋骨下及肢体关节。

风从东方来，名曰婴儿风（婴儿风：指东方震木宫之风，东应春，万物始生，故称婴儿风，对应于人以木脏应之）。其伤人也，内舍于肝，外在于筋组，其气主为湿。

风从东南方来，名曰弱风（弱风：东南巽木宫之风，气暖而风柔，故称弱风，东南湿盛，湿气侮土，故对应于人内伤于胃脐，外主肌肉身重）。其伤人也，内舍于胃，外在肌肉，其气主体重。

此八风皆从其虚之乡来，乃能患者。三虚（三虚：杨上善："三虚，谓年虚、月虚、时虚。"）相搏，则为暴病卒死。两实一虚，病则为淋露（淋露：疲劳困乏）寒热。犯其雨湿之地，则为痿。故圣人避风，如避矢石焉。其有三虚而偏中于邪风，则为击仆（击仆：突然仆倒的病证）偏枯矣。

风从东方来，名叫婴儿风，它伤害到人体，向内可侵入于肝，外在于筋的连结之处，因为东方为水乡湿地，东风多雨，所以其气主湿性病。

风从东南方来，名为弱风，它对人的伤害，向内可侵入于胃，外则留滞于肌肉，其气主身体沉重，怠惰乏力。

上述八种风，凡是从当令节气相对的方向而来的，都属于虚风贼邪，因为它是违背时令的不正之气，所以能使人发生疾病。如是再遇上岁气不足、月缺无光、气候失和这三虚争相逼迫，就会形成暴病而突然死亡。如果三虚之中只犯一虚，也能引发疲劳困倦，寒热相兼的病证。如果冒雨或涉水，或久居潮湿之地，感受了湿邪，使肌肉受伤，便会发生痿病。所以深知养生之道的圣贤说，躲避风邪，就像躲避矢石迎面袭来一样。如果人遇三虚而又被邪风偏袭于身体一侧，就会突然昏仆倒地或引发半身不遂一类的病。

【解要】

本节主要论述了九宫的划分、九宫的循环对自然界万事万物的影响。首先论述了太一在节气交替时必引起气候的变化，从节气交替前后风雨出现的迟早，推算气候的顺逆以及其对社会的危害；然后阐释了八方之虚风对人体的伤害情况，简单介绍了虚人中虚风引发的病证，并告诫人们谨防虚风侵袭人体。

# 第七十八节　九针论："九五"在针疗中的特殊意义

## 【题解】

九针，指九种针具。本节从九针与天地、人体之间的对应关系的角度，阐述九针的起源、命名、形状、用途及禁忌等基础知识和原理，故篇名为"九针论"。

## 【原文】

黄帝曰：余闻九针于夫子，众多博大矣，余犹不能寤（寤：本义为睡醒，引申为理解、明白），敢问九针焉生？何因而有名？

岐伯曰：九针者，天地之大数也，始于一而终于九（始于一而终于九：从一开始，到九终止。此指一切事物由少到多的自然发展规律）。故曰：一以法天，二以法地，三以法人，四以法时，五以法音，六以法律，七以法星，八以法风，九以法野（九以法野：野，大地之分野。古代九州区域的划分叫九野）。

黄帝曰：以针应九之数，奈何？

岐伯曰：夫圣人之起天地之数也，一而九之，故以立九野。九而九之，九九八十一，以起黄钟（黄

## 【译文】

黄帝说：我听你讲解九针的理论，内容丰富，博大精深，但其中有些道理我还不能透彻领悟，请问九针是怎样创造的？为什么叫这个名字？

岐伯说：概括而言，九针是根据天地的自然数而定的，它从一开始，到九终止。所以，第一种针取法于天，第二种针取法于地，第三种针取法于人，第四种针取法于四时，第五种针取法于五音，第六种针取法于六律，第七种针取法于七星，第八种针取法于八风，第九种针取法于九州的分野。

黄帝问：针和九数相应，情况是怎样的呢？

岐伯说：远古圣贤发明了天地的自然数，从一到九为基本数，所以据此划分出九州的分野。九与九相乘，九九八十一，

钟：六律之一，古代校音律的一种器具）数焉，以针应数也。

一者，天也。天者，阳也，五脏之应天者肺，肺者，五脏六腑之盖（盖：即华盖，原指封建帝王专用的车盖或者伞。此比喻肺五脏中最高位置，像华盖一样覆盖着其他脏腑）也，皮者，肺之合也，人之阳也。故为之治针，必以大其头而锐其末，令无得深入而阳气出。

二者，地也。人之所以应土者，肉也。故为之治针，必筩其身而员其末，令无得伤肉分，伤则气竭。

三者，人也。人之所以生成者，血脉也。故为之治针，必大其身而员其末，令可以按脉勿陷，以致其气，令邪气独出。

四者，时也。时者，四时八风之客于经络之中，为瘤病者也。故为之治针，必筩其身而锋其末，令可以泻热出血，而瘤病（瘤病：指久治不愈的病）竭。

五者，音也。音者，冬夏之分，分于子午（音者，冬夏之分，分于子午：音，指音律五音。冬至

据此而创立了黄钟的分数。九针之数取法于自然之数，是同样的道理。

一数应于天，天属阳。人体五脏中与天相应的是肺，因肺脏在脏腑中的位置最高，覆盖着五脏六腑，犹如天覆盖万物一样。皮肤在最外层，内与肺脏相应合，是人的体表，也是属于阳分的浅表部。为了治疗生于皮肤的疾病因而制作了第一种针——镵针，其针头大，针尖锐利如箭头，利于浅刺而不致深入肌肉，仅取其通调肌表的阳气，排出邪气。

二数应于地，在人体五脏中与脾相应。脾属土而外主肌肉，所以，为治疗生于肌肉的疾病而制作了第二种针——员针，其针身硬直如圆柱，针尖椭圆如卵，用以治疗邪侵肌肉的病，而不致损伤肌肉，如果肌肉受伤过度，就会使脾气衰竭。

三数应于人。血脉是人赖以维持生命和成长的源泉。所以，为治疗发生在血脉的疾病而制作了第三种针——鍉针，其针身大，针尖圆而微尖，可用来按摩脉络，而不致刺入皮肤、陷入肌肉，能使气血流通，充实正气，排出邪气。

四数应于四时。四时八方的风邪，侵入人体的经脉中，会导致多种顽固的病证。为了治疗这些顽固的疾病，制造了第四针——锋针，这种针针身要圆直，末端要锋锐，使它可以泻热出血，瘤疾得除。

五数应于五音。五在从一到九的自然数内，位置居中。一是代表冬至一阳初生之时，属北方叶蛰宫，月建在子。九是代表夏至阳气极盛

阴极阳生，月建在子；夏至阳极阴生，月建在午），阴与阳别，寒与热争，两气相搏，合为痈脓者也。故为之治针，必令其末如剑锋，可以取大脓。

六者，律也。律者，调阴阳四时而合十二经脉，虚邪客于经络而为暴痹者也。故为之治针，必令尖如氂，且员且锐，中身微大，以取暴气。

七者，星也。星者，人之七窍（星者，人之七窍：北斗有七星，多以此为典例。天有七星，比拟人有七窍，可以引申为天空星辰密布，人身空窍也很多），邪之所客于经，而为痛痹，舍于经络者也。故为之治针，令尖如蚊虻喙，静以徐往，微以久留，正气因之，真邪俱往，出针而养者也。

八者，风也。风者，人之股肱八节（八节：概括通身关节的意思）也。八正（八正：指立春、立夏、立秋、立冬、春分、夏至、秋分、冬至）之虚风（虚风：贼风，指四时反常的气候），八风伤人，内舍于骨解腰脊节腠理之间，为深痹也。故为之治针，必长其身，锋其末，可以取深邪远痹。

之时，所属的南方上天宫，月建在午。而五在二者中间，既把阴寒的冬至与阳热的夏至分开，也把北方子与南方午分开。这比喻人体阴阳也是处于两端，如果人体阴阳相离，寒热相争，两气搏聚，就会使气血滞而不散，发为痈脓。正是为了治疗这类病症，制造了第五针——铍针，这种针的尖端应如剑刃一般锋利，可以用来破痈排脓。

六数应于六律。六律高低有节，协调阴阳四时，与人体的十二经脉相配合。如果虚邪侵入于经络，就会形成急性发作的痹证。所以，为治疗这种疾病而制作了第六种针——员利针，这种针尖如长毛，圆而且锐，针身略粗，用以治疗急性病。

七数应于七星，与人体的七窍相应。如外邪侵入七窍经络，并且留而不去，就会形成痛痹。所以，为治疗这种疾病，制作了第七种针——毫针，这种针尖纤细如蚊虻的嘴，针刺时要安静候气，慢慢地进针，轻微地提插，留针时间要长，使正气得以充实，邪气得以消散。出针后要较长时间按住针孔，使正气不致外泄。

八数应于八风，与人体上下肢的肩肘髋膝八处关节相应。来自八方的虚邪之风伤害人，侵入、留滞于骨缝、腰脊关节之间，就形成深部的痹证。所以，为治疗这种疾病，制作了第八种针——长针，这种针身较长，针尖锋利，可用来治疗邪深日久的痹证。

九者，野也。野者，人之节解皮肤之间也。淫邪流溢于身，如风水之状，而溜不能过于机关大节者也。故为之治针，令尖如梃，其锋微员，以取大气之不能过于关节者也。

黄帝曰：针之长短，有数乎？

岐伯曰：一曰镵针者，取法于巾针，去末寸半，卒锐之，长一寸六分，主热在头身也。二曰圆针，取法于絮针，筒其身而卵其锋，长一寸六分，主治分间气。三曰锃针，取法于黍粟之锐，长三寸半，主按脉取气，令邪出。四曰锋针，取法于絮针，筒其身，锋其末，长一寸六分，主痈热出血。五曰铍针，取法于剑锋，广二分半，长四寸，主大痈脓，两热争者也。六曰员利针，取法于氂针，微大其末，反小其身，令可深内也，长一寸六分，主取痈痹者也。七曰毫针，取法于毫毛，长一寸六分，主寒热痛痹在络者也。八曰长针，取法于綦针（綦针 qí：指缝纫用的长针），长七寸，主取深邪远痹者也。九曰大针，取法于锋针，其锋微员，长四寸，主取大气不出

九数应于九野。人体周身的关节骨缝和皮肤之间相应，当病邪侵淫深入，势盛泛滥，如风如水，流溢于身，因不能通过某些大关节而壅塞滞留。所以为治疗这类疾病，制作了第九种针——大针，这种针形如杖，针身粗大，针锋微圆，以通利关节、运转大气，排泄关节内积滞的水汽。

黄帝问：九针的长短，有一定的划分标准吗？

岐伯说：镵针模仿巾针制成，其针头大，在距离针的末端半寸左右，显得尖锐突出，针长一寸六分，主治热邪在头身的病证；员针，模仿絮针制成，其针身硬直且为圆形，针头椭圆如卵，长一寸六分，主治邪在分肉之间的疾病，可作按摩之用；锃针，模仿黍粟制成，其针头圆而微尖，针长三寸半，用以按脉取气，驱邪外出；锋针，仿效絮针的式样制成，针身直圆，末端锋利，长一寸六分，主要用于泻热出血。铍针，模仿宝剑的剑锋制成，宽二分半，长四寸，主治较大的痈脓，寒热相争的病证，用来切开痈疽排脓；员利针，仿效氂毛的样子制成，针尖稍大，针身反小，使它可以深刺，针长一寸六分，主治痈肿、痹证；毫针，针形纤细如毫毛，长一寸六分，主治邪在络的寒热、痛痹等病；长针，仿效綦针的式样制成，针长七寸，主治因病邪滞留深部而形成的顽固痹证；大针，模仿锋针制成，但针身微圆，针身粗大，长四寸，主治因关节间积水而浮肿的病证。以上所述，就是九针大小长短以

关节者也。针形毕矣，此九针大小长短之法也。

黄帝曰：愿闻身形应九野，奈何？

岐伯曰：请言身形之应九野也。左足应立春，其日戊寅己丑；左胁应春分，其日乙卯；左手应立夏，其日戊辰己巳；膺喉首头应夏至，其日丙午；右手应立秋，其日戊申己未；右胁应秋分，其日辛酉；右足应立冬，其日戊戌己亥；腰尻下窍应冬至，其日壬子；六腑膈下三脏应中州，其大禁（大禁：大，普遍；禁，指禁忌针刺的日期），大禁太一所在之日及诸戊己。凡此九者，善候八正所在之处，所主左右上下。身体有痈肿者，欲治之，无以其所直之日，溃治之。是谓天忌日也。

形乐志苦，病生于脉，治之于灸刺。形苦志乐，病生于筋，治之以熨引（熨引：指用药温熨导引）。形乐志乐，病生于肉，治之以针石。形苦志乐，病生于咽喝，治之以甘药。形数惊恐，筋脉不通，病生于不仁，治之以按摩醪药。是谓形。

及其制法的根据。

黄帝说：我想听你详细讲解一下人的形体是怎样与自然界的九野相应的？

岐伯说：那就让我来说说人的形体与九野相应的情况。人的左足应于立春艮宫即东北方，在日辰是戊寅、己丑当值；左胁应于春分震宫即正东方，在日辰是乙卯当值；左手应于立夏巽宫即东南方，在日辰是戊辰、己巳当值；前胸、咽喉、头脸应于夏至离宫即正南方，在日辰是丙午当值；右手应于立秋坤宫即西南方，在日辰是戊申、己未当值；右胁应于秋分兑宫即正西方，在日辰是辛酉当值；右足应于立冬至乾宫即西北方，在日辰是戊戌、己亥当值；腰、尻、下窍应于冬至坎宫即正北方，在日辰是壬子当值；六腑和肝、脾、肾三脏，都在膈下腹中的部位，与中宫相应，其大禁日是太一所在之日及各戊、己日。上述九者，可测候八方当令节气所在之处，及其与人体上下左右相应的各个部位。如患痈肿病而准备治疗，不可在其当值之日进行针刺，这就叫天忌日。

人的形体安逸而精神苦闷，一般病发在经脉，治疗时宜用艾灸和针刺。人的形体劳苦，但精神快乐，其病大多发于筋，应当用温熨和导引的治法。人的形体安闲，心志也愉快，病常生于肌肉，治疗这类病宜用针和砭石。形体劳苦，精神也苦闷的人，其病多发在咽喉，宜用味甘的药物调治。屡次遭受惊恐，经络不畅通的人，常患肢体麻木的病，治疗这类病宜用按摩法及饮以药酒。这就是所谓五种形志病的特点和治法。

五藏气：心主噫，肺主咳，肝主语，脾主吞，肾主欠。

六腑气：胆为怒，胃为气逆、哕，大肠小肠为泄，膀胱不约为遗溺，下焦溢为水。

五味：酸入肝，辛入肺，苦入心，甘入脾，咸入肾，淡入胃（淡入胃：甘及薄为淡，属土。五谷都具淡味，而受纳于胃）。是谓五味。

五并：精气并于肝则忧，并于心则喜，并于肺则悲，并于肾则恐，并于脾则畏。是谓五精之气，并于脏也。

五恶：肝恶风，心恶热，肺恶寒，肾恶燥，脾恶湿。此五脏气所恶也。

五液：心主汗，肝主泣，肺主涕，肾主唾，脾主涎。此五液所出也。

五劳（五劳：指劳逸过度，积久形成的五种劳伤）：久视伤血，久卧伤气，久坐伤肉，久立伤骨，久行伤筋。此五久劳所病也。

五走：酸走筋，辛走气，苦走血，咸走骨，甘走肉。是谓五走也。

五裁：病在筋，无食酸；

五脏气：如五脏之气失调，各有其所主发的病症：心气不舒，发生噫气；肺气不利，则发生咳嗽；肝气郁结，则表现多语；脾气不和，则发生吞酸；肾气衰疲，则频发呵欠。

六腑气：胆气失调，容易发怒；胃气失调，常表现为气逆呕吐；大肠小肠主泄泻；膀胱主遗尿，膀胱功能衰弱，则会失禁遗尿；下焦主水肿，下焦之气壅塞，就会患水肿病。

五味：饮食五味各有其所喜欢的走向：酸入肝，辛入肺，苦入心，甘入脾，咸入肾，淡入胃。这就是五味各有所入。

五并：人体五脏的精气相并，各有其所发生的病证：精气并于肝则肝气抑郁而生忧虑，并于心则喜笑，并于肺则悲泣，并于肾则善恐，并于脾则畏惧。这是五脏精气相并，邪气入脏之证。

五恶：五脏之气各有所恶：肝厌恶风，心厌恶热，肺厌恶寒，肾厌恶燥，脾厌恶湿。这是五脏所恶。

五液：五脏所生化的津液各不相同：心主汗液，肝主目液，肺主涕液，肾主唾液，脾主涎液。这是五脏主五液。

五劳：五种由于劳累过度而造成的损伤有：久视伤血，久卧伤气，久坐伤肉，久立伤骨，久行则伤筋。这是五种久劳所伤。

五走：饮食五味也各有所走向：酸走筋，辛走气，苦走血，咸走骨，甘走肉，称为五走。

五裁：节制饮食的五种情况：病在筋，勿

病在气，无食辛；病在骨，无食咸；病在血，无食苦；病在肉，无食甘。口嗜而欲食之，不可多矣，必自裁也，命曰五裁。

五发：阴病发于骨，阳病发于血，以味发于气，阳病发于冬，阴病发于夏。命曰五发。

五邪：邪入于阳，则为狂；邪入于阴，则为血痹；邪入于阳，搏则为癫疾；邪入于阴，搏则为瘖；阳入于阴，病静；阴出于阳，病喜怒。

五藏：心藏神，肺藏魄，肝藏魂，脾藏意，肾藏精志也。

五主：心主脉，肺主皮，肝主筋，脾主肌，肾主骨。

阳明多血多气，太阳多血少气，少阳多气少血，太阴多血少气，厥阴多血少气，少阴多气少血。故曰刺阳明出血气，刺太阳出血恶气；刺少阳出气恶血，刺太阴出血恶气，刺厥阴出血恶气，刺少阴出气恶血也。

足阳明太阴为表里（表里：指内外阴阳的相互联系。阳经行于身体外侧，主表；阴经行于身体内侧，主

食酸味；病在气，勿食辛味；病在骨，勿食咸味；病在血，勿食苦味；病在肉，勿食甘味。如某味应当节制，即使对它有所偏好，很想食用，也不可多食，一定要自我节制。

五发：五脏之病的发生，各有不同的部位和对应不同季节：肾阴的病发生在骨髓，心阳的病发生在血脉，脾阴的病发生在肌肉，肝阳的病来源于冬，肺阴的病来源于夏。这叫五发。

五邪：邪气侵袭五脏所致的病变：邪气进入阳分，阳热炽盛则病狂；邪气进入阴分，阴寒过盛则为血痹；邪入阳分，邪气上逆不下，就会引起头痛、眩晕之类病证。病邪入于阴，与阴相搏，就会引起瘖哑；病邪由阳转入为阴，病就平静；病邪由阴转入为阳，则病不稳定。

五藏：五脏对精神意识各有所藏：心藏神，肺藏魄，肝藏魂，脾藏意，肾藏志和精。

五主：五脏的功能对躯体每个部分各有所主：心主血脉，肺主皮毛，肝主筋，脾主肌肉，肾主骨。

在人体六经中有气血多少的不同：手足阳明经多血多气，手足太阳经多血少气，手足少阳经多气少血，手足太阴经多血少气，手足厥阴经多血少气，手足少阴经多气少血。所以说在针刺治疗时，刺阳明经宜出气出血；刺太阳经宜出血，不宜出气；刺少阳经宜出气不宜出血；刺太阴经宜出血不宜出气；刺厥阴经只可出血，不可出气；刺少阴经只可以出气而不适合出血。

足三阳经与足三阴经之间是互为表里关系：足阳明胃经与足太阴脾经互为表里，足少阳胆经与足厥阴肝经互为表里，足太阳膀胱经与足

里），少阳厥阴为表里，太阳少阴为表里，是谓足之阴阳也。手阳明太阴为表里，少阳心主为表里，太阳少阴为表里，是谓手之阴阳也。

少阴肾经互为表里，这就是足三阴经与足三阳经的表里关系。手阳明大肠经与手太阴肺经互为表里，手少阳三焦经与手厥阴心包络经互为表里，手太阳小肠经与手少阴心经互为表里。这就是手三阴经与手三阳经的表里关系。

【解要】

　　本节主要论述了九针的含义、功用、形状和名字的由来，以及与天地人的对应关系，并根据九宫八卦的位置，结合阴阳五行的属性，取类比象，提出了针刺的"天忌日"；列举人的五脏六腑之气失调的症状，来说明用针应注意事项，强调用针应观察和分析五脏的生理、病理及其变化规律，五脏的各种病变情况和五味所主，了解五脏六腑气血多少和阴阳表里的相互关系，才能在临床治疗时辨证施治。

# 第七十九节　　岁露论：风病、疟疾的病机与刺治

## 【题解】

岁露，指一年四季当中能摧残万物、侵害人体的非时令之风霜雪雨。本节主要讨论疾病流行是由"乘年之衰"（五运阴年，岁气不及，又遇六气之邪克之），"失时之和"（春不温，夏不热，秋不凉，冬不寒），"经气结代"等岁露变异因素造成的，故名为"岁露论"。

## 【原文】

黄帝问于岐伯曰：经言夏日伤暑，秋病疟。疟之发以时，其故何也？

岐伯对曰：邪客于风府，循膂而下，卫气一日一夜，大会于风府，其明日下一节（节：这里同"椎"，指脊椎），故其日作尚晏（日作尚晏：疟疾发作的时间每天向后推迟。晏，晚）。此其先客于脊背也。故每至于风府则腠理开，腠理开则邪气入，邪气入则病作，此所以日作尚晏也。卫气之行风府，日下一节，二十一日，下至尾底，二十二日，入脊内，注于伏冲之脉，其行九日，出于缺盆之中，其气上行，故其病稍益早。其内

## 【译文】

黄帝问岐伯说：医书中讲到，夏天伤于暑邪，到了秋天就会发生疟疾。疟疾的发作有一定的时间性，这是什么道理呢？

岐伯回答说：因为邪气从督脉侵入于风府并滞留一段时间，然后从颈项沿脊椎下行，而人体的卫气，一日一夜之间行于人体五十周次，仍在风府处会合，与稽留于风府穴的邪气相遇交锋，疾病就会发作，因次日起，卫气每日沿脊骨下移一个骨节，所以疟疾每日发作的时间也随之向后推迟。但因为邪气已先期稽留在人体的脊背，每当卫气运行到风府的时候，腠理就张开，而邪气就乘机侵入，邪气侵入，病就发作。邪气日益深陷，卫气逐日下移，疟疾发作便会一天比一天晚。卫气月初出离风府，每天下移一节，第二十一天下移到尾骶骨，第二十二日，入于脊内，

搏于五脏，横连募原（募原：指胸腹腔脏腑之间的系膜。募，通"膜"），其道远，其气深，其行迟，不能日作，故次日乃稸（稸：同"蓄"，积聚）积而作焉。

黄帝曰：卫气每至于风府，腠理乃发，发则邪入焉。其卫气日下一节，则不当风府，奈何？

岐伯曰：风无常府（风无常府：风邪侵入人体没有固定的部位），卫气之所应，必开其腠理，气之所舍节，则其府也。

黄帝曰：善。夫风之与疟也，相与同类，而风常在，而疟特以时休，何也？

岐伯曰：风气留其处，疟气随经络，沉以内搏，故卫气应乃作也。

黄帝曰：善。

黄帝问于少师曰：余闻四时八风之中人也，故有寒暑，寒则皮肤急而腠理闭，暑则皮肤缓而腠理开。贼风邪气，因得以入乎？将

开始上行循环，流注于伏冲脉，再循脉上行，九日而出于缺盆之中，其气行日渐向上，所以病的发作时间又逐渐提早。如果邪气一旦深陷内迫于五脏，并累及膜原，那邪气就很容易进一步深入。此时，邪气距离体表较远，不能及时与外出的卫气遇上相搏，病就不能每日发作，所以发病迟缓，须隔日之后，邪气蓄积才发作。

黄帝问：卫气每当运行到风府时，就会使腠理开发，邪气便乘虚侵入而发病。但卫气逐日下移一节，那它所在的部位就不是正当风府了，为什么疟疾还会发作呢？

岐伯说：因邪风无常府，风府穴不是一成不变的。卫气所运行至某一部位，必定会使那里的腠理张开，邪气与卫气交会侵入留止，其相应的部位，就是风府。所以只要是卫气运行出入而与羁留的邪气相遇的地方，就是发病的所在。

黄帝说：讲得好。风邪所引起的其他疾病和疟疾似乎同属一种类型，但是，外感风邪的病证，常常持续存在，而疟疾却单单按时停止发作，这是什么原因呢？

岐伯说：风邪滞留之处，疟气随经络深入而向内逼迫，卫阳之气不时地与之交争相搏，所以表现出持续性，而疟疾病邪能随经络深入，所以，只有卫气行至疟邪所滞留之处，两气交会相搏时，疾病才会发作。

黄帝说：讲得很好。

黄帝接着问少师：我听说四时八风伤害人体，是因为气候有寒暑的不同，天气寒冷，则皮肤发紧，腠理闭合，天气暑热，则皮肤弛缓，腠理张开。这样一来，贼风邪气是趁人体皮腠开泄而侵

（将：表示选择，抑，或）必须八正虚邪，乃能伤人乎？

少师答曰：不然。贼风邪气之中人也，不得以时，然必因其开也，其入深。其内极也疾，其患者也卒暴。因其闭也，其入浅以留，其患者也徐以迟。

黄帝曰：有寒温和适，腠理不开，然有卒病者，其故何也？

少师答曰：帝弗知邪入乎？虽平居，其腠理开闭缓急，其故常有时也。

黄帝曰：可得闻乎？

少师曰：人与天地相参也，与日月相应也。故月满则海水西盛，人血气积（人血气积：积，疑为"精"，故此句的意思是血气充盈流利），肌肉充，皮肤致，毛发坚，腠理郄，烟垢著（烟垢著：形容皮肤脂垢较多，有体肥表固的意思）。当是之时，虽遇贼风，其入浅不深。至其月郭空，则海水东盛，人血气虚，其卫气去，形独居，肌肉减，皮肤纵，腠理开，毛发残，腠

入？还是必须遇到四时八风反常的气候才会侵害人体？

少师回答说：并非如此。贼风邪气侵入人体，并不按固定的季节和时间，依循四时八风的规律，但必须是人体皮腠开泄时，才有可能乘虚而入，这时如果人体内部精亏气虚，卫表不固，贼风邪气就会侵入得深，向内深入得快，疾病的发作就急剧猛烈；贼风邪气如在腠理密闭时侵入，就侵入得浅，只能留止在体表，病势就会较轻，发病也比较迟缓。

黄帝说：有时气候寒热适度，人本身也能恰当地调节衣着，人的腠理在这样的天气里应该不会开泄，但仍有人突然发病，这是什么原因呢？

少师回答说：您不是已经知道邪气侵入的原因了吗？即使在平时，人的腠理、皮肤也是有时张开有时闭合、有时松弛有时紧固的，这是正常情况。

黄帝问：可以听你讲详细一点吗？

少师说：人与天地自然变化密切相关，人体与天地相参，与日月相应合。所以，当月亮满圆的时候，海水向西涌盛形成大潮。此时人体气血也相应地充盛，肌肉坚实，皮肤致密，毛发牢固，腠理闭合，烟尘污垢容易附着于体表。这时，即使遇到贼风邪气的侵入，也在浅表不会深陷。待到月亮亏缺不圆之时，海水向东奔涌形成大潮，这时人体气血相应虚弱，体表卫气衰退，外形虽然如常，但肌肉消损，皮肤弛缓，腠理张开，毛发凋残，烟尘污垢不易

理（腠理：指皮肤的纹理）薄，烟垢落。当是之时，遇贼风则其入深，其患者也卒暴。

黄帝曰：其有卒然暴死暴病者，何也？

少师答曰：得三虚者，其死暴疾也；得三实者，邪不能伤人也。

黄帝曰：愿闻三虚。

少师曰：乘年之衰，逢月之空，失时之和，因为贼风所伤，是谓三虚。故论不知三虚，工反为粗。

帝曰：愿闻三实。

少师曰：逢年之盛，遇月之满，得时之和，虽有贼风邪气，不能危之也，命曰三实。

黄帝曰：善乎哉论！明乎哉道！请藏之金匮，然此一夫之论也。

黄帝曰：愿闻岁之所以皆同病者，何因而然？

少师曰：此八正之候也。

黄帝曰：候之奈何？

少师曰：候此者，常以冬至之日，太一立于叶蛰之宫，其至

附着体表。这时，如遭遇贼风邪气，就会侵入得深，疾病的发作就会急剧猛烈。

黄帝问：有的人病来得很突然，或是突然死亡，这是什么原因？

少师回答说：如果人体素质本来虚弱，又恰遭逢三虚情况，就会出现暴病暴死的情况；如果处于三实环境，就不会被邪气所侵害了。

黄帝说：我希望能听一听什么是三虚。

少师说：时逢岁气不及的虚年，又遇上月亮亏缺不圆，四时气候失和，在这样的条件下，最容易被贼风邪气所伤，这三种状况称为三虚。因此，所以讨论医道，如果不懂三虚致病的理论，就是学识浅陋的医工。

黄帝问：那什么是三实呢？

少师说：时逢岁气有余的旺年，又遇上月亮圆满不亏，四时气候又和调，即使有贼风邪气，也不能伤害人体，这就叫三实。

黄帝说：谈得深刻极了！你把这个道理讲得如此透彻，请让我把它整理成册珍藏在金匮之中。不过，这只是针对个别情况而言的。

黄帝接着说：我还想听一听在一年四季里，为什么有许多人得一样的流行性疾病？这是哪些原因造成的呢？

少师说：这须要候察八节的风气，分析四正、四隅气候的正常与异常对人体的影响。

黄帝问：以什么为依据去候察呢？

少师说：候察八节的风气，通常是在冬至日，北斗星指向正北方的子正之位，太阳

也,天必应之以风者矣。风从南方来者,为虚风,贼伤人者也。其以夜半至也,万民皆卧而弗犯也,故其岁民少病。其以昼至者,万民懈惰,而皆中于虚风,故万民多病。虚邪入客于骨,而不发于外,至其立春,阳气大盛,腠理开,因立春之日,风从西方来,万民又皆中于虚风,此两邪相搏,经气结代(经气结代:邪气留而不去为结,当其令而非其气为代。即指上文的两邪相合,留结于经脉之中而不去,发生疾病)者矣。故诸逢其风而遇其雨者,命曰遇岁露(岁露:泛指一年四季里能摧残万物、侵害人体的不合时令之风雨)焉,因岁之和,而少贼风者,民少病而少死;岁多贼风邪气,寒温不和,则民多病而死矣。

黄帝曰:虚邪之风,其所伤贵贱何如?候之奈何?

少师答曰:正月朔日,太一居天留之宫,其日西北风不雨,人多死矣。正月朔日,平旦北风,春,民多死。正月朔日,平旦北风行,民病多者,十有三也。正月朔日,日中北风,夏,民多死。正月朔日,夕时北风,秋,民多死。终日北风,大病死者十有六。正月朔日,风从南方

运行黄道北极,到了这一天,如果有风雨天气的出现,并且风雨从南方来的,叫虚风,能够伤害人体。如果这风是在深夜时到来的,人们全都睡卧在室内,不会接触到它,所以这一年患病的人就少;如果风出现在白天,人们多在室外活动而疏于防范,就容易被虚风邪气所中伤,因此生病的人就较多。虚邪深入,留止于骨间而不外散,待到立春,阳气大发,腠理张开,如果立春这天风是从不当令的西方而来,人们又都遭受了虚风的侵袭,这样,冬天的伏邪与春天的新邪两相结合,留结在经脉之中,两种邪气交结,就会使经气滞止不畅而发生疾病。因此,凡是正交八节之时迎面而来的不正之气,都会给人们带来普遍的危害。一年之内遇到这种异常的风雨使人发病,称为遇岁露。如果年内气候调和,少有贼风邪气,得病的人就少,死亡的人也少;如年内多次贼风邪气侵袭,忽寒忽暖,风雨不调,人们患病的就多,死亡的也多。

黄帝问:虚风邪气伤害人的程度有轻有重,根据什么去判断呢?

少师回答说:在正月初一这一天,月建在寅,太一移居于东北方的天留宫,如果这一天一早刮起西北风,不下雨,就会有许多人病死。正月初一,寅时刮起北风,则当年春天多人病死。正月初一,早上刮北风,患病的人多,约有十分之三。正月初一,中午刮北风,到了夏天,就会造成疾病流行,而且多有死亡。正月初一的傍晚刮北风,到了秋天,会有很多人病死。如果正月初一这天

来，命曰旱乡（旱乡：南方称之旱乡）；从西方来，命曰白骨将将（将将：聚集的样子），国有殃，人多死亡。正月朔日，风从东方来，发屋，扬沙石，国有大灾也。正月朔日，风从东南方行，春有死亡。正月朔日，天和温不风，籴（籴 dí：买进粮食）贱，民不病；天寒而风，籴贵，民多病。此所谓候岁之风，残伤人者也。二月丑不风，民多心腹病；三月戌不温，民多寒热；四月巳不暑，民多瘅病；十月申不寒，民多暴死。诸所谓风者，皆发屋、折树木，扬沙石起毫毛，发腠理者也。

全天刮北风，则本年之内大病流行，死亡人数可达十分之六。正月初一，如果风从南方刮来，这叫旱乡；从西方刮来，称为白骨堆积，大病流行于全国，人死亡会很频繁。正月初一，风从东方来，掀起屋顶，飞沙走石，国家将有大灾难。如果这一天风从东南方刮来，到了春天，就会有很多人病死。正月初一，如果天气温和而无风，则本年内谷物价格低廉，人们不容易患病；如果天气寒冷而且有风，则本年内谷物价格昂贵，人多会患病。这就是说，可以在正月初一这一天，来观察天气与风向，可预测当年虚邪贼风伤人的情况。二月的丑日如果不刮风，人就会多患心腹病；三月的戌日不暖和，人就会多患寒热病；到了四月巳日，天阳始盛，夏天到来，如果气候仍然不热，那么人们容易患黄疸病。十月的申日冬天已到，若不寒冷，就会有很多人暴死。以上所说的风，都是指那些能损坏房屋、折断树木、飞沙走石、令人毛发竖立、腠理开张的暴烈之风，这样的邪风容易伤人致病。

**【解要】**

本节主要讨论了风病与疟疾的症状各不相同的病理病因，贼风邪气伤人的规律性，日月星辰运行变化对人体气血的影响，三虚三实与疾病流行之间的关系，并指出在各个季节中，凡出现不符合时令的反常气候，都能成为各种疾病流行的因素。

# 第八十节  大惑论：眼神反映人的精气神

## 【题解】

惑，指人眼色迷乱眩晕。眼睛的所有组成部分都是分属于五脏的：瞳子属肾，黑睛属肝，血络属心，白眼属肺，上下睑属脾，从人眼中可以透窥五脏。大，形容很严重。本节主要论述登高而望时发生神志昏惑、头目眩晕的病理，故名为"大惑论"。

## 【原文】

黄帝问于岐伯曰：余尝上于清泠（líng）之台，中阶而顾，匍匐而前，则惑。余私异之，窃内怪之，独瞑独视，安心定气，久而不解。独博（博：疑为"转"，即头晕的意思）独眩，披发长跪，俯而视之，后久之不已也。卒然自止，何气使然？

岐伯对曰：五脏六腑之精气，皆上注于目而为之精。精之窠为眼，骨之精为瞳子，筋之精为黑眼，血之精为络窠，气之精为白眼，肌肉之精为约束。裹撷（撷 xié：即包裹之意）

## 【译文】

黄帝问岐伯说：我曾徒步攀登那高高的清泠台，登上台阶中层地方时，向四处观望，然后又俯身往高处前行，就感到头晕眼花，神志昏乱。我暗自诧异，觉得这是很奇怪的事情。于是我时而闭目凝神冥思良久，时而睁大眼睛向四处观望，但晕眩之感还是没能得到缓解。于是我披散开头发，赤脚跪在台阶上，力求形体舒缓，使神经松弛，向下俯视，过了很长时间，晕眩的感觉仍不停止。后来这种症状在突然之间却又能自行消失，这是什么原因造成的呢？

岐伯回答说：人体藏于五脏六腑内的精气，都会向上传输给人的眼部，从而产生精明视物的作用。脏腑精气汇聚于眼窝，骨之精形成瞳子，筋之精形成黑睛，血之精形成眼的赤络，气之精形成白睛，肌肉之精形成眼胞，包裹收拢筋、骨、血、气的精气而与眼的脉络合并，

筋骨血气之精而与脉并为系。上属于脑，后出于项中。故邪中于项，因逢其身之虚，其入深，则随眼系以入于脑。入于脑则脑转，脑转则引目系急，目系急则目眩以转矣。邪其精（邪其精："邪"后当有"中"字），其精所中不相比也，则精散，精散则视歧，视歧见两物。

目者五脏六腑之精也，营卫魂魄之所常营也，神气之所生也。故神劳则魂魄散，志意乱。是故瞳子黑眼法于阴，白眼赤脉法于阳也。故阴阳合传（传：搏聚之意），而精明也。目者，心使也。心者，神之舍也，故神精乱而不抟。卒然见非常处，精神魂魄，散不相得，故曰惑也。

黄帝曰：余疑其然。余每之东苑（东苑：养禽兽、植林木的地方叫"苑"。东苑，指苑在清泠之东），未曾不惑，去之则复，余唯独为东苑劳神乎？何其异也？

岐伯曰：不然也。心有所喜，神有所恶，卒然相感，则精气乱（气乱：内脏各气紊乱失常之

形成目系。而目系向上连属于脑部，向后与项部中间相联系。所以如有邪气侵入项部，又遇上患者身体虚弱，邪气便会侵入得极深，并随目系进入脑中。邪气进入脑，便发生头晕脑转的症状，从而引起目系紧急而出现两眼眩晕的症状。头脑晕转，则牵引目系，使目系紧张；目系紧张，就会两眼眩晕而感觉到天旋地转。如果邪气损伤目系的精气，使汇聚于眼窝中的精气离散，人就会出现视歧的现象，看东西便会出现重影，一件东西好像有两件一样。

目系又与五脏相对应，人的眼睛，是脏器的精气所形成，营、卫、气、血、精、神、魂、魄通行的地方。所以当精神过于劳累，就会魂魄离散，志乱意迷。眼的瞳子部分属于肾阴，黑睛部分属于肝阴，二者依赖阴脏精气所滋养；白睛部分属肺阳，眼球的赤脉属于心阳，二者依赖阳脏的精气所滋养。只有阴阳协调共同滋养眼窝，才能使人神清目明。眼睛的视觉功能，是受心支配的，心是神气所居之地。所以，如果神气混乱而使精气不能聚合，又突然看到异乎寻常的事物，精神魂魄离散而不相协调，便会发生昏惑眩晕。

黄帝说：我还是怀疑实际情况并非如此。我每次去东苑登高游览，没有一次不发生眩晕迷惑的，离开那里，就恢复正常，难道我只是因为东苑才劳神吗？不然为什么会出现这种特殊的情况呢？

岐伯说：并非如此。从人的情志来说，心有所喜好，神有所憎恶，喜、恶两情突然并行相感，便会使神志出现一时的散乱，导致视觉

证），视误，故惑，神移，乃复。是故间者为迷，甚者为惑。

黄帝曰：人之善忘者，何气使然？

岐伯曰：上气不足，下气有余，肠胃实而心肺虚。虚则营卫留于下，久之不以时上，故善忘也。

黄帝曰：人之善饥而不嗜食者，何气使然？

岐伯曰：精气并于脾，热气留于胃，胃热则消谷（消谷：证名。食物入胃肠，很快消化之证），谷消故善饥。胃气逆上，则胃脘寒，故不嗜食也。

黄帝曰：病而不得卧者，何气使然？

岐伯曰：卫气不得入于阴，常留于阳。留于阳，则阳气满，阳气满，则阳跷盛；不得入于阴，则阴气虚，故目不瞑矣。

黄帝曰：病目而不得视者，何气使然？

岐伯曰：卫气留于阴，不得行于阳。留于阴，则阴气盛，阴气盛，则阴跷满；不得入于阳，

异常而发生眩晕迷惑。等到离开了那样的环境，精神欲念也就随之转移，自然就恢复正常状态了。这种现象，轻微的叫迷，严重的叫惑。

黄帝问：有的人常常健忘，是什么原因引起的呢？

岐伯说：这是由于心肺两脏气不足，而使得人体上部气虚，肠胃充实而使得人体下部气盛。心肺气虚，营卫之气就会留滞在下部肠胃的时间较长，不能够按时向上流注以输布心肺，导致神气失养，所以容易健忘。

黄帝说：有人容易产生饥饿之感但又缺乏食欲，这是什么原因造成的呢？

岐伯说：这是因为阴精之气聚于脾脏，阳热之气滞留在胃中，胃热，谷物消化得快。谷物消化得快，就易感觉饥饿；胃气逆而上行，就会导致胃脘阳虚，所以出现食欲不振的症状。

黄帝问：有人不能安卧入睡，是什么气造成的呢？

岐伯说：这是卫气不能入于阴分，经常留滞于阳分的结果。如果卫气不能入于阴分，经常停留在阳分，就会使卫气在人体的阳分处于盛满状态，相应的阳跷脉就偏盛，卫气不能入于阴分，就形成阴气虚，阴虚不能敛阳，所以就不能安睡。

黄帝问：有人因病而两目紧闭而不能看东西，是什么原因引起的？

岐伯说：这是卫气留滞于阴分，阴跷脉随之而盛满，不能入行于阳分所造成的。卫气留滞于阴分，阴气就盛实，阴气盛实，阴跷

则阳气虚，故目闭也。

黄帝曰：人之多卧者，何气使然？

岐伯曰：此人肠胃大而皮肤涩，而分肉不解焉。肠胃大则卫气留久；皮肤涩则分肉不解，其行迟。夫卫气者，昼日常行于阳，夜行于阴。故阳气尽则卧，阴气尽则寤。故肠胃大，则卫气行留久；皮肤涩，分肉不解，则行迟。留于阴也久，其气不精，则欲瞑，故多卧矣。其肠胃小，皮肤滑以缓，分肉解利，卫气之留于阳也久，故少瞑焉。

黄帝曰：其非常经也，卒然多卧者，何气使然？

岐伯曰：邪气留于上焦，上焦闭而不通，已食若饮汤，卫气留久于阴而不行，故卒然多卧焉。

黄帝曰：善。治此诸邪，奈何？

岐伯曰：先其藏府，诛其小过，后调其气，盛者泻之，虚者补之。必先明知其形志之苦乐，定乃取之。

的脉气就充满。卫气不能入行于阳分，阳气就虚弱，所以只能闭着两眼而不想睁开看东西。

黄帝问：有人特别贪睡，这是什么原因引起的呢？

岐伯说：这种人一般肠胃偏大，皮肤粗涩，肌肉之间又不滑利。由于肠胃较大，卫气在人体内部滞留的时间就相对较长；皮肤粗涩，分肉不滑利，卫气就运行得较缓。卫气在人体循行的常规是白天行在阳分，夜间行于阴分。所以，阳气已尽，人就想卧睡；阴气已尽，人就醒来。这样，肠胃较大的人，卫气在内滞留的时间比较长，加上皮肤滞涩，分肉组织不滑利，因此卫气运行于体表就较迟缓，使人精神不能振作，所以困倦而贪睡。如果肠胃偏小，皮肤滑而弛缓，分肉也滑利，卫气留在阳分的时间较长，因而两眼少闭不想睡觉。

黄帝问：有人并不是经常好睡，而是突然间出现多卧贪睡的现象，这是什么原因引起的呢？

岐伯说：这是因为邪气滞留在上焦，使得上焦气机闭阻不通，又吃得过饱，或是饮汤水过多，都会使卫气久留于阴分而不能畅行至阳分，所以出现突然多卧贪睡的现象。

黄帝说：讲得很好。对于以上几种疾病如何进行治疗呢？

岐伯说：首先要观察五脏的虚实，辨明病变的部位，然后再调理营卫之气。邪气盛的用泻法，正气虚的用补法。同时，还要首先审察患者形体的劳逸、情志的苦乐，做出正确诊断，才能取穴刺治。

【解要】

本节首先论述了人的眼睛与五脏的关系，提出了眼睛由目系连属于脑的理论；再列举善忘、善饥而厌食、不得卧、不得视、多卧、少瞑、卒然多卧七个病证来说明其病机；然后指出要观察明了患者的形志苦乐，采取最恰当的方式进行治疗。

# 第八十一节　痈疽：毒疮的辨证与治疗

## 【题解】

痈疽，是一种毒疮，大多发生于体表、四肢、内脏的急性化脓性疾患。多而广的叫痈，深的叫疽。本节专论痈和疽的病因、病机、表现、治疗及预后等，故名为"痈疽"。

## 【原文】

黄帝曰：余闻肠胃受谷，上焦出气，以温分肉，而养骨节（骨节：解剖结构名。即骨关节），通腠理。中焦出气如露，上注谿谷，而渗孙脉，津液和调，变化而赤为血。血和则孙脉先满溢，乃注于络脉，皆盈注于经脉，阴阳已张（阴阳已张：阴经和阳经都已经得到补给），因息乃行（因息乃行：营卫之气随呼吸而运行。息，呼吸）。行有经纪（经纪：以经脉为纪），周有道理，与天合同，不得休止。切而调之，从虚去实，泻则不足，疾则气减，留则先后。从实去虚，补则有余。血气已调，形气（形气：此

## 【译文】

黄帝说：我听说人的肠胃受纳饮食以后，所化生的精气将沿着不同的通道运行到全身。上焦输出卫气，以温润肌肉、皮肤，荣养骨关节，开通腠理。中焦输出营气，像自然界的雨露散布大地一样，流注于人体肌肉的大小空隙之间，同时渗透于细小的孙络，加上津液和调，通过心肺的气化作用，化成红色的血液，运行于人体的脉道之中。血液输注和畅，孙脉就必满溢，继而再注入络脉，络脉都充满了，于是又注入经脉，如此营卫之气伸展传输，随着呼吸而运行于全身。但营卫之气的运行有一定的规律和循环纲纪，与天体的运行一样，是按一定轨道周而复始、无休无止的。如果发生病变，则要细心地诊察气血虚实，用泻法去治疗实证，就能使邪气衰减，但泻得太过，就会损伤正气而使它不足。泻法宜急速出针，可迫使邪气衰减，

指机体气血的外在表现）乃持。余已知血气之平与不平，未知痈疽之所从生，成败之时，死生之期，有远近，何以度之，可得闻乎？

岐伯曰：经脉流行不止，与天同度，与地合纪。故天宿失度，日月薄蚀；地经失纪，水道流溢，草萱不成，五谷不殖；径路不通，民不往来，巷聚邑居，则别离异处。血气犹然，请言其故。夫血脉营卫，周流不休，上应星宿，下应经数。寒邪客于经络之中则血泣，血泣则不通，不通则卫气归之，不得复反，故痈肿。寒气化为热，热胜则腐肉，肉腐则为脓，脓不泻则烂筋，筋烂则伤骨，骨伤则髓消，不当骨空（骨空：此指人体各处两骨间的空隙部位），不得泄泻，血枯空虚，则筋骨肌肉不相荣，经脉败漏，熏于五藏，藏伤故死矣。

黄帝曰：愿尽闻痈疽之形，与忌、日、名。

岐伯曰：痈发于嗌中，名曰猛疽。猛疽不治，化为

针留止不出，正气就可得到养护。用扶正的方法，可以消除虚弱的现象，但过于补了，也会助长病邪的势头。经过调治，气血就会协调，形体和神气也就可以保持正常的生理活动了。关于血气虚实平衡的道理，我已经知道了。但不知道痈疽发生的原因和机理，而且痈疽患者或生或死，生死的日期有远有近，怎样把握其形成与恶化的时间及判断死生日期的远近呢？你可以讲给我听一听吗？

岐伯说：气血运行于经脉，循环不止，与天地的运行规律是一致的。所以如果天体运转失其常度，就会出现日蚀、月蚀；大地上江河淤塞或决溃，洪水就泛滥四溢，众草不能生长，五谷不能繁育，道路不通畅而使民众不能往来，或聚于街巷，或居于邑落，彼此分离，异地而处。人体的气血也是这样，请让我谈谈其中的道理。人体血脉及营卫之气，周流全身而不停止，与天上星宿的运转、地面河水的流行相应。如果寒邪侵入于经络之中，气血就会凝涩，气血凝涩不畅通，就会聚结在某一局部，便形成了痈肿。寒气郁久转化为热毒，热毒盛积就会使肌肉腐烂，肌肉腐烂，则化而为脓液；如果脓液不能有效排出，又会使筋膜腐烂，进而伤及骨骼，骨髓也就随之受损。骨髓消损，骨中则空虚。如果痈脓仍不得排除，便会煎熬血液而令骨髓枯竭，使筋骨肌肉都得不到营养，进而经脉败漏，热毒就会深入灼伤五脏。如果五脏俱损，人就会死亡。

黄帝说：我想更详尽地了解痈疽的形状、死生期限和名称。

岐伯说：痈疽发生在喉结的叫猛疽。猛疽如不及时压治，就会化脓。脓水如不予排除，

脓，脓不泻，塞咽，半日死。其化为脓者，泻则合豕膏，冷食，三日而已。

发于颈，名曰夭疽（夭疽：因为生于颈部的疽非常危险，容易致人夭命，所以称"夭疽"）。其痈大以赤黑，不急治，则热气下入渊腋（渊腋：腋窝深部），前伤任脉，内熏肝肺，熏肝肺，十余日而死矣。

阳气大发，消脑留项，名曰脑烁。其色不乐，项痛而如刺以针。烦心者，死，不可治。

发于肩及臑，名曰疵痈。其状赤黑，急治之，此令人汗出至足，不害五藏，痈发四五日，逞焫之。

发于腋下赤坚者，名曰米疽。治之以砭石，欲细而长，疏砭之，涂以豕膏，六日已，勿裹之。其痈坚而不溃者，为马刀挟瘿（马刀挟瘿：发于颈腋部位的淋巴结结核。又名瘰疬），急治之。

发于胸，名曰井疽。色青，其状如大豆，三四日起，不早治，下入腹，不治，七日，死矣。

发于膺，名曰甘疽。色青，

就会堵塞咽喉，半天就会死亡。猛疽已经化脓的，要先刺破疽疱排脓，再让患者口含猪油冷食，三天即可痊愈。

痈疽发生在颈部的，叫夭疽。夭疽形状较大，颜色赤黑。此疽如不及时治疗，热邪之气就会下行至渊腋穴，前则伤于任脉，向内则会熏灼肝肺二脏，肝肺受损伤，十几天就会死亡。

阳邪之气凶猛发作，滞留于项部，上侵而消烁脑髓的，叫脑烁。其表皮颜色不鲜亮，无光泽，颈部剧痛如针刺，患者神色抑郁不欢。如热毒内攻而出现心中烦躁，便是不治的死证。

痈疽发生在肩臂部的，叫疵痈，其表皮局部呈赤黑色，应当迅速治疗。疵痈症状表现为全身出汗，直到足部，由于引起此痈的毒气浮浅而不深陷，不会伤及五脏，即使病发四五天后用艾灸治疗，也会很快痊愈。

痈疽发生在腋下，局部硬肿而呈深红色的，叫米疽。治疗米疽宜用细而且长的砭石针，稀疏地砭刺患处，然后涂上猪油，不必包扎，一般六天就可痊愈。如在颈腋部之淋巴结结核部位，遇到痈肿坚硬而没有破溃的米疽，称为马刀挟瘿之类的病变，应当迅速采取相应急治措施。

痈疽发生在胸部的，叫井疽。井疽颜色发青，形状如大豆，在初起的三四天内如果不及早治疗，毒邪就会下陷而侵入腹部，如果还不急治，就会成为不治之症，七天即死亡。

痈疽发生在胸部两侧的，叫甘疽。甘疽

其状如谷实瓜蒌，常苦寒热，急治之，去其寒热，十日，死，死后出脓。

发于胁，名曰败疵。败疵者，女子之病也。久之，其病大痈脓。治之，其中乃有生肉，大如赤小豆，划蓤翘（蓤翘 líng qiáo：能解毒的药草）草根各一升，以水一斗六升，煮之，竭为取三升，则强饮厚衣，坐于釜上，令汗出至足，已。

发于股胫，名曰股胫疽。其状不甚变，而痈脓搏骨，不急治，三十日，死矣。

发于尻，名曰锐疽。其状赤坚大，急治之，不治，三十日，死矣。

发于股阴，名曰赤施。不急治，六十日，死。在两股之内，不治，十日而当死。

发于膝，名曰疵痈。其状大痈，色不变，寒热，如坚石。勿石，石之者，死；须其柔，乃石之者，生。

诸痈疽之发于节而相应者，

呈青色，形状与楮实、瓜蒌的样子相似，症状表现为时常发冷发热，应迅速治疗以解除寒热症状。如不加治疗，十日之后死亡，死后患处溃破，脓会自行流出。

痈疽发生在两胁部的，叫败疵。败疵是女子易得的一种病，时间一久，就会发展为较大的脓肿，里面还会生出像赤小豆那样大小的肉芽。治疗败疵，可剉碎蓤草和连翘根各一升，加水一斗六升，煎熬至三升，乘热强饮；并让患者多穿衣服，坐在盛有热汤的铁锅上熏蒸，使患者汗出至脚，病即可痊愈。

痈疽发生在大腿和足胫部的，名叫股胫疽。股胫疽的形状不会有多大变化，但痈脓紧紧贴近于骨，应迅速治疗。如果不及时治疗，差不多三十天即可死亡。

痈疽发生在尾骶骨部的，叫锐疽。锐疽患处呈红色，坚硬而肿大，应当迅速治疗，否则，大概三十天就会死亡。

痈疽发生在大腿内侧的，叫赤施。对赤施疽如不急速治疗，六十天就会死亡。如果两腿内侧同时发病，是毒邪伤阴至极，这大多属于不治之症，十天就会死亡。

痈疽发生在膝部的，叫疵痈。疵痈形状较大，患处颜色不变，症状表现为伴有恶寒发热，患处坚硬。此时尚未化脓，切不可用砭石刺破，如果误用砭石刺破排脓，便会导致死亡。应等痈变得柔软，然后加以砭刺，以排脓泻毒，患者则可以得生。

一般发生在关节的各种痈疽，并且出现

不可治也。发于阳者，百日死；发于阴者，三十日死。

发于胫，名曰兔啮。其状赤至骨，急治之，不治害人也。

发于内踝，名曰走缓。其状痈也，色不变，数石其输，而止其寒热，不死。

发于足上下，名曰四淫。其状大痈，急治之，百日死。

发于足傍，名曰厉痈。其状不大，初如小指发，急治之，去其黑者，不消辄益，不治，百日死。

发于足指，名脱痈。其状赤黑，死不治；不赤黑，不死。不衰，急斩之，不，则死矣。

黄帝曰：夫子言痈疽，何以别之？

岐伯曰：营卫稽留于经脉之中，则血泣而不行，不行则卫气从之而不通，壅遏而不得行，故热。大热不止，热胜则肉腐，肉腐则为脓。然不能陷，骨髓不为燋枯，五藏不为伤，故命曰痈。

内外、上下、左右对称发作的，都属于难治之症。生在阳经部位的，一百天内必死；生于阴经所在部位的，大约三十天死亡。

痈疽发生于足胫部的，叫兔啮疽。此疽呈红色，毒邪能够深入至骨，应当立刻治疗，如不急治，就会有性命之忧。

痈疽发生在内踝的，叫走缓。此疽外形肿大，患处肤色不变。治疗时应当用石针反复砭刺痈肿所在之处，使寒热的症状消退，就不至于死亡。

痈疽发生在足心、足背的，叫四淫。外形如大痈，如不迅速治疗，约一百天就会死亡。

痈肿生在足旁的，叫厉疽。厉疽的外形不大，最初如小指大，但仍须迅速治疗。须切除其发黑处，如不及时去除，发黑处就会扩大，不治疗，百天内便可死亡。

痈疽发生在足趾上的，叫脱痈。其患处如呈现赤黑色，患者必死，是不治之症；如不是赤黑色的，一般不会死亡。如经过治疗而病还不减轻，则应赶紧切除发病的足趾，不然，则必导致死亡。

黄帝问：先生所谈的痈和疽，二者应如何分辨？

岐伯说：如果营气稽留在经脉之中，血液就凝涩而不能畅行；血凝涩不能畅行，卫气也随之受到壅塞阻遏而不能通行，因而生热毒；大热势盛不止，就会使肌肉腐烂化脓。不过，这种毒热仅仅浮在体表浅处，不能深陷到骨髓，骨髓不致焦枯，五脏也不会被伤害，所以叫痈。

黄帝曰：何谓疽？

岐伯曰：热气淳盛，下陷肌肤，筋髓枯，内连五脏，血气竭，当其痈下，筋骨良肉皆无余，故命曰疽。疽者，上之皮夭以坚，上如牛领之皮；痈者，其皮上薄以泽。此其候也。

黄帝问：什么叫疽呢？

岐伯说：如果热毒亢盛，毒邪下陷至肌肤、筋髓、骨肉之中，甚至向内连及五脏，使五脏病变，血气枯竭，在痈肿部位，筋骨肌肉等都溃烂无遗，所以称之为疽。疽的表皮晦暗无光泽，而且坚硬，与牛颈部下面的厚皮相似；而痈的表皮较薄且有光泽。这些就是痈和疽的主要区别。

**【解要】**

本节主要论述了痈疽的病因、病机、表现、治疗及预后。首先论述人体营卫气血的运行，说明了痈肿的病因、病机；然后分别阐释猛疽、夭疽、脑烁等十九种痈疽的病名、症状、部位以及治疗与预后；最后介绍了痈和疽的区别。